健康食谱　量身定制

——吕阳梅教您远离代谢综合征

主　编　吕阳梅

编　者　（按姓名拼音排序）

　　　　吕阳梅　刘怡欣　缪艳霞

　　　　潘　莹　乔良美　张金惠

　　　　张瑞娟　詹书涵

审　订　周　玲

策　划　虎　威

陕西新华出版传媒集团

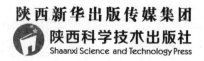

陕西科学技术出版社

Shaanxi Science and Technology Press

图书在版编目（CIP）数据

健康食谱　量身定制：吕阳梅教您远离代谢综合征／吕阳梅主编．—西安：陕西科学技术出版社，2017.3（2018.12 重印）

ISBN 978－7－5369－6628－4

Ⅰ.①健… Ⅱ.①吕… Ⅲ.①糖尿病—食物疗法—食谱 ②高血压—食物疗法—食谱 ③高血脂病—食物疗法—食谱 Ⅳ.①R247.1 ②TS972.161

中国版本图书馆 CIP 数据核字（2017）第 030568 号

健康食谱　量身定制

——吕阳梅教您远离代谢综合征

吕阳梅　主编

责任编辑　付　琨

封面设计　发现书社

出 版 者　陕西新华出版传媒集团　　陕西科学技术出版社

　　　　　　西安市曲江新区登高路 1388 号　陕西新华出版传媒产业大厦 B 座

　　　　　　电话(029)81205187　传真(029)81205155　邮编 710061

　　　　　　http://www.snstp.com

发 行 者　陕西新华出版传媒集团　　陕西科学技术出版社

　　　　　　电话(029)81205180　81206809

印　　刷　陕西思维印务有限公司

规　　格　787mm×1092mm　16 开本

印　　张　19.5

字　　数　200 千字

版　　次　2017 年 3 月第 1 版

　　　　　　2018 年 12 月第 2 次印刷

书　　号　ISBN 978－7－5369－6628－4

定　　价　45.00 元

健康是人类生活最美好的目标，也是人类永恒的主题。习近平主席 2016 年 8 月在全国卫生与健康大会上指出："要把人民健康放在优先发展的战略地位，以普及健康生活、优化健康服务、完善健康保障、建设健康环境、发展健康产业为重点，加快推进健康中国建设，努力全方位、全周期保障人民健康，为实现'两个一百年'奋斗目标、实现中华民族伟大复兴的中国梦打下坚实健康基础"。"要坚定不移贯彻预防为主方针"，把以治病为中心转变为以人民健康为中心。

本书旨在落实习主席指示和国家现行医疗卫生政策，预防慢性病，为提高居民医疗保健水平与生活质量做出贡献。

近年来，随着人类疾病谱、膳食生活方式及环境因素的变化，心脑血管疾病、高血压、糖尿病等一系列慢性病在全球范围内的流行并高发，每个国家和地区的慢性病防治都受到了严峻的挑战。世界卫生组织（WHO）调查研究显示，2008 年全球有 5700 万人死于慢性病，占全部死亡人数的 63%。中国同许多发展中国家一样，已经进入慢性病的高发期。2010 年全国慢性病及危险因素监测显示，我国 18 岁及以上居民高血压患病率为 33.5%，糖尿病患病率为 9.7%，肥胖率为 12.0%，血脂异常患病率 3.3%。与此同时，随着慢性病患者及高危人群的急剧增加，患者、家庭以及国家也在承受越来越大的压力，医院接收慢性病人的能力受到考验，医疗服务质量难以保证，政府运用医疗保险平衡病人负担的压力增大。我国每年用于心脑血管疾病的医疗费用及劳动力损失远超 2000 亿元，每年在糖尿病防治方面的花费就达上百亿元，对社会及个人危害极大，致使不少家庭"因病致贫，因病返贫"。

代谢综合征是一组由遗传因素和环境因素共同决定的，以中心性肥胖、高血糖、高血压、血脂异常等合并出现为特点的临床症候群，会增加糖尿

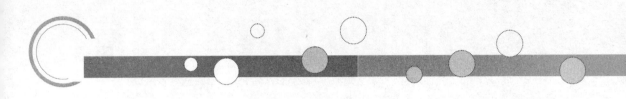

病、心血管疾病和肾脏疾病的患病风险及死亡风险，并促进其发展。目前儿童和青少年的肥胖率日益增加，全球1/4的成年人患有代谢综合征。研究发现，代谢综合征患者心脏病及中风的患病率为健康人群的2~3倍，患2型糖尿病的概率是健康者的5倍。据2010年中国北部城市一项大规模调查显示，代谢综合征患病率（2005年IDF标准）为22.4%，男、女患病率分别为20.8%和23.9%，可见我国代谢综合征的患病情况不容乐观。

代谢综合征现已成为我国的公共卫生问题，严重威胁着居民的健康。如何有效防治代谢综合征，已成为我国各级政府、医学界及广大患者共同关注的重要课题。目前是我们改善国民营养健康的关键时期，我们只要坚持服务于人民，从民族兴衰的高度出发，抓住机遇，适时干预，定会有事半功倍之效。高额的医药费并不能从根本上解决疾病的发生，科学合理的膳食，良好的生活方式，才是提高居民健康水平的基础。因此，寻找一套既简便又有效的干预方法，对整个社会来讲都有着深远的意义。

本书是作者长期从事代谢综合征临床营养研究的总结，顺应广大患者的切实需求，从膳食和运动入手，让人们远离代谢综合征，远离"三高"。书中不但从临床角度详细解答了与代谢综合征相关的卫生专业问题，还以贴近患者的角度告诉人们代谢综合征并不可怕，完全可以通过调整膳食结构和改善生活方式减少疾病的发生，并使患者像正常人一样生活。

本书最大的特点是介绍了一整套便捷的代谢综合征膳食治疗新方法。该方法吸取了临床营养最新研究成果——代谢综合征能量计算方法，将相关数据列成表格，以便每个患者根据自己的性别、年龄、腰围等指标查出适合自己的饮食型号和每周食谱，并且随着年龄、腰围的变化，皆可从本书中查到相应食谱。所以本书实为代谢综合征患者实现康复的必读之书。

本书见解独特，讲述深透，论理精当，深入浅出，既可与医学界专业人士相交流，又能为不同阶层、不同文化程度及不同年龄段的患者所接受。

可以说，集科学性、实用性、通俗性和可操作性为一体，是本书的最大特点。另外，本书采取有问有答的形式，以通俗易懂的话语代替晦涩难解的专业术语，提高了本书的通俗性及可操作性。

本书分门别类地介绍了代谢综合征防治知识、饮食禁忌、运动保健方案等几个方面，全方位多角度地为患者提供日常饮食、运动、养生等相关知识，并归纳了代谢综合征患者较为关心的热点问题及生活小贴士，巧妙地回答了预防保健中的"是什么""为什么""怎么办"，有效及时地汇总并回答相关问题，真正实现开卷有益。同时，本书还提供了大量科学数据和食谱，帮助患者实现疾病的控制预防，提高应对疾病的能力，减少并发症的发生。

本书立意新颖，思维创新，脉络清晰，语言简明，文笔流畅，把复杂的营养问题简单化，将人文关怀有机地融入科学理论之中，使人们一看就懂，一懂就用，一用就灵。它的出版将有助于代谢综合征患者控制相关指标，预防心脑血管病和糖尿病的发生，促进身体健康，提高生命质量，而且能大大减少医务人员的工作量。我相信，不但每个代谢综合征患者阅读此书均可受益，就是一般健康人群读后也可增长保健知识，树立健康的观念和生活方式，享受人生的健康与幸福！

陕西省营养学会名誉理事长　周珍

西安交大医学部公卫学院营养与食品安全系教授

2016 年 10 月于西安

目前国内腹型肥胖和高血糖、高血脂及高血压（三高）的发生率逐年上升。《中国居民营养与慢性病状况报告（2015）》调查结果显示，2012 年全国 18 岁及以上成人高血压患病率为 25.2%，糖尿病患病率为 9.7%。高血压是隐形的、无情的"杀手"，高血脂是血液中的"暗礁"，高血糖则是"不定时炸弹"。它们之间还有着千丝万缕的联系，往往同时并存，互为因果。若将肥胖和"三高"比喻为"上游"，那么糖尿病和冠心病就是"中游"，心梗和脑中风则是"下游"。我们应该下大力气截住"上游"，避免或减少"中游"和"下游"情况的发生。

代谢综合征是一组以腹型肥胖、高血糖、血脂异常及高血压等聚集发病，严重影响机体健康的临床症候群。防治代谢综合征，原则上应先启动生活方式治疗，包括保持理想的体重、适当运动、改变饮食结构及戒烟限酒等，然后再针对各种危险因素进行药物治疗。

本书从饮食和运动等方面对防治代谢综合征做了详细阐述，分别从腹型肥胖、高血糖、高血压、血脂异常等 4 个方面，针对不同活动强度、年龄、性别、腰围等具体情况，结合国内最新膳食研究结果，排出系列特色食谱，并附加食谱的制作方法。该食谱吸纳了 2016 年中国膳食指南中的精华，借鉴了国际上最新营养膳食研究动向，将科学的营养理念渗透到代谢综合征患者的日常饮食中，同时也引领健康人群，使用正确的膳食和运动远离代谢综合征。在食谱中，对就餐顺序、饮水时机以及加餐和运动时间等都做了详细提示，并强调了粗粮、水果、坚果、深色蔬菜和鱼肉蛋豆的搭配，将合理平衡的膳食贯穿于每日食谱中。这样不仅对代谢综合征患者的生活方式进行了干预，而且也可以让健康人群远离代谢综合征。

本书着重介绍了"代谢综合征量身定制健康食谱"的方法，具体两个步骤：①根据活动强度、年龄、性别、腰围查出饮食型号；②根据饮食型号查出周食谱。用这种方法，不必进行任何计算，患者直接查表即可，无论年龄、活动强度、腰围怎样变化，都可找到相应的饮食型号及每周食谱。本书的问世将给糖尿病、高血压、血脂异常患者提供一个简便、有效、实用的方法。此方法在临床实践中，受到广大患者的热烈欢迎和高度评价。它的应用有助于代谢综合征患者更系统地控制膳食，从而使各项异常代谢指标恢复正常。

本书共分四章，其中第一章第二节部分内容（肉蛋奶类）及第二章第六节（预防 3 型糖尿病）由美国加州大学伯克利分校营养饮食学专业的詹书涵及西安交通大学医学部公卫学院营养与食品安全系的张瑞娟教授编写。第一章第二节部分内容（谷类）及第三章第二节部分内容（各型号周食谱）由韩国庆熙大学外食经营系硕士毕业生、西安交通大学医学部附属西安市中心医院营养科实习生潘莹编写。第一章第二节部分内容（蔬菜水果类）由西安交通大学医学部附属西安市中心医院营养科营养医师刘怡欣编写。第一章第二节部分内容（油盐类）、第三章第二节部分内容（各型号周食谱）及第四章部分内容（健康食谱操作步骤）由西安交通大学医学部附属西安市中心医院营养科主管营养师缪艳霞编写。第一章第三节运动部分内容、第三章第二节部分内容（各型号周食谱）及第四章部分内容（健康食谱制作方法）由西安交通大学医学部附属西安市中心医院营养科营养护师乔良美编写。第二章第三节运动部分内容由西安交通大学医学部附属西安市中心医院内分泌科护士长张金惠主任护师编写。其余全部内容均由西安交通大学医学部附属西安市中心医院营养科主任吕阳梅主任营养师编写。

本书在内容上力求科学性与实用性的统一，在文字上尽量注意通俗易懂，深入浅出。第二章内容把笔者多年研究成果全部化为表格形式，旨在最大限度地方便读者。

本书是国家自然科学基金（81273051）的总结。本项目的研究，得到国家自然科学基金委员会、西安交通大学、西安市卫计委及西安交通大学医学部附属西安市中心医院的大力支持。陕西省营养学会名誉理事长、陕西省营养与食品安全工程中心副主任、西安交通大学医学部公卫学院营养与食品安全系周玲教授为本书审订并作序。西安交通大学医学部附属西安市中心医院虎威院长进行了具体指导。在此一并表示衷心感谢。

由于作者水平有限，不妥之处在所难免，恳请诸位同仁及广大读者批评指正。

吕阳梅

2016 年 10 月于西安交通大学医学部附属西安市中心医院

目录
Contents

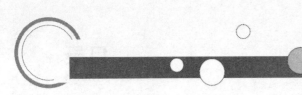

目录
Contents

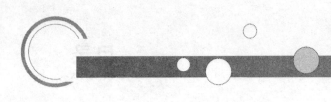

目录

Contents

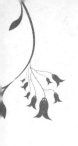

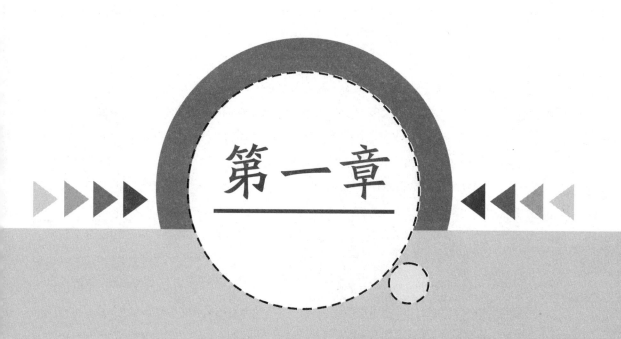

第一章

代谢综合征患者的
饮食与运动

第一节 概 述

1. 代谢综合征的诊断标准

国际糖尿病联盟（IDF）制定了全球代谢综合征定义，即诊断代谢综合征必须符合以下条件：

（1）中心性肥胖（中国男性腰围≥90cm，女性腰围≥80cm）。

（2）合并以下4项指标中任2项及2项以上。

①甘油三酯（TG）≥1.7mmol/L或已接受相应治疗。

②高密度脂蛋白-胆固醇（HDL-C）水平降低：男性<0.9mmol/L，女性<1.1mmol/L，或已接受相应治疗。

③血压升高：收缩压≥130mm Hg或舒张压≥85mm Hg，或已接受相应治疗或此前已诊断高血压。

④空腹血糖（FPG）升高：FPG≥5.6mmol/L，或此前已诊断2型糖尿病或已接受相应治疗。如果FPG≥5.6mmol/L，强烈推荐进行口服葡萄糖耐量试验（OGTT），但是OGTT在诊断代谢综合征时并非必要。

如一个男性腰围93cm，甘油三酯为2.4mmol/L，空腹血糖为7.3mmol/L，即可诊断为代谢综合征。

2. 代谢综合征的临床表现

代谢综合征早期症状轻微且不典型，悄然发病，这种潜伏式的危害一旦爆发，后果将非常严重。医学专家经过长期的研究探索，发现了代谢综合征常见的发病顺序，即腹型肥胖—血脂异常—高血压—高血糖—心脑血管疾病等。

早期表现：腹型肥胖及血脂异常或高血压。

中期表现：糖尿病、冠心病。患者出现胸闷、心悸、易饥、多饮、多尿、消瘦、脱发、记忆力下降、手足麻木、四肢冰冷及性功能减

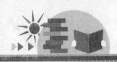
退等。

晚期表现：患者出现心绞痛、偏瘫、浮肿、晕厥、猝死等症状。

3. 代谢综合征的危害

代谢综合征是多种危险因素的聚集，其效应不是简单相加，而是协同加剧，使发生糖尿病、冠心病与心脑血管病的危险明显增加。另外，可引起人体神经和体液调节失常，加速细胞的损害和凋亡，使人体免疫系统受到损害，机体防御能力下降，从而产生各种疾病，如脂肪肝、痛风、高血压肾病、糖尿病肾病、白内障、青光眼、男性性功能减退、女性月经不调及肿瘤等。

4. 代谢综合征的根源

代谢综合征除了包括大腰围、高血压、血脂异常、高血糖外，还包括高血凝、高尿酸血症及高胰岛素血症。其中大腰围是"根"，其余都属于"代谢综合征之树"的枝丫。如果单砍枝丫，去解决一个一个的"高"，那只是治"标"，只有解决了大腰围，才能斩草除根。

5. 糖尿病、高血压、血脂异常虽是慢性病，也要及早防治

糖尿病、高血压、血脂异常是慢性非传染性疾病，因为有一个"慢"字，往往会让人们放松警惕，就像泡在温水中的青蛙，已被煮熟而自己还未察觉。美国新墨西哥州立大学为了检测血液的毒性，做了一个非常著名的实验：把一些蚂蚁丢入健康人的血液中，它们能在里面自由自在地游泳，不久就能从血液里爬出来。再将它们丢入糖尿病、血脂异常、高血黏患者的血液中，发现蚂蚁在血液中挣扎、扭曲，血液的黏度让它们无法爬动，很快就被杀死。一个连蚂蚁都能毒死的血液环境，能让我们人体的各个器官健康长久吗？试想长期处于高血糖的环境中，人体的各个器官岂不腌成"糖蒜"了吗？所以糖尿病、高血压、血脂异常虽然是慢性病，但也要及早尽快防治，千万不可忽视。

6. "节俭基因"是一把"双刃剑"

人类在进化过程中，逐渐形成了"节俭基因"，使人在食物不足的环境下，节约能量，以供恶劣环境所需。对生活在石器时代的人来说，这种内部能量的快速供应是不可缺少的，因为生活中充满了危险，那时让我们的祖先在老虎的追赶下停下来进食是不可能的。而今天我们的生活比较安逸，食物充足，此基因还继续起作用，将摄入过多的能量以腹部脂肪的形式储存起来。长此以往，一个个"将军肚"便应运而生，导致代谢综合征的发生。

"节俭基因"是把双刃剑。在生活困难时，它的存在可以减少营养不良、贫血、肝炎、肺结核的发生率，因而是"好"的基因。而在丰衣足食的今天，它则是导致"三高"的罪魁祸首。我们无法取消身体里的"节俭基因"，但可以养成良好的饮食习惯，减少"节俭基因"的负面影响。

7. 代谢综合征的健康生活方式包括哪些方面

健康生活方式是指有益于健康的习惯化的行为方式。表现为生活有规律（劳逸结合、起居有常，一般成人每天保证 7~8h 睡眠），无不良嗜好，讲究个人卫生、环境卫生、饮食卫生，讲科学，不迷信，平时注意保健，生病及时就医，积极参加健康有益的文体活动和社会活动，等等。主要内容包括以下 4 个方面：

一是合理膳食，指能提供全面、均衡营养的膳食。食物多样，才能满足人体各种营养需求，达到营养平衡，促进健康的目的。

二是适量运动，指运动方式和运动量适合个人的身体状况。最简单的运动是快步走，每天快步走路 3km，或做其他运动 30min 以上（如爬楼梯）。每周运动 5 次。运动的强度以运动时的心率达到 170 减去年龄这个数为宜。

三是戒烟限酒，吸烟有害健康，任何时候戒烟都不晚，对身体都有好处。饮酒不宜过量，严禁酗酒，建议成年男性 1d 饮用的酒精量不超过 25g，女性不超过 15g，尽可能喝低度酒。

四是心理平衡，指能恰当地评价自己，应对日常生活压力，有效率地

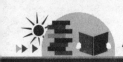

工作和学习，对家庭和社会有所贡献的良好状态。每个人一生中都会遇到各种心理卫生问题，通过调节自身情绪和行为，主动寻求情感交流或请心理科医生咨询和诊治等方法能获得解决。

8. 代谢综合征患者应做到努力工作和享受生活相平衡

代谢综合征患者在生活中要避免以下几点：

一是过劳，即工作过重，时间过长，相当于汽车超载。

二是过急，即工作生活压力大，心浮气躁，相当于汽车超速。

三是过累，即长期睡眠缺乏，疲劳不堪，相当于司机疲劳驾驶。

一辆汽车超载、超速又疲劳驾驶，事故概率必然大幅升高。现实生活中，许多成功人士因为没有把握好"度"而英年早逝，为家庭和社会造成巨大损失。所以代谢综合征患者应做到努力工作和享受生活相平衡，这样才能提高生活质量，延年益寿。

第二节　饮　食

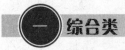 综合类

1. 代谢综合征健康食谱的特点

代谢综合征患者往往怕麻烦，而以往沿用的食物交换份法先要进行能量及交换份的计算，才能进一步查表换算食物，所以代谢综合征患者的依从性差。他们最直接的愿望就是想知道食谱的安排，显然，直观明了和易于掌握是代谢综合征患者对于营养治疗方法的强烈要求。本书内容从临床实践中总结出来，反过来又应用于临床实践，它有以下几个特点：

（1）推出量身制定健康食谱的方法。

该方法简单、直观，无需计算，只需查2个表就可知道1周食谱安排，利用本书建立自己良好的饮食习惯，让它顺理成章地成为代谢综合征患者生活方式的一部分。

（2）食谱中考虑了各营养素的质量、数量及平衡问题。

①碳水化合物：谷类中对全谷类和粗粮做了数量的要求，减少了精细粮的摄入。因为粗粮中维生素、无机盐、纤维素含量均高于细粮，并且血糖生成指数低，不容易升高血糖。

②水：将水的具体用量及时间列入。代谢综合征病人适当喝水，可以稀释血液，降低血糖和血脂水平。尤其是老年患者，下丘脑渴中枢不敏感，往往身体缺水也没有渴的感觉，所以将水列到食谱中，作为对患者的特别提示。

③脂肪酸：以硬果代替红肉，增加不饱和脂肪酸，减少饱和脂肪酸。尤其是增加了富含单不饱和脂肪酸的花生和橄榄油，这样可降低胆固醇、甘油三酯和低密度脂蛋白（LDL）。

④维生素、无机盐：食谱中蔬菜按绿色、红黄色、鲜豆类及其他排列，做到了营养素全面，尤其是保证了维生素 C 和胡萝卜素的摄入。患者可灵活运用食谱，但尽量做到同类颜色蔬菜互换，如青椒和黄瓜（绿）、四季豆和豇豆角（鲜豆类）、茄子和冬瓜（其他）互换。

⑤脂肪：在经济条件许可的情况下，推荐橄榄油和野茶籽油，因为其中含单不饱和脂肪酸，对心血管有保护作用。

（3）具体安排了患者的日常生活程序。

①餐次。少食多餐，避免 1 次大量摄食，有利于血糖平稳。

②就餐顺序。按就餐顺序安排食谱。进餐时先喝汤，再吃菜，快饱腹时再吃些主食。因为既要满足保护性营养素和能量的摄入，也不能将患者当作挨饿机器，否则会降低依从性，影响治疗效果。另外，牛奶顺序放在主食后面，以免空腹喝牛奶出现腹胀、腹泻等症状。

③有氧运动。将有氧运动的时间和次数列入食谱，强调了间歇锻炼和持续锻炼对减轻体重和改善胰岛素抵抗同样有效，增强了患者的依从性。

（4）其他提示。

①食谱后面标注了 1 日的食物用量及营养素量。

②详细讲述了油及盐的用量。

2. 代谢综合征健康食谱对患者的特别提示

①食谱中食物的重量都是指未加工的生食的净重量，如肉类要除去皮

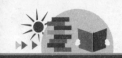

毛、骨头、鱼刺等。蔬果类，除去不能食用的根和皮。

②水果作为加餐（血糖高时以黄瓜、西红柿代替），一则补充能量，二则避免吃主餐时因过于饥饿而暴食。

③硬果类作为加餐，代替部分红肉，以增加不饱和脂肪酸，减少饱和脂肪酸。

④1日5餐，减缓主餐时饥饿感，避免暴食，保持血糖平稳。

⑤保证1日6杯水，降低血液黏度。

⑥增加2次有氧运动，以消耗能量。

⑦餐后避免立即睡觉，应活动30min，睡觉时不平卧，取右侧卧位，枕头要高，避免返流性食道炎。

⑧应按食谱中食物排列顺序就餐，如早餐不能空腹喝牛奶，所以牛奶排在主食后。为避免午餐主食吃得过多，所以先喝汤。

⑨每天选用各种颜色蔬菜，以平衡各种营养素。

⑩晚上有低血糖者，可将早上主食抽出25g移至睡前加餐。

⑪除腹泻、胃炎外，尽量少喝粥或仅喝少量米粥，因为粥可以使血糖快速上升。

⑫若查到的饮食型号与当前实际摄入量差距较大，可逐步减少摄入量，使体重稳步下降，血糖逐步降低。

⑬保证每天1个鸡蛋。因为鸡蛋是最理想的优质蛋白质，它能孕育出一个小鸡，证明它的营养素很全面。若消化能力差，也可食用蒸蛋羹、荷包蛋等。

⑭有条件者可将橄榄油作为烹调用油。

3. 为什么本书要根据腰围大小判断饮食型号

研究证明，在由于体重超重导致的死亡病例中，最重要的指标是腰围，而不是体重。当然，代谢综合征患者按照本书的食谱生活，肯定会减轻体重，只是希望患者将注意力从衡量体重的数字转移到衡量腰围的数字上。由于腹部与人体的主要器官最接近，腹部多余的脂肪对人体健康威胁最大。美国医学专家提出，健康之计在于腰。因为腰围与血压、血糖、血脂密切相关。2005年国际糖尿病联盟诊断代谢综合征的标准是以中心性肥胖为基本条件，强调了中心性肥胖的重要性。而腰围是评价中心性肥胖的有效指数，这就说明腰围增大是导致高血糖、高血压、高血脂的"罪魁祸首"。中国人肥胖的特点是体型小、腰围大，只有控制好腰围，才能有效避免糖尿病、高血压、高血脂。

4. 代谢综合征患者每天各餐食谱如何排列

（1）早餐宜选食物。

①富含优质蛋白的食物：牛奶、鸡蛋、瘦肉、豆浆。

②富含碳水化合物的食物：各种主食，如全麦面包、杂粮馒头等。

③富含维生素的食物：各种颜色鲜艳的蔬菜和水果。

④富含水分的食物：各种粥、果汁、牛奶、豆浆。

举例：周一为全麦面包、牛奶、拌黄瓜、圣女果。周二为杂粮馒头、粥、茶鸡蛋、炝芹菜等。

（2）上午加餐。

有条件者尽量加餐，加餐可以补充维生素，无机盐和能量，还可以避免午餐时过于饥饿，吃得过饱。

举例：橘子、香蕉、苹果、梨、柚子等各种水果，血糖高者可用西红柿、黄瓜、苦柚子代替。

（3）午餐。

午餐有承上启下作用，是 1d 摄入能量最多的一餐。在营养搭配上应注意做到"一谷一汤，一荤一素，一菇一豆"。"一谷"指各种主食，如米饭、馒头、面条、饼等，保证了碳水化合物。"一汤"指各种菜汤，保证了水分。"一荤"指动物性食物，畜、禽、鱼、虾肉及蛋等，保证了优质蛋白。"一素"指各种颜色的蔬菜，保证了维生素、纤维素和矿物质。"一菇"指菌藻类，包括各种蘑菇、海带、木耳等，保证了香菇多糖等生物活性物质的摄入，就能提高免疫力、减少癌症。"一豆"指大豆及其制品，豆腐、豆腐干、腐竹等，保证了植物蛋白及异黄酮等。

举例：清蒸鲈鱼（一荤）、青菜炒蘑菇（一素一菇）、西红柿豆腐汤（一豆一汤）、米饭（一谷）。

（4）下午加餐。

下午加餐是抵御精神不振、昏昏欲睡的最有效方法，而且能补充维生素、无机盐，还可以抑制晚餐时食欲，减少晚餐摄食量。

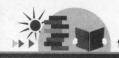

健康食谱

举例：核桃、花生、榛子、开心果、腰果等硬果；猕猴桃、苹果、梨、橙子等水果；牛奶、奶茶、麦片粥、豆浆、果汁等流食。

（5）晚餐。

若没有夜间低血糖，则晚饭注意要少吃，要清淡，晚餐菜可选用凉拌、炝、蒸等用油少的烹调方法。肉要少，重视豆制品的摄入。若晚饭吃得过多，人体内胰岛素分泌量就会增多，容易使热量转化成脂肪储存在体内，从而出现肥胖。1d的减肥之计在于晚餐，晚餐吃得过量，就会使全天的减肥计划前功尽弃。另外，减肥者要饭前喝汤，因为汤可抑制食欲，增加饱感，喝汤后再进食，饭量便会减少。

举例：酸汤馄饨、杂粮馒头、蚝油油麦菜、小葱拌豆腐。

5. 代谢综合征患者排列食谱时要做到哪些搭配

①易消化和不易消化的烹调方法及食物搭配：易消化的烹调方法有蒸、煮、烩、炖、汆；不易消化的烹调方法有炸、煎、红烧、爆炒。易消化的食材有冬瓜、茄子、西葫芦等含纤维素少的蔬果及纤维细的鱼肉等；不易消化的食材有含粗纤维素多、脂肪多的食物，如韭菜、肥肉、坚果等。如煮小米粥（易消化）搭配韭菜大肉锅贴（不易消化）。

②干稀搭配：如馒头＋牛奶，馒头是"干"，牛奶是"稀"。

③颜色的搭配：如西红柿炒鸡蛋，西红柿为"红"，鸡蛋为"黄"。

④形状的搭配：如青椒炒肉片（片），辣子鸡丁（丁），素炒笋丝（丝）。

⑤生熟的搭配：蔬果沙拉搭配各种炒菜。

⑥温度的搭配：也可以说是热凉搭配，如酸汤饺子搭配凉拌黄瓜。

⑦味的搭配：如麻婆豆腐（麻辣）搭配糖醋鱼（酸甜）。

⑧纤维素的搭配：含纤维素多的食物为多渣食物，反之为少渣食物。多渣食物与少渣食物的搭配，如炒芹菜（纤维素多）搭配烧冬瓜（纤维素少）。

⑨高铁食物和低铁食物的搭配：如红肉搭配白肉。虽然红肉和白肉同样富含蛋白质，但红肉富含铁。

⑩吸味的菜和不吸味的菜搭配：如土豆烧牛肉（吸味）搭配炒青菜（不吸味）。

⑪营养素的搭配：如米饭＋芹菜炒豆腐干，米饭富含"碳水化合物"，芹菜富含"维生素"，豆腐干富含"蛋白质"。

6. 代谢综合征患者选择食物时应怎样合理搭配

（1）食物种类的搭配。

每天都要注意摄入5大类食物，即谷薯类、肉蛋类、蔬菜水果类、豆奶类、油脂类。

①谷薯类：如米、面、玉米、红薯等，是人体最经济和最主要的能量来源。

②蔬菜水果类：富含维生素、矿物质及膳食纤维，并提供相当的能量。

③动物性食物：如肉、蛋、鱼、禽、奶等，主要为人体提供蛋白质、脂肪和矿物质。

④大豆及其制品（如豆腐、豆腐干等）：含有丰富的蛋白质、无机盐和维生素。

⑤能量性食物：如食糖、酒、油脂、硬果类食物，主要为人体提供能量。

（2）肉蛋类的搭配。

肉类包括四条腿的猪、牛、羊肉，2条腿的鸡、鸭、鹅、鹌鹑、鸽子，没有腿的各种鱼，还有多条腿的虾、蟹等。蛋类如鸡蛋、鸭蛋、鹅蛋、鹌鹑蛋等。以上各种肉或蛋都要注意选择。

（3）蔬菜水果类的搭配。

根茎类（如土豆、山药、莲菜、萝卜等）、茄果类（如西葫芦、茄子、西红柿、青椒等）、叶菜类（如青菜、芹菜、茼蒿、空心菜、白菜、生菜等）、菌藻类（这是人们容易忽视的一类，如香菇、蘑菇、金针菇、口蘑、木耳、海带等）、水果类（如苹果、梨、香蕉、桃、葡萄等）。

食用每一类食物，都要注意"远亲搭配"，即远种属食物的搭配。在一餐中，蔬菜要选择根茎类、茄果类、叶菜类中的一种或几种，不要全是一个种类的蔬菜。如一餐中有西红柿和青菜，这样搭配就合理，而如果选择青菜、菠菜、白菜就显得单调。

（4）颜色的搭配。

要注意红、黄、绿、白、黑各种颜色兼顾。

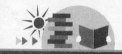

①红：红豆、红薯、番茄、红苹果、红枣、胡萝卜、草莓、山楂等。

②黄：玉米、黄豆、橘、橙、柑、柚子、杏、芒果、香蕉等。

③绿：青菜、菠菜、黄瓜等。

④白：大米、面粉、茭白、冬瓜、竹笋、白萝卜、花菜、莲菜等。

⑤黑：黑芝麻、黑米、黑木耳、黑豆、香菇等。

颜色鲜艳的食物往往营养密度大，食用营养密度大的食物，可能不需要摄入建议的全部能量就能够满足营养需要，而食用营养密度小的食物，可能摄入超过建议的能量，还不能满足营养需要。换句话说，食物搭配合理，往往体型又好又健康，若搭配不合理，不但体型肥胖，而且常常营养不良。

7. 代谢综合征患者饮食怎样才能做到"清淡"

（1）"清"为少油。

烹调油用量每日最多为25g。若3口之家，每月用油为2.25kg，若2口之家，每月用油为1.5kg。2.5kg油桶桶盖（直径3cm，高1.3cm）正好容纳5g油，5kg油桶桶盖（直径4cm，高1.5cm）恰好容纳10g油。

食用油应各种品牌交替使用。有条件者，可以用橄榄油或茶籽油，因这些油含单不饱和脂肪酸高，对心血管有益。而要做到少油，必须各种烹调方法联合应用，用油少的方法有炝、拌、蒸、烩、炖、炒，尽量避免煎和炸。

（2）"淡"为少盐。

食盐用量每人每日小于6g。啤酒瓶盖一平盖可装4g盐。有高血压或高血压家族史者，主张用低钠盐，或者与普通碘盐混合使用。

8. 代谢综合征患者为何食物要多样化

①每一种食物都不能包含人体需要的所有营养素，只有食物多样化，才能达到平衡膳食。

②食用不同的食物，所需要的消化时间不一样，释放能量的过程也不同，这些食物搭配在一起进食，可使血糖平稳，并使机体在较长时间内都有能量供应，不容易饥饿。

③各类食物消化时间如下：水果类 1h。粗粮、蔬菜 2h；肉、蛋、豆类 3h。油、肥肉、花生 4h。

9. 代谢综合征患者在进食方面要防止"汤""糖""躺""烫"

汤（tāng）：避免喝浓汤，如浓肉汤及骨头汤，因为这些汤中含大量脂肪。

糖（táng）：避免甜饮料及甜食，主食也要限量食用。

躺（tǎng）：任何时候都要注意，走着比站着好，站着比坐着好，坐着比躺着好。这里说的"好"，指的是消耗能量多，有利于减肥，降低血糖、血脂、血压。同时也要注意避免饭后即躺，预防返流性食道炎。

烫（tàng）：很多糖尿病患者吃饭速度快，经常爱吃烫食，这样不利于减肥，还会诱发食道癌。

10. 代谢综合征患者饭前要喝汤

①喝汤是为了增加饱腹感，减少主餐的固体摄入量，减少能量的摄入。

②菜汤中含牛磺酸，因牛磺酸溶于水，对人体的神经、大脑、肝、心脏有特殊功能，可以降低血液中胆固醇和低密度脂蛋白胆固醇的含量，提高高密度脂蛋白胆固醇含量，对预防动脉硬化有益。牛磺酸可以抑制交感神经，使血压下降，具有镇静作用，并有预防脑溢血的效果。牛磺酸对动物也同样重要，而有的动物（如猫）体内不能合成牛磺酸。美国曾发生过猫失明事件，原因是用不含牛磺酸的狗饲料喂猫。老鼠自身能合成牛磺酸，而猫不能，才到处去捉老鼠，以补充体内牛磺酸，这就是猫捉老鼠的原因之一。

11. 代谢综合征患者不能过分强调某种食物的成分

一些人认为满足对维生素的需要，就必须记住每一种维生素最丰富的食物来源，并每天食用，这种想法是错误的。过分强调某种食物的成分，会限制人们选择食物的多样性。尽管可以明确地知道胡萝卜能提供丰富的 β－胡萝卜素，但不能认为其他食物不是所有维生素丰富来源而不加选择，

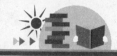

因为许多维生素并不都有如此丰富的来源，一般情况下，要通过多种食物的互相搭配来提供大多数营养素。例如，烧冬瓜虽然不是最好的维生素 C 的来源，但可以满足每天对维生素 C 的部分需求，同时还可提供一些胡萝卜素。所以说过分强调某种食物的成分，会限制人们选择食物的多样性。

12. 代谢综合征患者要注意食用营养密集型食物

营养密集型食物是指那些富含维生素和矿物质，而能量含量相对较低的食物，如粗杂粮、全麦、瘦肉、奶、蛋、蔬菜、水果等。蛋白质、维生素、无机盐是人体的保护性营养素，离开这些营养素，人体健康就无法保证。在减肥食谱中，尤其要注意这些食物的供给。低营养的食物是指那些可提供能量，但维生素和矿物质含量很少的，甚至根本没有的食物（垃圾食品）。长期吃垃圾食品不但会增加体重，而且常常出现贫血和骨质疏松等营养不良的情况，尤其是那些经常久坐的人。所以建议代谢综合征患者注意多食用营养密集型食物。

13. 代谢综合征患者如何选择副食

副食按照营养素可分蛋白质食物和维生素食物（脂肪包含在蛋白质食物中，无机盐包含在蛋白质和维生素食物中，不再单独列出）。糖尿病合并心血管疾病者选择蛋白质食物时，应首选豆类、鱼类，其次才是鸡、鸭、鸽类，最后是猪、牛、羊类。从对心血管病保护的角度来看，四条腿不如两条腿，两条腿不如没有腿。鱼除了带鱼外，不但不含饱和脂肪酸，并且富含不饱和脂肪酸，有利于降低血脂。另外豆类为植物食品，含脂肪少，所以鱼类和豆类是糖尿病合并心血管疾病者蛋白质食物的最佳选择。

维生素食物应选择富含维生素 C 的颜色鲜艳的蔬菜，如青菜、菠菜、青椒、小白菜、茼蒿、空心菜、苋菜、黄瓜、西红柿、生菜、豌豆苗、马齿菜等，因为维生素 C 可软化血管。

14. 早餐一定要吃好

很多减肥的人都不吃早餐，以为这样利于减肥。其实这是完全错误的做法。如果超过 12 小时不进食，新陈代谢速度会下降，机体会以为一场饮食灾难迫在眉睫，便会立即转入储存模式，而不再是燃烧模式。因此吃早餐的人普遍要比不吃早餐的人瘦。

15. 早餐怎样合理安排

俗话说"早餐好、中餐饱、晚餐少"，这一养生之道同样适用于减肥。早餐对减肥来说极其重要，因为它为提高血糖，恢复 1d 的新陈代谢水平提供了重要能源。

一份减肥早餐可以这样安排：全麦面包或杂粮馒头、牛奶或豆浆、凉拌菜，水果。

16. 早餐不能只吃鸡蛋和牛奶

有的患者早上只吃鸡蛋和牛奶而不吃主食，这是不科学的。因为牛奶鸡蛋都是富含蛋白质的食物，其中的碳水化合物很少，整个上午的活动所需的能量只能靠其中的蛋白质经肝脏转化成葡萄糖来供给，其代谢产物还需肾脏排泄，这样不但造成了蛋白质的浪费，而且增加了肝脏和肾脏的负担，所以每天早上必须吃主食。

17. 午餐怎样合理安排

因为中午和下午是人体消耗能量最多的时候，所以午餐应该是能量摄取最多的一餐。充足的午餐既可避免饥饿，又可避免晚餐吃得太多。午餐更要求食物种类的多样化，以补充各种营养素。新鲜的蔬菜、瘦肉类是很好的选择，肉类最好用脂肪含量少的瘦肉、去皮的鸡肉、鱼虾肉。当然，午餐也要吃谷物和油类（最好是橄榄油、菜籽油等植物油）。

注意烹调的方式不要用油炸、油煎或者烧烤，最好用清炖、清蒸、水煮、凉拌等方式。炒菜时不要放太多的油，用植物油（如橄榄油、菜籽油、玉米油、葵花籽油等）代替动物油。另外，烹调时间不要太长，以减少营养素的流失。

午餐的进食一般不做很严格的限制，一般建议八成饱即可。

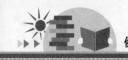

18. 晚餐要做到"早、素、少"

（1）早。

因人体排钙高峰在餐后 4～5h，若进餐太晚，排钙高峰就会在入睡时，此时尿液潴留在输尿管、膀胱、尿道中，不能及时排出体外，尿中钙增加，易沉积下来形成小晶体，久而久之就会形成泌尿系结石。晚餐早吃（一般下午 6～7 点），可使食物中的钙在睡觉前排出，从而降低尿路结石的发病率。

（2）素。

晚餐一定要偏素，以富含碳水化合物的食物为主，尤其应多摄入一些新鲜蔬菜，尽量减少富含蛋白质和脂肪的食物摄入。但在现实生活中，由于有相对充足的准备时间，所以大多数家庭晚餐非常丰盛，这样对健康不利。摄入蛋白质过多，人体吸收不了就会滞留于肠道中，会变质，产生氨、硫化氢等有毒物质，刺激肠壁诱发癌症。若脂肪吃得太多，可使血脂升高。大量的临床医学研究证实，晚餐经常进食荤食的人比经常进食素食的人血脂一般要高 3～4 倍。

（3）少。

与早餐、中餐相比，晚餐宜少吃。一般要求晚餐所供给的热量以不超过全日膳食总热量的 30%。若晚餐经常摄入过多热量，可引起血胆固醇增高，过多的胆固醇堆积在血管壁上，久而久之就会诱发动脉硬化和心脑血管疾病。晚餐过饱，血液中糖、氨基酸、脂肪酸的浓度就会增高，晚饭后人们的活动量往往较小，热量消耗少，上述物质便在胰岛素的作用下转变为脂肪，日久身体就会逐渐肥胖。

19. 加餐应注意什么

为避免长期处于饥饿状态，除了均衡的三餐外，少食多餐也是一个很好的办法。为把能量摄入分散到全天，保持旺盛的新陈代谢和充沛的精力，可以在早餐和中餐、中餐和晚餐之间适当加餐。

上午 10 点，身体已经消耗了早餐提供的一部分能量，需要补充一些低脂肪的碳水化合物，比如水果或者适量的坚果，也可喝一杯无糖的饮料。

下午 3 点至 4 点，人体血糖降到午餐后的最低点，此时加餐可吃些坚果、水果、酸奶等。

20. 代谢综合征患者应注意清晨饮水

水是人体最重要的营养素之一。祖国医学认为，水有助阳气、通经络的作用。现代医学认为，水是构成人体组织的重要成分，成人体重 60% 都是水，体内新陈代谢没有水参加就不能完成。因此，水是生命的"甘露"。

水对老年人更为重要。因为人随着年龄的增长，体内固有水分和细胞中的水分逐渐减少，这是老年人皮肤干燥、皱纹增多的主要原因。此外，老年人体内水分减少，还使肠内正常的黏液分泌减少，粪便在肠内停留过久，细菌产生的有害物质在肠内被吸收，就会产生头痛、头晕、精神不振等症状。粪便中的毒素又是诱发肠癌的有害物质。

科学研究和实践证明，老年人及心血管病患者坚持每天早晨喝 1 杯温开水，对健康有如下好处：

（1）利尿作用。

清晨饮水 15 ~ 30min 后就有利尿作用，这种作用迅速而明显。

（2）清肠利便。

清晨饮水可预防习惯性便秘。由于胃肠得到及时的清洗，粪便不会淤积干结，就不易发生便秘。

（3）排毒作用。

我国大多数人有晚餐吃好的习惯，因此动物蛋白质进入体内也相对较多，而动物蛋白质分解代谢，会产生一定的毒性物质，贮留体内。绝大部分人晚上不愿多喝水，怕影响睡眠，致使尿液浓缩，有害物质重复吸收。所以早晨起床应及时饮水，以便利尿排毒。

（4）预防高血压、动脉硬化。

动脉硬化的发生与食盐中的钠离子在血管壁上沉积有关。若在早晨起床后马上喝杯温开水，可将前晚进食的钠离子排出体外。

21. 要将饮水和运动列入食谱

因为吃饭和睡觉人们一般不会忘记，而饮水和运动往往容易被忽视。

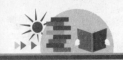
所以将饮水和运动列入食谱，使饮水和运动要和吃饭、睡觉一样受到重视，每天对照食谱，检查自己这四项任务完成得如何，只要完成得好，身体自然会健康。

中国居民膳食指南要求成人每天 1500～1700mL 水，尤其对于糖尿病患者，喝水可以稀释血液黏度，可以降低血糖。在临床上发现，糖尿病人喝水 30min 后，血糖明显较前下降。老年糖尿病人口渴中枢不敏感，身体缺水时还没有渴的感觉，所以更要主动喝水。另外，夏天出汗多，喝水少，就会排尿少，由于女性尿道短，局部温度潮湿，容易造成感染，尤其是患糖尿病的女性，尿糖高，更为细菌繁殖提供了很好的培养基。所以，糖尿病女性及老年女性，尤其在夏天，一定要注意多饮水。当然男性也要多喝水，这样可以减少泌尿系结石，对防治前列腺增生、前列腺炎也有好处。

生命在于运动。在日常生活中，人们想得多的是吃什么（摄入能量），而很少想到运动（消耗能量）。运动能消耗能量，若能量消耗多于摄入，就会燃烧体内多余的脂肪。能量摄入大于消耗，就会出现肥胖。《中国居民膳食指南》之所以要求每天运动六千步，原因就在于此。

22. 吃饭时间一般不要少于 20min

胃部发出咕咕声响会激发食欲，但是肚子咕咕叫并不能完全说明饥饿程度。它只是提醒要去吃东西，却没有说要吃多少。一般来说，和人本能相关的习惯是很难改变的，而非本能的习惯则可以改变。吃是人的本能，然而多吃却不是本能，"吃饭"这个本能我们永远无法改变，但完全可以做到不"多吃"。以很快速度大吃一顿，并不能阻止人在数小时后再次想吃东西的欲望。食物从入胃开始到产生饱腹感，大约需 20min，大脑的饱足指导中心落后于实际的饮食，结果摄入的食量往往会超过实际的需求。

饮食行为在肥胖病因中的作用近年来已备受关注。肥胖样进食几乎见于绝大多数肥胖患者，主要特征是：进食时所选择的食物块大，咀嚼少以及在单位时间内吃的块数明显较多等。这种狼吞虎咽的进食方式会使进食量大大增加。若吃得太快，食物得不到充分咀嚼，颗粒较大的饭菜容易伤害食管黏膜和胃，长期下去会发生胃炎，还容易引起肥胖。

有研究表明，细嚼慢咽在稳定人们的情绪方面有独特作用。"细嚼慢咽"式的吃饭习惯，可以大幅提高食物的吸收比例。身体吸收了充分的营养，食欲自然降低，不再需要那么大的饭量，并且也有了饱足感。一般来说，进食十几 min 消化酶会达到高峰，正好有利于食物的消化、营养的吸收。所以午餐或晚餐所用时间最好以 20 ~ 30min 为宜，早餐也不能少于 10min。

有的筷子极具品位，前端很细又很光滑，每次夹菜都不能夹得过多，这样使进餐者既保持了优雅的就餐方式，还可避免暴饮暴食。进餐时，要时刻提醒自己保持优雅的进餐方式，不大声喧哗，不边吃边看电视。可在饭桌上摆放一盆花，调节就餐气氛。最好再听几首旋律优美的曲子，伴着乐曲声慢慢地把食物吞咽下去，仔细品味食物的美味，生活的美好。

23. 代谢综合征患者要多吃海产品

代谢综合征患者若血糖、血脂控制不理想，就会发生脑梗死、心肌梗死。

血块在血液中不断地形成并溶解，这种动态平衡的过程可以确保血块对身体无害，但这种平衡在动脉粥样硬化中受到了破坏。血液中存在一种细小的，像细胞那样的物体，称之为血小板，正常情况下，血管只要受到损伤，血小板就会诱发血块形成，起到止血作用。在粥样硬化的动脉中，血小板遇到斑块也会产生同样的反应而促使形成不必要的血块。同时血小板也释放使斑块增大的物质。与血小板活性相反的物质是 ω－3 脂肪酸的活性产物，饮食中缺乏 ω－3 脂肪酸，就会促使血块形成，导致心肌梗死和脑梗死。因为代谢综合征患者一定要适当多食用富含 ω－3 脂肪酸的海产品，以防心肌梗死及脑梗死。

24. 泡沫有"好""坏"之分

水煮沸时会产生大量的泡沫，但这种泡沫很快就消失。富含蛋白质的汤水煮沸时，较水溶液更容易形成泡沫，而这类泡沫一下子消失不了，并且越积越多。这种泡沫就是蛋白质溶液形成的膜，它把气体包围其中，由于蛋白质膜的表面张力很大，难以被包围的气体膨胀而冲破。比如牛奶煮沸后、搅拌鸡蛋后，都会出现类似的泡沫。

泡沫有"好""坏"之分。

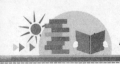

（1）对身体有益的泡沫。

①鲜榨果汁的泡沫。鲜榨果汁的最上面会出现一层小泡沫，许多人会认为这种泡沫影响口感及美观，将其过滤掉。殊不知，这种泡沫是由于果汁液体的表面张力形成的，其中含有多种酶，因此喝鲜榨果汁时，最好连泡沫一起喝。由于鲜榨果汁的泡沫时间稍长就会丧失酶的活性，所以一定要现榨现喝。泡沫中的酶对温度也很敏感，因此不建议将果汁加热，如果不喜欢太凉，可以在温水中温热。

②冲调婴儿奶粉出现的泡沫。很多人见到奶粉泡沫涌上来的那一瞬间，感觉自己是倒啤酒而不是冲奶粉。之后的第一个反应很可能就是奶粉的质量是否存在问题。其实，冲调奶粉时由于溶液表面张力与黏度的缘故，产生或多或少的泡沫非常正常。原因主要有以下几点：

A 奶粉中含有丰富的蛋白质，蛋白质溶液会产生泡沫。

B 奶粉中含有无机盐类物质和酸根离子，搅拌后容易产生泡沫。

C 泡沫与水的温度，容器的质地、形状、光洁程度，搅拌或震动的力度等诸多因素也有关。冲调时沿奶瓶壁缓缓倒水，左右摇晃奶瓶（而非盖紧后上下摇晃）泡沫会相对少一些。一般奶粉冲好后，如有很多泡沫的话，就先放一会，泡沫自然消去。奶粉品种不同，成分各异，形成的胶体溶液的黏度和表面张力也不同。张力和黏度较大时，形成的泡沫多而且大，持续时间也长。婴儿奶粉中绝对不允许添加消泡剂，所以冲泡时出现泡沫是正常现象，这些泡沫主要是营养物质，不会影响奶粉的品质，无需担心。

③煮粥或煮面的泡沫。煮粥或煮面时浮在上面的一层泡沫，是米面中蛋白质和淀粉的混合物。每100g大米中含有7.5g蛋白质，100g面粉中含有10g蛋白质，在烹煮过程中，会有部分蛋白质溶到水中起到表面活性剂的作用。此外，米和面中富含淀粉，这些淀粉也会有部分溶到水中，增加水的黏度，高黏度的汤有助于泡沫的稳定，汤的黏度越高，泡沫就越多。这些泡沫没有害处，可以放心食用。

④头泡茶的泡沫。冲泡茶叶的时候，总会出现第一泡茶水的表面浮着一层白白的泡沫，大多数人认为那是"不洁之物"，认为那是超标农药的残留。其实引起茶汤产生泡沫主要是茶中所含茶皂素的作用。一般泡沫主要由茶皂素引起，它是一种植物化学物，具有很强的起泡力，不受水质硬度的影响，所以一般泡沫丰富的茶滋味相对浓郁。

（2）对身体无益的泡沫。

①啤酒的泡沫。啤酒倒进杯子里会生出许多泡沫，这种泡沫叫作"啤酒花"。其实泡沫和二氧化碳气体有关。啤酒在生产酿造过程中，需要将二氧化碳加以压缩，使它溶解在酒液中，然后装瓶加盖。喝啤酒时由于瓶内的压力比瓶外大，一打开瓶盖，二氧化碳就往外喷，产生许多气泡。把啤酒倒进杯子，气泡会冒得更多。不仅啤酒，各种碳酸饮料也是如此。这些泡沫容易产生胀气。

②烹煮肉骨头汤时的泡沫。煮肉骨头时出现的泡沫，成分复杂，主要是蛋白质和脂肪，除此之外，畜禽肉中的血管以及其中残留的一些血液也会渗入汤中，从而产生令人反感的气味和外观。所以，煮肉骨头时产生的泡沫（特别是刚煮的时候），最好撇去。至于烹煮后期再产生的白色泡沫，主要是肉中的蛋白质，可以保留。

③煮豆浆时的泡沫。豆浆中含有天然有毒物质，如皂素和抗胰蛋白酶。煮豆浆时，皂素因受热膨胀变成泡沫上浮，形成假沸现象，有时候大量泡沫会"扑锅"外溢。吃了这种没熟透的豆浆，往往会出现恶心、呕吐、头晕、腹痛、腹泻等中毒症状。这时应适当减小火力，继续加热至泡沫消失、豆浆沸腾，然后再继续加热 5 ~ 10min，豆浆就会煮熟。

25. 食物"量"的把控

（1）坚果。

坚果和植物种子是优质零食，既可增强饱腹感，又富含有益心脏健康的不饱和脂肪酸。但是坚果或植物种子含热量较高，每天摄入量应控制在 35g 以内，大约为一个手掌心大小。

（2）鱼肉。

每天吃鱼、虾等海产品的量应为 45 ~ 75g，每周最好能吃两次三文鱼、鲭鱼和沙丁鱼等深海鱼。

（3）肉类。

每天摄入肉类的量应控制在手掌心（不包括手指）大小，为 40 ~ 75g。每周红肉的总摄入量最好不超过 500g。

（4）主食。

每天主食的摄入量应为 250 ~ 400g，其中粗粮最好占主食总量的 1/3。

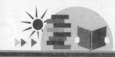
（5）水果。

每天吃水果的量应为 200～350g，大约是 1 个中等苹果的量，或者一捧浆果的量。

（6）奶酪。

每天奶酪的摄入量应控制在 2 个拇指大小，约 30g，能满足钙日需求量的 1/3。

（7）蔬菜。

每天吃蔬菜的量应为 300～500g，大约相当于 1 个拳头的块茎类蔬菜加上一大捧叶菜类。

26. 每天需要的 *12* 种以上食材的计算方法

每天保证 12 个品种以上食材，每周累计要超过 25 个不同品种食材。掌握住这个基本要求很关键。

①主食（谷、薯、杂豆）类：3～5 种/d。

②蔬菜、水果：4～6 种/d。

③鱼、蛋、禽/畜肉：3～5 种/d。

④奶、大豆、坚果类：2～3 种/d。

具体品种的计算方法如下：

①葱、姜、蒜、花椒、八角、酱油、醋、糖、盐、酒，不算入内。

②花卷、面包、面条、饼干，归面粉类。

③米饭、米粉、米糕、米线，归米类。

④肉片、肉丝、肉丸、排骨，归肉类。

⑤青菜、茼蒿、萝卜、胡萝卜、豆腐，各算 1 种。

⑥红豆、黑米、薏仁米、花生米、莲子、燕麦、小米、大米等杂粮，各算 1 种。

27. 代谢综合征患者怎样从饮食方面防治焦虑、抑郁

抑郁症可以比喻成"精神上的感冒"，人的一生很可能有多次这样的"感冒"，只要及时用饮食调理的方法，注意营养的摄取，多数患者会减轻或康复。

实际上好心情与"吃"密切相关。食物为大脑提供能量，制造神经递质把信息传送到身体各个部位。神经递质包括血清素和肾上腺素，当体内的这两种化学物质处于平衡状态时，人就会感到心情愉快。而抑郁症患者正是因为体内缺乏这些神经递质而导致大脑功能降低。通过合理进食，可保持体内高浓度神经递质，从而使人心情开朗。抑郁症患者饮食方面应注意以下几点：

（1）多食血糖生成指数低的食物。

如糙米、燕麦等全谷食品，蔬菜，豆类等，这些食物能够持续稳定地向大脑供应葡萄糖，而葡萄糖是保证大脑正常运作的唯一"燃料"。

（2）多食富含磷脂的食物。

磷脂是提高记忆力，防止大脑老化的"益智"脂肪。可从鸡蛋、大豆等食物中获取更多的磷脂来提高大脑功能，使思维更加敏捷。

（3）注意摄入富含氨基酸的食物。

氨基酸是神经传导物，人体内的氨基酸不足，就会感觉萎靡不振、精神压抑。蛋白质是氨基酸的最好来源，而瘦肉、鱼、豆腐、鸡蛋、奶都含有大量蛋白质。许多人为了降低胆固醇而完全忌食牛肉，结果往往会引起缺铁，使人感到抑郁。所以一日可摄入牛肉25g左右。牛奶中含有丰富的钙，能使人不易紧张、暴躁与焦虑，所以牛奶是每天必喝的快乐剂。

（4）多食富含B族维生素食物。

若增加富含维生素B_1、B_2、B_6和B_{12}的食物，则抑郁症患者治疗效果会显著提高。富含B族维生素的食物有花生、肝、奶、蛋黄、绿叶菜、南瓜等。尤其是南瓜能制造好心情，因为它富含维生素B_6和铁，这两种营养素能帮助身体将所储存的糖原转变成葡萄糖。葡萄糖正是脑部唯一的燃料，能帮助人体维持旺盛的精力。

（5）多食富含锌铜的食物。

缺锌会影响脑细胞的能量代谢及氧化还原过程。食物中含锌量最高的是牡蛎、动物肝肾、奶制品等。

体内缺铜也会使神经细胞的内抑制过程失调，使内分泌系统处于兴奋状态而失眠。虾、羊肉、蘑菇等均含铜丰富。

（6）多食含硒高的食物。

补硒可治疗抑郁，使精神状态好转，思绪协调。硒的丰富来源有干果、

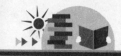

鸡肉、海鲜、全谷类等。

（7）补充足量的水分，促进体内有害物质的排泄。

（8）忌食辛、辣、腌、熏等刺激性食物。

28. 代谢综合征合并抑郁症患者应多选哪些食物

（1）鱼肉。

全世界住在海边的人都比较快乐，除了大海让他们神清气爽外，还因为他们多吃鱼。美国学者曾经对精神障碍患者进行研究，发现患者在加服鱼油胶囊后，发生抑郁症的间隔时间比只服常规药物的患者明显延长。通过对不同国家进行的调查和比较研究发现：在鱼类消费量最多的国家，抑郁症的发病率最低，杀人、自杀事件的发生率也低。而那些鱼类消费量少的国家，抑郁症的发病率则相对较高。

鱼油中的ω-3脂肪酸与常用抗抑郁药有类似作用，能增加血清素的分泌量，使焦虑减轻。

（2）香蕉。

香蕉含有一种名为生物碱的物质，可使人振奋精神和提高信心。而且香蕉是色氨酸和维生素 B_6 的来源，这些都可以帮助大脑制造血清素，减少抑郁产生。香蕉还有助于消化，可以降低血液里的胆固醇含量。

（3）巧克力。

许多女性，尤其是当她们受到经前期综合征或不良情绪困扰时，特别想吃巧克力。巧克力和其他富含碳水化合物的甜食一样，具有镇定作用。

（4）菠菜。

缺乏叶酸会导致精神抑郁。研究发现，那些无法摄取足够叶酸的人，5个月后会无法入睡，并产生健忘和焦虑等症状。而所有的绿色果蔬中都含有叶酸，其中菠菜最多。

（5）樱桃。

樱桃中有一种花青素可以减少炎症。长期面对电脑工作的人会有头痛、肌肉酸痛等毛病，可以吃樱桃来改善状况。

（6）大蒜。

德国一项关于大蒜对胆固醇功效的研究，从病人回答的问卷中发现，他们吃了大蒜之后，疲倦、焦虑感减轻，不容易发怒。

（7）牛奶。

牛奶富含钙质，而钙质是很好的镇定剂和放松剂。牛奶含有大量的色氨酸，是天然的安眠药，它是大脑制造血清素的原料。血清素这种神经传导物质能让人产生愉悦的心情，还能促使睡眠。

总之，抑郁症需在家人的帮助下进行多方位的积极治疗和调整，方能完全彻底康复。

29. 代谢综合征患者合并抑郁怎样饮食

①适当多食富含蛋白质的食物，因为蛋白质中的赖氨酸能使人精神振奋。

②选择健脑活血食物，如核桃、鱼、牛奶、鸡蛋、瘦肉等，这些食物可使大脑产生一种特殊化学物质，有助于消除抑郁情绪。

③摄入振奋精神的食物，如咖啡、绿茶、巧克力等，因为其中富含苯乙胺和咖啡因，可兴奋神经系统，改善心境。

④摄入驱除疲劳的食物。缺铁会使人感到疲劳，食用动物血是补铁的最好方式，能使人从愁绪中解脱出来。

⑤多晒太阳。抑郁症者因为松果体分泌退黑素增多，所以睡眠增多，消沉抑郁。晒太阳能使"退黑素"分泌减少，情绪好转。

30. 长期素食对代谢综合征患者的危害

近年来，一股素食风兴起，一些代谢综合征患者甚至拒绝一切肉类，每天只吃米饭和青菜。其实，一味素食并不能让身体更健康，反而还会因营养素的缺失而引发其他疾病，其中最常见的就是缺铁性贫血、骨质疏松、抑郁，甚至神经系统受损。每天的膳食中应保证优质蛋白的摄入，若实在不喜欢吃肉的话，可以通过多吃豆制品补充蛋白质。

31. 代谢综合征素食患者饮食应补充哪些营养素

素食者包括纯素食者（指只食用植物性食物的人）、蛋素食者、奶素食者及蛋奶素食者。素食代谢综合征者饮食应注意补充以下营养素：

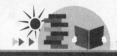
（1）锌。

素食者锌的摄入量一般低于非素食者，而缺乏锌会影响儿童发育，并影响免疫功能和性欲。由于植物性食物中锌的生物利用率低，素食者应达到或超过锌的推荐摄入量。素食代谢综合征者不妨多吃些黄豆制品、核果类或非精致的五谷杂粮食品，因这些食物中含有丰富的锌。

（2）维生素 B_{12}。

维生素 B_{12} 主要存在于动物性食物中，植物性食物如螺旋藻类、海生植物、大豆发酵食品所提供的维生素 B_{12} 缺乏活性，利用率低。由于维生素 B_{12} 是造血过程和神经系统所必需的，所以长期纯素食者，因维生素 B_{12} 缺乏，往往引起贫血、抑郁、记忆力下降、四肢震颤等。深绿色蔬菜加黄豆可替代维生素 B_{12}，也可采用蚝油佐餐（如蚝油炒油麦菜等），因为黄豆和蚝油中均含有丰富的维生素 B_{12}。

（3）铁。

植物性食品只含非亚铁血红素铁，不如肉食中亚铁血红素的铁容易吸收。由于人体对植物铁的吸收率低，尽管素食者摄入的铁量比肉食者高，但素食者体内铁的存量仍然较低。铁主要存在动物性食物中，如动物血、瘦肉、肝脏等。铁缺乏所造成的危害是多方面的，缺铁性贫血会使人食欲减退、疲乏无力，严重者还会影响到智力和认知能力等。因此，素食者不仅要从五谷杂粮中摄取丰富的铁质，同时还应多吃一些富含维生素 C 的食物，如颜色鲜艳的蔬菜等，因为维生素 C 可以促进铁的吸收。

（4）钙。

禁食奶制品的素食者，缺钙情况非常普遍，纯素食者的钙摄入量比奶蛋素食者和杂食者都要低。糖尿病患者缺乏钙质（尤其女性），到中年和老年时容易患骨质疏松症。所以，更应多食用富含钙质的新鲜蔬菜、大豆和芝麻。

（5）维生素 D。

体内缺乏足够的维生素 D，会导致钙大量流失，引起骨质疏松。蛋奶素食者，可多吃鸡蛋、牛奶及奶制品以补充维生素 D。而纯素食者，不妨多晒太阳，让体内自行合成维生素 D，或补充些含维生素 D 的营养品，以增加钙质的吸收。

32. 代谢综合征患者合并贫血怎样饮食

临床上发现，有许多糖尿病患者因为过度控制红肉及动物内脏，导致缺铁性贫血。尤其是女性，这种情况更明显。所以这些人应该注意补铁：

①适当食用富含血红素铁的动物血、肝及红肉。

②注意摄入富含铁元素的植物性食物，如木耳、黑芝麻、绿色蔬菜等。

③补充维生素 C 可以促进铁元素的吸收，富含维生素 C 的食物有颜色鲜艳的蔬菜。

33. 代谢综合征患者可以适当喝茶

茶叶中含有大量的咖啡因、茶碱、可可碱、维生素 C 等对人体有益的物质，所以代谢综合征患者可以喝茶，但要注意以下几点：

（1）不宜浓。

因为浓茶兴奋作用强，会使人心跳加快而感到心慌、焦虑。另外茶叶中所含的茶鞣质具有收敛作用，若饮浓茶易造成大便秘结。

（2）不宜多。

大量饮茶会增加体内水分，加重心肾负担，且增强兴奋作用，出现血糖升高。

（3）不宜晚。

咖啡因可兴奋大脑皮层，造成失眠，而失眠往往使次日早上血糖升高，所以代谢综合征患者在下午 4 点以后应停止饮茶。

34. 代谢综合征患者更要戒烟

吸烟有百害而无一利。烟雾中的有害物质达数百种之多，其中致癌物质就有 40 余种。吸烟能引起肺癌已经成为无可争辩的事实。吸烟的人与不吸烟的人相比，发生喉癌的危险性高 8 倍，发生食管癌的危险性高 6 倍，发生膀胱癌的危险性高 4 倍。

吸烟不但害己而且害人。这是因为吸烟的人还使周围的人被动吸烟，有人说被动吸烟的害处比主动吸烟还大。香烟里的尼古丁可使肾上腺素分

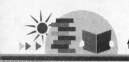

泌增加，使血糖上升，可使心跳加快，心排血量增加，血压上升，心肌耗氧量增加，导致心肌缺血。糖尿病多并发高血压、冠心病，抽烟可使这些疾病加重，甚至发生心肌梗死。所以代谢综合征患者更要戒烟。

35. 代谢综合征患者要限酒

1g 酒精含 7kcal 的能量。日常生活中看到的"啤酒肚"，就是因为大量饮酒所致。

建议代谢综合征患者尽量不喝酒或少喝酒，因为：

①酒中所含的酒精只能产热，不含其他营养素。

②易发生低血糖。酒精代谢不产生葡萄糖，而且抑制肝糖原的异生，刺激胰岛素分泌，所以饮酒可导致低血糖。

③长期饮酒会损害肝脏，并容易引起甘油三酯升高。所以糖尿病患者若要饮酒，只能少量饮用酒精浓度低的啤酒和葡萄酒，并且不能空腹饮用。

④减低药效。酒还对某些降糖、降压、降脂药物有干扰作用，使药物作用减弱。

36. 代谢综合征患者血糖若控制正常，可以适当饮酒

糖尿病患者不饮酒者，不提倡饮酒。有脂肪肝者，禁酒。服药期间，不要饮酒。若仅靠饮食和运动就可以把血糖控制在正常范围，且无其他合并症的糖尿病患者，饮酒时不要超过以下最大量：

58°的白酒，男性 1 日最大量为 50g，女性为 25g；

11°红葡萄酒，男性 1 日最大量为 275g，女性为 150g；

9°啤酒，男性 1 日最大量为 350g，女性为 200g。

以上数据根据酒精含量的计算公式：酒精含量（g）＝酒的度数（v/v%）×饮酒量（mL）×0.8（g/mL，酒的比重），结合中国居民膳食指南（2016）提出的 1 日最大酒精摄入量（男性 25g、女性 15g）计算所得。

37. 代谢综合征患者不能随意用调味品

调味品中除盐及酱油要少用，糖要禁用外，其余如葱、姜、蒜、醋、

代用糖、花椒、八角、丁香、桂皮、草果、肉蔻、茴香等，因少含或不含能量，可适量选用。另外辣椒、胡椒、芥末等会刺激食欲，对控制饮食不利，要少用。

38. 代谢综合征患者不宜常吃熏烤食物

因为熏烤食物，如烟熏鱼、香肠、羊肉串等。在熏烤食物时，烟气中的苯丙吡是一种致癌物质，它会残留在食物表面。食物离火越近，熏烤时间越长，苯丙吡含量就越高，所以不宜常吃熏烤食物。

39. 不易常吃"洋快餐"

汉堡包、炸薯条、炸土豆片等"洋快餐"好多人喜欢食用，而长期食用"洋快餐"的人，往往体重增加，使机体对"瘦素"的抵抗增强，因为瘦素通过对大脑发出信号，来调节人的饮食行为。而长期食用"洋快餐"，会使人成瘾，难以节制饮食，导致发胖。

40. 代谢综合征患者要远离的食品

（1）油炸食品。

导致心血管疾病的元凶。破坏维生素，使蛋白质变性。含脂肪高，含有致癌物质。

（2）腌制食品。

钠含量超标，使进食者肾脏负担加重，易患高血压，损害胃肠道黏膜，易患胃肠炎和溃疡。含致癌物亚硝胺，易致鼻咽癌等恶性肿瘤。

（3）加工的肉类食品。

含有致癌物质亚硝酸盐。所含防腐剂、增色剂和保色剂等，加重人体肝脏负担。

（4）饼干类食品（不包括低温烘烤和全麦饼干）。

含食用香精和色素过多，加重肝脏负担。严重破坏维生素。热量过多、营养成分低。

（5）烧烤类食品。

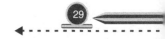

所含3，4苯丙芑，是强致癌物质。使蛋白质碳化变性，加重肝肾负担。

（6）汽水可乐类食品。

含磷酸、碳酸，会带走体内大量的钙。含糖量过高，喝后有饱胀感，影响正餐。

（7）冷冻甜品类食品（冰淇淋、冰棒和各种雪糕）。

含较多奶油，易导致肥胖。含糖量高，可降低食欲。温度低，刺激胃肠道。

（8）话梅蜜饯类食品。

含有致癌物质亚硝酸盐。含有香精等添加剂，可损害肝脏；含有较高盐分，可导致血压升高，并加重肾脏负担。

（9）罐头类食品。

水果罐头中的维生素遭到破坏，且含糖量高，进食后短时间内即可导致血糖升高，加重胰腺负担。肉罐头中的蛋白质常常变性，大大降低了蛋白质的消化吸收率。

（10）方便类食品。

属于高盐、高脂、低维生素、低矿物质一类食物。"高盐"增加肾脏负担，升高血压。"高脂"（尤其含有反式脂肪酸），常食易患心血管疾病。含防腐剂和香精，对肝脏有损。

尽管以上食品对健康不利，但也不一定要完全禁食。在日常生活中可以少量食用，调剂口味，特殊情况灵活对待。

41. 代谢综合征患者在饮食方面的"十大恶习"

（1）进食速度过快。

很多白领族的午餐，都是在非常匆忙的状态下吃完的。进食速度过快，食物未得到充分咀嚼，会加重肠胃负担。咀嚼时间过短，迷走神经仍在过度兴奋之中，长此以往，容易因食欲亢进而肥胖。

（2）不吃早餐。

不吃早餐会使血糖降低，无法精力充沛地工作。德国埃朗根大学研究人员在对7000个男女对象长期跟踪后，发现当今白领习惯不吃早餐者占到40%，而他们的平均寿命比其余60%的人缩短2.5岁。而另一所大学在一次对80～90岁老年人的研究中发现，他们每天都吃一顿丰盛的早餐。

早餐食物尽量做到可口、开胃，有足够的数量和较好的质量，体积小，热能高，干稀搭配，荤素兼备。

（3）晚餐太丰盛。

傍晚时血液中胰岛素含量为1d中的高峰，胰岛素可使血糖转化成脂肪，凝结在血管壁上和腹壁上，晚餐经常吃得太丰盛，人便会肥胖。

对于上班族来说，晚餐往往成为1d的正餐，稳坐餐桌前大吃一顿。岂不知晚餐应当坚持"早""素""少"的原则。晚餐"早"吃可大大降低尿路结石病的发病率。晚餐偏"素"，以新鲜蔬菜和碳水化合物为主，减少过多蛋白质、脂肪类食物的摄入。"少"吃就是晚餐所供给的热量一般不超过全日膳食总热量的30%。

（4）嗜饮咖啡。

嗜饮咖啡对身体会造成以下危害：

①降低受孕率。每天每人喝一杯咖啡，受孕率就有可能下降50%。

②容易患心脏病。咖啡中含有高浓度的咖啡因，可使心脏功能发生改变，并可使血管中的胆固醇增高。

③降低工作效率。

美国医学家研究发现，一个人每天喝5杯或更多咖啡，患心脏病的概率比不喝者高2倍，且嗜咖啡年限越长，饮量越多，患心脏病的可能性就越大。通过对858位45～69岁首次患心肌梗死的人和858位从未患过心肌梗死的人的调查，每天喝5杯以上咖啡者患病的危险增加了70%。

（5）饮酒过量。

大量或经常饮酒，会使肝脏发生酒精中毒而致发炎、肿大，伤害大脑，影响生殖、泌尿系统。

酒有白酒、啤酒、果酒之分，从健康角度看，当以果酒之一的红葡萄酒为优。法国人少患心脏病即得益于此。据研究，常饮红葡萄酒患心脏病的几率会降低一半。

饮酒的最佳时间：每天下午两点以后较安全。因为上午饮酒，胃中分解酒精的酶——酒精脱氢酶浓度低，较下午更易吸收，使血中酒精浓度升高。

空腹、睡前、感冒或情绪激动时皆不宜饮酒，尤其是白酒，以免心血管受害。

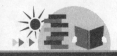

最佳佐菜：从酒精的代谢规律看，当推高蛋白和含维生素多的食物。如新鲜蔬菜、鲜鱼、瘦肉、豆类、蛋类等。切忌用咸鱼、香肠、腊肉下酒，因为此类熏腊食品含有大量色素与亚硝胺，与酒精发生反应，不仅伤肝，而且损害口腔与食道黏膜，甚至诱发癌症。

（6）餐后吸烟。

使烟中的有害物质更易进入人体。饭后吸 1 支烟，中毒量大于平时吸 10 支烟的总和。因为饭后胃肠蠕动加强，血液循环加快，人体吸收烟雾的能力达到"最佳状态"，烟中的有毒物质对人体的危害最为严重。

（7）保温杯泡茶。

泡茶用 80℃ 的热水比较适宜。用保温杯泡茶，沸水会破坏茶中多种维生素，使茶香油大量挥发，鞣酸和茶碱大量渗出，降低了茶叶的营养价值，增加了有害物质。

（8）宴席不离生食。

吃生食容易导致各种寄生虫病。三文鱼、象拔蚌、鲈鱼、乌鱼、生鱼片、蛇、龟、蟹等是在商务宴请时的首选食物，但这些食物中存在寄生虫和致病菌的概率很高，再加上厨师们为了追求味道鲜美，烹调往往不够充分，很容易病从口入。

生食洗净的蔬菜水果对人却有好处。蔬果及生汁中的活性物质与人体接近，可使白细胞处于正常状态，还能使因吃熟食而损伤的免疫机能得以恢复。可食用凉拌新鲜蔬菜，酌量加醋及少放盐。另外，人主要依靠吃熟食而维持生命活动，先吃水果等生食，然后再吃熟食，不会出现白细胞增高的现象。

（9）水果当主食。

把水果当主食，容易造成人体蛋白质等缺乏，营养失衡，甚至引发疾病。很多久坐办公室的人消化不良、血脂增高、血管硬化，确实需要水果中的营养物质来化解。但是，水果不能当作主食。因为水果中虽然富含多种维生素和糖分，却缺少人体需要的蛋白质和某些微量元素。

（10）饮水不足。

由于工作时精神高度集中，很容易忘记喝水，造成体内水分补给不足，血液浓缩及黏稠度增大，容易导致血栓形成，诱发脑血管及心血管疾病，还会影响肾脏代谢的功能。所以平时要养成多喝水的习惯。

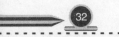

42. 不健康的饮食方式

（1）食物过细过精。

现在许多人不吃粗粮和薯类食物，每天就是精致的白米白面，这样不但营养素不全面，而且容易便秘。

（2）高糖饮食。

有一些人每天的食物主要是馒头、面条、稀饭等，很少吃副食，结果造成肥胖、贫血、抵抗力低下。另外一些人喜食甜食，每日与糖为伴。殊不知，吃糖过多易导致龋齿发生，会引起多种维生素的缺乏或营养性疾病，还会影响视力。

（3）高脂、高胆固醇饮食。

有些人忙于应酬，整天山珍海味，大鱼大肉，极少吃蔬菜和主食，这样就会造成大腹便便，高血脂、高血压、高血糖。

（4）不吃早餐。

早餐对身体健康至关重要，不吃早餐会对身体健康造成以下影响：

①热能不够，直接影响学习和工作效率。

②导致人体需要的平衡膳食得不到满足。

③中餐会多吃。长此以往，多出的脂肪逐渐堆积，会导致肥胖。

④不能弥补夜间丧失的水分和营养素，使血黏度增加，不利于夜间产生的废物排出，从而增加患结石和中风、心肌梗死的危险。

（5）午餐凑合。

午餐在三餐的饮食分配比例上占到40%，午餐提供的能量和营养是1d中最重要的，对人体1d中体力和脑力的能量补充起承上启下的作用。但很多上班族对此并不注意。

（6）晚餐过于丰盛。

因为早餐和午餐的时间与精力相对较少，所以，现代人对晚餐就格外重视，但是晚餐过于丰盛实际上并不科学。晚餐时吃大量的肉、蛋、奶等高蛋白食品过多，会使蛋白质滞留在肠道中，产生氨、吲哚、硫化氢等毒物，刺激肠壁，诱发癌症。

（7）空腹喝豆浆或牛奶。

如果空腹饮用，豆或牛奶中的蛋白质只能代替淀粉作为热量被

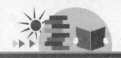

健康食谱

消耗掉，而不能真正起构造新组织、修补旧组织的作用。这不仅造成了蛋白质的浪费，也使体内营养失去平衡，加重了消化、泌尿系统的负担。另外空腹喝牛奶还可能出现腹胀、腹泻等乳糖不耐受的现象。

（8）鸡蛋和牛奶同食。

鸡蛋和牛奶都有较高的营养价值，但是两者同时食用既不合理，热能也不够。因为奶制品及蛋类的主要成分是蛋白质，其吸收转化速度低于淀粉类物质，所以，两者一起食用，不仅不能很快地给人体提供能量，而且仅仅作为热量被消耗也是一种浪费。

（9）奶类制品摄入较少。

奶类有较高的营养价值，其中含有丰富的优质蛋白、维生素、钙，且利用率也较高，是天然钙质的极好来源，可以促进儿童骨骼的生长，预防成人骨质疏松，减少骨折的发生率。

（10）高温烹饪时放盐。

人们常常在高温炒菜中放盐，这样会使盐中的碘遭到破坏。碘是组成甲状腺的主要成分，缺碘会造成甲状腺肿，并可导致智力下降。所以应该在炒菜最后放盐。

（11）多食腌制食品。

腌制食品均含有较高的硝酸盐，硝酸盐可还原成亚硝酸盐，多吃会导致癌症及早衰。

（12）暴饮暴食。

暴饮暴食是指在短时间内进食大量食物，超过胃肠功能的负荷。暴饮暴食可引起急性胃扩张、急性胃肠炎、急性胃溃疡穿孔，甚至诱发心脏病等，它还是诱发急性胰腺炎的元凶之一。另外容易引起记忆力下降、思维迟钝、注意力不集中、应急能力减弱等症状。可以说，暴饮暴食是饮食的第一大忌。

（13）口味太重。

近代医学和营养学已经证明，大量盐分摄入对健康不利，特别是增加了高血压的发病风险。中国营养学会推荐健康人每日吃盐总量不宜超过6g。

（14）饭后即睡。

若脑部原本就有血液供应不足的症状，饭后立刻倒下便睡，这种静止不动的状态，很容易导致中风。另外，饭后即睡还容易导致返流性食道炎。

（15）大量饮酒或喜饮烈性酒。

酒可谓"有利有弊"，两者的差别关键在酒的"质"与"量"。如果少量饮用果酒，可增加胃液分泌，增进食欲，促进消化。但如果饮酒过量，或饮用烈性酒，则会增加高血压、中风等发生的危险，损害肝、肺和神经系统的功能，还可刺激胃黏膜，降低食欲，引起消化不良等各种胃肠疾病。

（16）盲目迷信保健品。

我国《保健食品管理办法的规定》提出，保健食品是指具有某种特定保健功能的食品，即适宜于特定人群食用，具有某种调节机体功能，不以治疗疾病为目的的食品。这类食品对人体具有保健作用，应定位于"调理"和"预防"，而非"治疗"，这点与药品存在根本性的不同。其应用范围远远小于一般意义上的普通食品，应用对象是特定人群而非全体人群。所以，适宜于全部人群的保健食品是不存在的，不要盲目迷信保健品。

43. 分餐制的好处

（1）更加清洁卫生。

卫生是社会文明发展的必然要求，在某方面甚至被视为文明发展程度的标准。而现代人对卫生、对自己及家人的健康也越来越看重。我国家庭多为聚餐，而幽门螺旋杆菌就经常会通过聚餐传染。因此分餐制的最大好处就是更符合现代生活对卫生的要求，尽量减少人与人之间的体液接触，减少疾病的传播。

（2）更有利于控制饮食。

对于减肥的群体来说，能否减肥成功的重要因素之一就是合理控制饮食量。采用分餐制，使减肥者更加容易把握摄入量。

（3）减少浪费。

可把饭菜量控制在一个合理范围内，避免浪费。

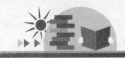

 谷类

1. 谷物的分类

谷类食物就是我们平常说的粮食，包括大米、小麦、玉米、小米、燕麦、荞麦和高粱等以及用它们做原料加工出来的食物，如米饭、包子皮、饺子皮、面包、麦片等。

谷物可分为以下 4 类：

①稻类：籼米、粳米、糯米。

②麦类：小麦、大麦、燕麦、黑麦、玉米、高粱、小米、黍、黄米、青稞、荞麦等。

③豆菽类：大豆、绿豆、蚕豆、豌豆、红小豆、芸豆等。

④薯类：红薯、马铃薯、山药、芋、木薯等。

2. 谷类的营养成分

谷类是热能和蛋白质的主要来源（我国居民膳食中约 66% 的能量、58% 的蛋白质来自谷类），还是 B 族维生素和一些无机盐的主要来源。

（1）碳水化合物。

谷类碳水化合物含量一般在 70% 左右，主要为淀粉，集中在胚乳的淀粉细胞内，是人类最理想、最经济的能量来源，我国人民膳食生活中 50%～70% 的能量来自谷类的碳水化物。其淀粉的特点是能被人体以缓慢、稳定的速率消化吸收与分解，最终转化为供人体利用的葡萄糖，而且其能量释放缓慢，不会使血糖突然升高，这无疑对人体健康是有益的。它所含的纤维素、半纤维素在膳食中具有重要的功能，特别是糙米比精白米含量要高得多。

（2）膳食纤维。

谷类食物含有纤维素、半纤维素较多。膳食纤维虽不被人体消化吸收、利用，但它特殊的生理功能却备受关注。它能吸收水分，增加肠内容物的体积，促进肠道蠕动，利于清理肠道废物，减少有害物质在肠道的停留时间，预防肠道疾病。

（3）蛋白质。

谷类蛋白质含量一般在 7.5% ~ 15% 之间，主要由谷蛋白、醇溶蛋白、球蛋白组成。一般谷类蛋白质的必需氨基酸组成不平衡，如赖氨酸含量少，苏氨酸、色氨酸、苯丙氨酸、蛋氨酸含量偏低，因此谷类蛋白质的营养价值低于动物性食物。

要提高谷类食品蛋白质的营养价值，在食品工业上常采用氨基酸强化的方法，如以赖氨酸强化面粉，生产面条、面包等以解决赖氨酸少的问题。另外采用蛋白质互补的方法提高其营养价值，即将 2 种或 2 种以上的食物共食，使各种食物的必需氨基酸相互补充，如粮豆共食、多种谷类共食或粮肉共食等。谷类中蛋白质含量虽不高，但在我们的食物总量中所占比例较高，因此谷类是膳食中蛋白质的重要来源。如果每人每天食用 300 ~ 500g 粮谷类，就可以得到约 35 ~ 50g 蛋白质，相当于一个正常成人 1d 需要量的一半或更多。

（4）脂肪。

谷类脂肪含量低，如大米、小麦为 1% ~ 2%，玉米和小米可达 4%，主要集中在糊粉层和胚芽，因此在谷类加工时易损失或转入副产品中。在食品加工业中，常将其副产品用来提取与人类健康有关的油脂，如从米糠中提取米糠油、谷维素和谷固醇，从小麦胚芽和玉米中提取胚芽油。这些油脂含不饱和脂肪酸达 80%，其中亚油酸约占 60%，在保健食品的开发中常以这类油脂作为功能油脂以替代膳食中富含饱和脂肪酸的动物油脂，可明显降低血清胆固醇，有防止动脉粥样硬化的作用。

（5）矿物质。

谷类含矿物质 1.5% ~ 3%，主要是钙和磷，并多以植酸盐的形式集中在谷皮和糊粉层中，消化吸收率较低。

（6）维生素。

谷类是人体所需 B 族维生素的主要来源。如硫胺素（VB_1）、核黄素（VB_2）、尼克酸（VPP）、泛酸（VB_3）、吡哆醇（VB_6）等含量较多，主要分布在糊粉层和胚部，可随加工而损失，加工越精细，损失越大。精白米面中的 B 族维生素只有原来的 10% ~ 30%。因此，长期食用精白米面，易引起维生素 B_1 不足或缺乏，罹患脚气病，主要损害神经血管系统，特别是

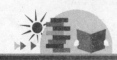

健康食谱

孕妇或乳母若摄入 VB_1 不足，会影响到胎儿发育或婴幼儿健康。

3. 各种谷物的营养成分及适宜加工方式

种类	营养成分及生物活性物质	适宜加工方式
小麦	谷甾醇、卵磷脂、尿囊素、精氨酸、麦芽糖酶、维生素 B_1	馒头、面条、面包等
大米	B 族维生素、锌、蛋白质	蒸、煮
黑米	B 族维生素、维生素 E、钙、磷、钾、镁、铁、锌	蒸、煮、包粽子
大麦	钙、磷、铁、维生素 B_2、烟酸、尿囊素	口感粗糙，烙饼、压片后煮粥
荞麦	赖氨酸、精氨酸、油酸、亚油酸、维生素 B_2	因不易消化，可磨成粉，制成饸饹
燕麦	B 族维生素	熬粥，可与面粉混合制成面食
高粱米	鞣酸蛋白、维生素 B_1、维生素 B_2	熬粥、磨粉制糕、制饼
玉米	维生素 C、维生素 B_6	熬粥、搅团、汤、羹、炒菜
薏米	硒、维生素 E	制作成甜食、羹、汤、入菜
马铃薯	维生素 B、纤维素、维生素 C	炒菜、炖菜，也可代替部分主食
红薯	烟酸、粗纤维、黏蛋白、硒	煮、蒸、烤，晒干磨粉，混合面粉制成面条及馒头等
绿豆	赖氨酸、球蛋白	熬粥、糕点、馅料、粉丝、粉皮
红豆	维生素 B_1、维生素 B_2、铁、粗纤维等	羹汤、粥品、馅料等
豌豆	钙、磷等	入菜、磨粉制糕点、馅料、粉丝等
蚕豆	钙、铁、磷、磷脂、胆碱	入菜、炖汤、点心、小吃

4. 吃谷类食物应注意些什么

①尽量选择天然的全谷物，少吃精加工的谷物，少吃添加糖和油脂的谷物。

②吃不同种类的谷物。三餐中，所食用的谷类和杂豆薯类需要合理搭配。豆和薯类由于淀粉含量较高，也属于主食的一种，所以搭配时要注意，如"米饭＋炒土豆丝"过于单一，应搭配其他含淀粉少的蔬菜。另外，谷薯类食物的品种，每日不少于 3 种，每周不少于 5 种。即三顿都是纯白米

饭，是远远不够的，最好是二米饭或者谷薯杂豆搭配，如"早上红豆粥，中午二米饭，晚上花卷配红薯"。

③增加钾的摄入，对于降低血压，起着至关重要的作用，适当摄入薯类可以增加钾的摄入。

5. 怎样做到粗细搭配

大米和面粉为细粮，其余统称为粗杂粮。由于加工程度的不同，大米和面粉也可分为"粗"和"细"，糙米和全麦粉为"粗"，精白米、面为"细"。五谷杂粮因种类不同，在结构和成分上也不同，因此营养价值各异。

加工精细的谷物，不但营养素含量低，并且血糖生成指数高。所以烹饪主食时，精米面可与全谷物稻米（糙米）、杂粮（燕麦、荞麦等）以及杂豆（绿豆、红豆）等搭配食用，像传统的豆饭、八宝粥等都是增加食物品种，实现粗细搭配的典型。谷类蛋白质中的赖氨酸含量较低，而豆类蛋白中富含赖氨酸，但蛋氨酸比较低，谷物和豆类食物搭配，可通过蛋白质互补提高生物价（是反应蛋白质消化后，被机体利用程度的一项指标，生物价越高说明蛋白质的营养价值越高）。

6. 粗粮对人体的益处

粗粮主要包括谷类中的玉米、小米、高粱、燕麦、荞麦、紫米、麦麸以及各种杂豆类，如赤豆、绿豆等。

粗粮含有丰富的无机盐和多种维生素及非溶性纤维素，它对身体有以下益处：

①有利于保障消化系统正常运转。能刺激胃肠蠕动，防止便秘，预防肠癌、乳腺癌，还有利于美容。

②可降低血液中低密度胆固醇和甘油三酯的浓度。

③可增加食物在胃里的停留时间，延迟饭后葡萄糖吸收的速度，降低餐后血糖水平。

7. 过食粗粮的危害

粗粮对身体有很多益处，但食用过量则会带来以下危害：

①如果粗粮吃得太多，就会影响消化。过多的纤维素可导致腹胀、消化不良，甚至还会造成肠道阻塞、脱水等急性症状。

②降低免疫力。若过食粗粮，将影响蛋白质和脂肪的吸收，降低免疫力。

③长期过食粗粮，还会影响矿物质的吸收。对于怀孕期和哺乳期的妇女，以及正处于生长发育期的青少年，危害最明显。

8. 吃粗粮应注意的问题

①循序渐进。突然增加或减少粗粮的进食量，会引起肠道反应。增加粗粮的进食量时，应该循序渐进。

②多喝水。粗粮中的纤维素需要有充足的水分，才能保障肠道的正常工作。

③荤素搭配，粗粮细作，平衡膳食。

9. 红薯的多种吃法

红薯含有各种营养素，尤其是纤维素含量丰富，能预防便秘。可以通过薯类主食化、薯类菜肴化、薯类零食化等方法来增加薯类的摄入，如蒸红薯、烤红薯、红薯苞谷糁等。

10. 绿豆的营养价值及吃法

现代炊具发展迅速，各种高压锅可以烹饪出美味的"彩色米饭"，如紫米饭、红豆饭或八宝粥等。

绿豆集食用与药用于一体，含有大量碳水化合物、B 族维生素及钙、磷、铁等矿物质，享有"济世良谷"之美称。

最佳吃法：煮汤，煮沸 10min 饮用最妙。因此时豆皮中的活性成分最多，氧化程度最低。另外，煮汤不要用铁锅，因铁元素会干扰豆皮中的类黄酮等成分，不但汤色发黑，而且减低保健效果。

11. 红豆的营养价值及吃法

从中医角度来说，红豆性平、味甘，有健脾利水、清热除湿、消肿解毒的功效。现代研究表明，红豆富含膳食纤维、钾、B 族维生素等多种营养物质。

最佳吃法：与大米煮成红豆饭，也可以做成红豆包和红豆汤圆的馅料。

12. 芸豆的营养价值及吃法

芸豆含钙丰富，也富含膳食纤维，其钾含量比红豆高。因此，夏天吃芸豆能很好地补充矿物质。

最佳吃法：煮熟后制作五香芸豆等零食，还可以和排骨在一起炖，既增香又解腻。

13. 蚕豆的营养价值及吃法

蚕豆不但富含膳食纤维、钙、钾、胡萝卜素等多种营养素，还含有磷脂和胆碱，有增强记忆和健脑的作用。

最佳吃法：嫩蚕豆可以煮熟后直接吃，老蚕豆可以用来煮饭、熬粥等。

14. 全谷物早餐的特点

全谷物早餐是以玉米、黑米、荞麦、红枣、大米、小麦、燕麦等为主要原料加工成片状，再加入牛奶稍煮沸片刻就可食用的早餐食品。这类食品特点是：

①营养相对均衡。多种谷物组合加牛奶，营养呈均衡性。

②天然品质。这类食品基本上是天然原料，一般不加人工添加剂。

③食用方便。

15. 小麦胚芽的营养价值

小麦胚芽又称麦芽粉、胚芽，呈金黄色颗粒状。麦芽是小麦发芽及生长的器官之一，是小麦生命的根源，是小麦中营养价值最高的部分。约占整个麦粒的 2.5%，含丰富的维生素 E、维生素 B_1 及蛋白质，营养价值非常高。

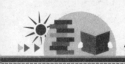
健康食谱

小麦胚芽的蛋白质含量为31%以上，是一种优质蛋白。含有人体必需的8种氨基酸，特别是赖氨酸的含量占18.5%，比大米、白面高出6~7倍。小麦胚芽中亚油酸的含量占60%，其中80%是多不饱和脂肪酸，而亚油酸正是人体3种必需脂肪酸中最重要的一种，具有降低血脂、防止动脉粥样硬化的作用。小麦胚芽含有丰富的维生素，如维生素 B_1、维生素 B_2，特别是维生素 E 的含量高达34.9mg/100g，是天然维生素 E 的仓库，具有增强脑细胞活力、延缓衰老的功能。小麦胚芽还含有钙、钾、镁、铁、锌、铬、硒、磷、锰、铜等多种矿物质和微量元素。小麦胚芽中色素的成分是小麦黄酮，它是一种水溶性色素，对心血管疾病具有很好的治疗功能。小麦胚芽中的谷胱甘肽（有人称它为抗癌因子）对抑制癌症有显著的效果。小麦胚芽含有大量的膳食纤维，具有解除便秘、降低血脂、降低餐后血糖等功效以及减肥功能。小麦胚芽是一种极为珍贵的天然食品营养资源，它对人体健康的神奇作用，已越来越得到世人关注与青睐。

16. 酒类和膨化食品不属于谷物范围

酒类虽然主要由谷物酿造，但因经过发酵，所含营养及热量已经改变，不再属于谷物范围。膨化食品如米饼、虾片、锅巴、小馒头等，在加工过程中，营养物质大量流失，有些食品加入大量的糖或油脂（如锅巴等油炸型膨化食品），增加热量而未增加营养。有的膨化食品在加工过程中，营养物质发生了有害的转化。精粉（馒头、饺子、白面包等）、大米（精加工）等，在加工过程中把富含粗纤维的麸皮和大部分营养丰富的胚芽加工掉了，所以建议尽量选择没有经过精加工的全谷物，如全麦面包、糙米、天然麦片等。

17. 减少糖用量的方法

①烹调时不用糖调味。

②喝牛奶、豆浆、咖啡、稀饭等不加糖。

③不吃糖果、巧克力、甜食、甜点心等。

④选择不加糖的果汁，尽量选择矿泉水、淡茶，不用含糖饮料。

小贴士

紫薯山药糕制法

①山药和紫薯洗干净去皮。

②放入蒸锅蒸 20min。

③把山药和紫薯一起放入保鲜袋，用擀面杖压成饼状。

④切块，排一层，撒一层糖桂花。也可以用模具切出形状，撒上糖桂花。

⑤装盘成型。

三 蔬菜水果类

1. 蔬菜类范围界定

蔬菜类包括所有新鲜蔬菜、所有罐装蔬菜及蔬菜汁。

油炸的蔬菜、油浸的蔬菜、糖渍的蔬菜等，因为添加了油脂或者糖，热量大幅增加而没有添加有益营养，不属于所说的蔬菜范围。

盐腌蔬菜，在腌制过程中营养大量流失，同时增加了钠的含量，也不属于所说的蔬菜范围。

加糖的蔬菜汁同样不属于所说的蔬菜范围。

2. 蔬菜的种类

《中国居民膳食指南（2016）》推荐，蔬菜、菌藻和水果平均每天吃 4 种以上，每周 10 种以上，因为每类蔬菜都有其各自的营养特点。

叶菜类蔬菜，如青菜、油菜、菠菜等，富含 β - 胡萝卜素、维生素 C、维生素 B_2 及多种矿物质。受光合作用的影响，叶类蔬菜的维生素含量一般高于根茎和瓜类蔬菜。

十字花科类，如花菜、甘蓝、芥兰等含有吲哚类、异硫氰酸盐、类胡萝卜素、维生素 C 等，对防治肿瘤、心血管病有较好的作用。

根茎类中的胡萝卜含丰富的胡萝卜素及大量可溶性纤维素，有益于保护眼睛，提高视力，可降低血胆固醇，减少癌症与心血管病发生。

茄类蔬菜中的番茄含丰富的番茄红素，具有抗氧化，预防前列腺癌和心血管疾病的功能。茄子中富含生物碱，具有抑癌、降低血脂、杀菌的作用。辣椒、甜椒中富含维生素、类胡萝卜素、辣椒多酚等，能增强血凝溶解，有"天然阿司匹林"之称。

鲜豆类包括豆角、长豇豆、荷兰豆、绿豆芽等，含有丰富的氨基酸、矿物质和维生素。

瓜类包括黄瓜、冬瓜等，都属葫芦科蔬菜。其中黄瓜中的维生素 C，苦瓜中的苦瓜素，具有一定的降糖功效。

菌藻类，如蘑菇、香菇、木耳等，含有蛋白质、多糖、β－胡萝卜素、铁、锌、硒等多种矿物质，海带及紫菜中还富含碘。

含淀粉蔬菜，包括土豆、山药、芋头、藕、南瓜、荸荠、菱角等，这类蔬菜碳水化合物含量较高，能量也较高，作为蔬菜食用时，在一定程度上可以替代部分主食，但比主食含较多的钾元素，还含有丰富的维生素 C 和膳食纤维。因此，用含淀粉蔬菜替代部分精米面，对预防肥胖及"三高"有益。

葱蒜类蔬菜，含有甲基硫化物等多种植物化学物质，有利于防治心血管疾病，预防癌症，还有消炎杀菌等作用。

每天选择蔬菜，在考虑营养的同时，尽量做到色、香、味俱全，即不同颜色蔬菜间的搭配（如鱼香肉丝，有红色的胡萝卜、红椒，绿色的青椒，黑色的木耳），粗纤维食物与低纤维食物的搭配（如西芹炒百合，芹菜就属于粗纤维蔬菜），黏性蔬菜与非黏性蔬菜的搭配，如菜椒肉片炒山药中，黏性大的山药搭配香脆的青椒与胡萝卜。

3. 蔬菜的营养价值

蔬菜中富含多种维生素、矿物质及膳食纤维等，是低脂低热量食物。

（1）钾。

有助于维持健康的血压。富含钾的蔬菜有甘薯、土豆、白扁豆、番茄、甜菜、黄豆、南瓜、菠菜、扁豆、菜豆、豌豆、西葫芦等。

（2）膳食纤维。

有助于降低血胆固醇水平，可降低患心脏病的危险。膳食纤维对胃肠功能改善有重要作用。

（3）叶酸（B族维生素的一种）。

参与血红蛋白的合成，在胚胎发育时期可以降低胎儿患神经管缺陷、脊柱裂、无脑畸形的危险，防止新生儿体重过轻、早产以及婴儿腭裂（兔唇）等先天性畸形。因而孕妇在怀孕前的 3 个月应进食足够的叶酸（包括叶酸强化食品或补充剂）。

（4）维生素 A。

保持眼睛和皮肤健康，并有助于防止感染。

（5）维生素 C。

有助于伤口愈合，保持牙齿和牙龈健康，还能促进铁的吸收。

（6）维生素 E。

有利于保留维生素 A 及人体必需的脂肪酸，减缓细胞氧化，延缓衰老。

4. 食用蔬菜应注意什么

①选择新鲜的蔬菜。
②每天食用 300 ~ 500g 蔬菜。
③烹调时间不要太长，不要油炸或者腌制，以免营养大量流失。
④油炒时不要放油太多。
⑤每天吃不同种类的蔬菜。

5. 深色蔬菜

蔬菜的颜色可分为深色和浅色。深色蔬菜包括深绿色、红色、橘红色和紫红色蔬菜。《中国居民膳食指南（2016）》推荐，每天蔬菜摄入量为 300 ~ 500g，其中深色蔬菜占 1/2，美国农业部（USDA）也曾特别建议，每周至少吃 2 次橙色食物，可防止衰老以及增龄性疾病。

深绿色蔬菜如菠菜、油麦菜、生菜、香菜是营养价值最高的品种，富含叶酸、维生素 B_2、镁、钙、β - 胡萝卜素以及多种植物化学物和膳食纤维，营养价值高于浅色蔬菜，是蔬菜中的首选。

红色、橘红色蔬菜如胡萝卜、西红柿、红辣椒、南瓜等富含番茄红素

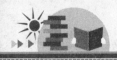

及β-胡萝卜素。番茄红素有助预防前列腺癌和乳腺癌。β-胡萝卜素在人体内转化为维生素A，对视力、骨骼和免疫系统都具有保护作用。橘红色食物还富含抗氧化剂，可减少自由基对人体造成的伤害，可预防糖尿病、恶性肿瘤等疾病。此外，橘色食物所含有的另一物质——玉米黄素，广泛存在于蔬果中，玉米黄素可以预防老年性黄斑病变，而这种疾病是造成老年人失明的首要原因。

紫红色的蔬菜，如红苋菜、紫茄子、紫甘蓝等，其中富含一种特别的物质——花青素。大量研究成果证实，花青素的抗氧化作用甚至优于公认的维生素C与维生素E。据美国学者报道，花青素的抗氧化作用分别为维生素C与维生素E的30～50倍，堪称最佳的自由基清除剂。同时，由于自由基易对组织器官造成伤害，首先是眼球，因此，常吃一些紫色食品，能有效预防夜盲症、黄斑变性等眼部疾病。水果中同样存在着这种营养与色彩的奇妙联系。二战期间，英国皇家空军让飞行员吃蓝莓酱，帮助他们提高夜间视力。所以紫色蔬果绝对堪称"护目佳品"。此外，蓝莓中含有的靛青色色素会防止老年性智力衰退。

6. 富含β-胡萝卜素的食物

许多植物性食物都含有β-胡萝卜素，这些食物呈亮橙色，鲜艳夺目。如胡萝卜、南瓜、芒果、甜瓜和杏都是β-胡萝卜素的丰富来源。另外一些暗绿色的蔬菜，例如菠菜、其他青菜和花椰菜等，它们的颜色来自叶绿素和β-胡萝卜素，橙色和绿色的色素混合在一起，使蔬菜呈现深绿色。建议人们应经常食用深橙色或暗绿色的水果和蔬菜，以补充体内必需的β-胡萝卜素。

7. 含脂溶性维生素的蔬菜不必非用油炒不可

脂溶性维生素不溶于水，易溶于脂类。胡萝卜、西兰花、甘薯中胡萝卜素含量高，而胡萝卜素在肝脏中可转化为脂溶性的维生素A。那么这些蔬菜一定要用油炒，其脂溶性维生素才能发挥功效吗？其实，只溶于脂肪并不是说必须要用油炒。因为维生素的吸收场所是在小肠，与载体食物的加工烹调是否含油并没有关系。只要混合食物中含有脂肪，就能帮助脂溶性维生素吸收。例如，我们在吃水煮胡萝卜的同时吃一个鸡蛋或一些瘦肉，这种混合食物搭配中就含有一定的油脂，脂溶性维生素在食物消化过程中溶解在脂肪里，然后在胆汁作用下，被人体吸收。另外，如果在炒菜中过度放油，一方面会增加热量，另一方面，油温过高还容易造成蔬菜中维生素的破坏。

因此，只要食物搭配得当，合理烹调，无论蒸着吃、炒着吃，食物中的脂溶性维生素都不会浪费。

8. 摄入脂溶性维生素会中毒，而摄入水溶性维生素不会中毒

维生素分为脂溶性和水溶性 2 类。溶解性赋予维生素许多特征，决定了它们的吸收方式和在血液循环中的运输方式、是否在体内贮存以及从体内容易流失的程度等。

水溶性维生素一般可直接吸收进入血液中，自由地进行转移，多数都不能在组织中大量贮存，过量部分会通过尿液排出。因此水溶性维生素直接产生的毒性危险不像脂溶性维生素那样大，当然高剂量情况除外。

脂溶性维生素与脂肪类似，被淋巴组织吸收，依靠各种蛋白质载体在血液中进行运输。脂溶性维生素可以与其他脂肪一起贮存在脂肪组织中。由于可以贮存，其中某些维生素可积累到毒性浓度。

9. 代谢综合征患者孕前和孕期要注意补充足量的叶酸

所有的育龄妇女每天除了食物中的天然叶酸外，再服用 400mg 合成的叶酸，其理由是胎儿神经管畸形与叶酸缺乏有关。据统计，每 1000 个新生儿中就会有一个神经管畸形。神经管畸形的症状轻则脊柱受损，重则智力障碍、大脑严重收缩，甚至很快夭折。

神经管畸形开始出现的时间是在妊娠后的前几天或前几周，而此时大多数孕妇往往毫无察觉。不幸的是，大多数妇女食用水果和蔬菜太少，甚至仅能提供所需叶酸量的一半。因此美国食品药品管理局（FDA）规定，所有的强化谷物食品中都必须加入一种特别便于吸收的人工合成的叶酸，女性在怀孕前和怀孕最初的关键时期对叶酸的摄入量都要增加。如果孕妇都能从这些食物中获取足量的叶酸，那么新生儿神经管畸形的发生率定会

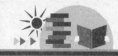
大幅下降（大约有一半神经管畸形因叶酸缺乏造成），其他一些出生缺陷和流产也会明显下降。所以女性代谢综合征患者在孕前和孕期千万不可忽视对叶酸的补充。

10. 富含叶酸的食物

叶酸的名称来自叶子，顾名思义，叶酸在绿叶蔬菜例如菠菜和青菜中的天然含量非常丰富。未经烹调的新鲜水果和蔬菜是叶酸最好的天然来源，而烹调时的加热和在贮存期间发生的氧化会使叶酸损失一半以上。橙汁和豆科植物也含有叶酸，但它们又含有干扰叶酸吸收的因子，所以叶酸来源受到限制。另外牛奶可以促进叶酸的吸收。

11. 维生素 C 对人体的作用

维生素 C 又名抗坏血酸，是维生素大家族的重要成员，它能防治坏血病，促进胶原蛋白合成，使伤口迅速愈合，预防感染，增强免疫力，保护脑细胞。人们发现维生素 C 的存在与航海活动直接有关，16 世纪初，葡萄牙船队 160 名水手有 100 名牙龈出血、口鼻流血身亡，18 世纪英国航海队 2000 名水手有 1000 名死于坏血病。我国明代郑和率船队下西洋，也曾遇到类似问题，由于发现及时，措施得力（补充绿色食物），未造成重大损失。但预防坏血病的维生素制剂直到 20 世纪才被研制出来，命名为"抗坏血酸"。富含维生素 C 的食物为颜色鲜艳的蔬菜和酸味水果。

12. 要多食富含膳食纤维的食物

多食富含膳食纤维的食物，可以降低血脂及餐后血糖，降低冠心病的危险性，可以减少便秘，预防结肠癌。

代谢综合征患者应注意多食用富含纤维素的蔬菜和水果，如芹菜、韭菜、菠萝等。同时每天摄取的全谷类应该达到谷类摄取量的一半。

13. 菜花的特点

一般来讲，蔬果颜色越深，营养价值就越高。而菜花（也叫花菜）却是一个不折不扣的例外。

第一，菜花具有抗癌及保护心血管的作用。当菜花被咀嚼或搅碎时，菜花含有的芥子油苷所分解生成的"异硫氰酸盐"可以去除体内的致癌物，发挥抗癌作用。有研究表明，该物质可以抑制乳腺癌和胰腺癌细胞。同时，芥子油苷还能降低血液胆固醇，从而预防动脉粥样硬化和冠心病、高血压等心血管疾病。此外，菜花中的维生素 C、维生素 K 以及其他物质也具有抗氧化、保护心血管的作用。

第二，菜花富含膳食纤维，可以促进肠蠕动，防止便秘。

第三，菜花含有较多叶酸，孕期女性多食用有助于预防胎儿出生缺陷。

14. 缺碘的人不宜多吃十字花科蔬菜

十字花科蔬菜包括菜花、甘蓝、西兰花、萝卜等，虽然营养价值高，但也不宜多吃，因为食用过多会引起胀气。另外，十字花科蔬菜所含的芥子油苷会干扰碘的吸收，故缺碘者不宜多食。

15. 维生素制剂不能取代蔬菜和水果

几乎没有人不喜欢吃蔬菜和水果，也没有任何替代品能够取代它们。有的人认为维生素片可以替代蔬菜和水果，这是完全错误的。蔬菜和水果是天然食物，是大自然对人类的馈赠，而维生素片是人工合成，蔬菜和水果中不但含有维生素、无机盐，还含有大量的生物活性物质，而正是这些物质和维生素、无机盐的协同作用，才保证了人体的健康。而维生素片所含的只是其中十几种有限的维生素和无机盐，其作用远远比不上天然的蔬菜和水果，只有当身体缺乏维生素时，才可以在正常食用蔬菜和水果的前提下，适当补充维生素制剂。

16. 蔬菜水果不能互换

尽管蔬菜和水果在营养成分和健康功效方面有很多相似之处，但它们属于两种不同的食物，营养特点各异，不能互换。

①水果的含糖量较蔬菜高，大约在 5% ~ 30% 之间，《中国居民膳食指

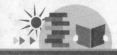

南（2016）》中健康人群每日水果的推荐摄入量200～350g，低于蔬菜的推荐量。而患有糖代谢紊乱性疾病以及肥胖等需要限制单糖的人群，还应适当控制水果的摄入。

②蔬菜的品种多于水果，蔬菜（尤其是深色蔬菜）所含的维生素、矿物质、膳食纤维及植物化合物的含量高于水果。

③水果中碳水化合物、有机酸、芳香物质的含量高于蔬菜，并且水果食用前不用加热，不会因加工烹调造成营养物质的损失。

17. 水果类包括哪些食物

水果类包括所有新鲜的水果、所有罐装的水果和不加糖的纯果汁。干果、果脯和加糖的果汁不属于水果范围。

18. 水果的营养成分

水果是许多营养成分的重要来源，包括钾、膳食纤维、维生素C等。

香蕉、杏、梨、蜜瓜和橙汁等富含钾。完整的水果中都含有丰富的膳食纤维，而果汁中却很少。猕猴桃、草莓、橘子等酸味水果中都含有丰富的维生素C。大部分水果是低脂肪、低钠和低热量食品，不含胆固醇。

19. 食用水果应注意什么

①选择新鲜的水果。

②每天食用200～400g水果。

③每天吃不同种类的水果。

20. 蔬菜水果汁不能代替蔬菜水果

蔬菜水果汁不能代替蔬菜水果，只有吃饭不方便时方可临时饮用。蔬果汁的特点是食量大、口感好、易吸收，但蔬菜做成汁会损失大部分纤维素。而纤维素有降低血脂，吸附体内有毒元素及减肥等很多重要作用，若纤维素摄取量不足，就会使蔬菜的整体效果大打折扣。水果更不宜做成果汁，这样不但会损失纤维素和维生素，而且糖分最为集中，容易升高血糖和血脂。

21. 喝鲜榨果汁的弊端

随着人们健康意识的增强，越来越多的人特意把水果榨成果汁作为日常饮品，他们认为果汁中的营养成分更利于人体吸收。但他们忽略了一点，水果中的维生素 C 在压榨过程中会被氧化，其健康功效在进入人体前就已大幅降低。另外，人们通常将榨汁后的水果残渣扔掉，这就损失了水果最重要的营养成分——膳食纤维。这种缺乏维生素 C 和膳食纤维且含糖量高的饮品对糖尿病、痛风患者来说，具有健康隐患。

22. "水果早吃是金、晚吃是铜"的说法并不科学

有传言说水果早上吃是金，中午吃是银，晚上吃就变成铜了。支持这一观点的人认为，早上吃水果最容易吸收，晚上吃水果不但不利于消化吸收，而且容易发胖。其实，对同一个人来说，不管是早上还是晚上，消化系统对水果的消化吸收率并没有区别。

（1）缺乏可靠依据。

人体的消化吸收能力与年龄、生理状态及疾病等因素有关，例如老年人及伴有消化系统疾病的人群，消化液分泌会减少，消化吸收功能会下降，婴幼儿及孕妇对一些营养素，如钙、铁等吸收能力会增强。目前还没有研究表明，消化吸收能力与进食时间有直接联系。

（2）水果本身属于容易消化的食物。

食物中的维生素、矿物质和水不用通过消化能被人体直接吸收，而最难消化的是蛋白质和脂肪，其次是大分子碳水化合物。水果的营养特点就是低蛋白、低脂、高水分，碳水化合物主要以易吸收的双糖或单糖为主，同时也是维生素、膳食纤维及矿物质的良好来源。此外，水果中富含的有机酸如柠檬酸、苹果酸、酒石酸等，能刺激人体消化腺分泌，增进食欲，有利于食物的消化吸收。

（3）吃水果易发胖与吃的时间没有必然联系。

如果说吃水果会发胖，那真正的原因与吃了大量的含糖量高的水果导致每日总能量摄入增高有关。水果的热量与肉类、主食相比的确很低，但

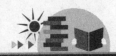

如果过量食用水果并且不减少其他食物的摄入量，那么无论是早上还是晚上，吃水果都有可能导致肥胖。

相反，如果在总能量不变的基础上，用水果代替部分其他食物，那么，无论早上吃还是晚上吃，对健康都是有利的。

（4）建议早餐加水果。

水果的温度是凉的，水果的口味是甜的，早餐要做到热凉搭配，咸甜相间。因为甜味能给人带来快乐，而快乐从早晨开始。很多健康食谱中提倡早餐加一个水果，其实并不是早上水果更容易消化吸收，而是由于大多数人早餐很难吃到蔬菜，营养不够均衡，加一点水果可以部分补充淀粉类食品缺乏的维生素、矿物质及植物化学物，从而提高早餐质量。

由此可见，吃水果的"金银铜"论是没有科学依据的。我们提倡的是合理增加水果的摄入量，水果虽好也不能贪嘴，更不能用水果蔬菜完全替代其他种类的食物，因为每一类食物都有其重要的营养价值。根据《中国居民膳食指南（2016）》的建议，每人每天水果的摄入量为200～350g。

23. 水果代替主餐易导致脂肪肝

随着健康意识的增强，好多人都在寻找快速瘦身的方法。

微博、杂志每天都在大量转发各种各样的"瘦身秘诀"，各类奇法妙招层出不穷，如"哥本哈根减肥法""21d减肥法""水果减肥法""轻断食"等等。其中，"水果减肥法"尤其受女性朋友喜爱。水果的好处不用多说，用香甜的水果代替一日三餐而且还能减肥，想想还是一件蛮"甜蜜"的事情。

可事实上，这种长时间以水果为主的饮食方法，最终的结果不仅仅只是体重的减轻，还会导致脂肪肝。

水果中富含多种维生素、矿物质及膳食纤维，本身是非常健康的低热量食物，另外水果中有很多生物活性物质，如黄酮类、白藜芦醇等，还具有降低血脂的作用。但不能忽视的是，水果中还含有较多的碳水化合物，在5%～30%之间，主要是果糖、葡萄糖和蔗糖。若长期大量食用水果，会导致过多糖分的摄入，身体中多余的糖会在肝脏中转换为脂肪，加剧肝脏负担，从而诱发非酒精性脂肪肝。

由于大多水果中几乎不含蛋白质和脂肪，长期单一水果饮食也会导致严重营养不均衡、能量不足，影响人体的新陈代谢。另外，由于身体处于低蛋白状态，一些负责转运肝脏脂肪的酶类也会匮乏，继而使肝脏内的脂肪难以排出，长时间堆积就会导致脂肪肝。

因此，想要健康减肥，切莫迷信一些极端的减肥方法。平衡的饮食结构，健康的膳食习惯，再加上适度的运动，拥有健美的身材不再是梦！

四 肉蛋奶豆类

（一）综合类

1. 肉类、蛋类、豆类各包括哪些食物

（1）瘦肉类。

包括鱼类及其他海鲜类、贝类，去皮的禽肉及其肝脏，脂肪含量少的畜肉，如牛肉、羊肉、猪肉及其他肉类等。畜肉及禽肉中的脂肪主要是不利于健康的饱和脂肪，所以在选择时尽量选择脂肪少的精瘦肉。肉类根据颜色可分为白色蛋白和红色蛋白。白色蛋白如鸡、鱼、兔肉等，胆固醇含量较低，适合糖尿病、高血压、高血糖患者食用。红色蛋白如猪、牛、羊肉等外观为红色，胆固醇含量高于白色蛋白。动物内脏中含有大量的胆固醇，如每100g猪肝中胆固醇的含量高达3100mg，应适当限用。

（2）蛋类。

包括鸡蛋、鸭蛋、鹅蛋、鹌鹑蛋及各种咸蛋、茶叶蛋等。

（3）豆类。

大豆及其制品。如黄豆、青豆、黑豆、素鸡、豆腐、豆腐干、豆腐皮等。豆类不熟不能食用，因含有皂素，会导致中毒。

2. 代谢综合征患者如何选择蛋白质类食物

富含蛋白质的食物主要包括肉、蛋、奶、豆类，其中肉、蛋、奶类食物富含动物蛋白，大豆类富含植物蛋白。没有肾脏合并症的糖尿病患者，可以选用植物蛋白，当出现肾脏病变时，因植物蛋白的生物效价低于动物

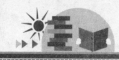
蛋白，所以要限制植物蛋白的量，首选动物蛋白。

3. 怎样才能做到蛋白质不浪费

如果氨基酸不被用来合成蛋白质或其他含氮化合物，那就是一种浪费。这种"浪费"会在以下 4 种情况下发生：

①当机体其他的能量来源不够时。

②当机体蛋白质供过于求时。

③当体内某种氨基酸（比如补品）过量时。

④当食物中的蛋白质质量较低，而必需氨基酸含量又过少时。

为了避免蛋白质的浪费和保证人体所需蛋白质的合成，必须满足 3 个条件：

①饮食提供的蛋白质必须足量。

②供应的必需氨基酸必须适量。

③产能物质糖和脂肪必须足量。

4. 营养不良或者感染会使蛋白质需求量增加

营养不良或者感染会使进食量减少，蛋白质需求增加。营养不良时，消化道黏膜退化导致消化酶分泌减少，影响蛋白质的消化和吸收。只有增加蛋白质的摄入，方可满足人体需求。而感染时，则需用进食更多的蛋白质来提高免疫功能。

5. 什么样的蛋白质才好消化

动物蛋白质中的氨基酸最容易被消化和吸收（90% 以上），豆科植物蛋白质其次（80% 左右），谷类和其他植物的蛋白质则各有不同（60% ~ 90%）。"炖"或"煮"的烹调方法都会使蛋白质更容易消化。为使蛋白质充分利用，必须同时摄入足量的糖、脂肪及各种维生素和矿物质。

6. 代谢综合征患者从饮食方面如何保护肾脏

保护肾脏的首要问题是平稳降压，并降低血糖。发生蛋白尿时，血压应降得更低一些，可以低于 120/75mmHg，应吃一些富含优质蛋白的食物，如肉、蛋及奶，但不能过量，植物蛋白要限食。

7. 坚果的种类及营养素

坚果包括花生、核桃、杏仁、榛子、腰果、南瓜子、西瓜子等。坚果含有丰富的不饱和脂肪酸、高蛋白、膳食纤维、叶酸、维生素 E、镁、磷等。

（二）肉类

1. 畜肉的种类及特点

畜肉是指猪、牛、羊等牲畜的肌肉、内脏及其制品。畜肉大都是红肉，颜色来自肉中的肌红蛋白。红肉可供给优质蛋白质、脂肪、矿物质（尤其是铁元素，是铁的极好来源）和维生素（B_1、B_2、A、D 等）。红肉消化吸收率高，饱腹作用强，可加工烹调制成各种美味佳肴。

2. 食用猪肉的禁忌

①猪肉必须煮熟方可食用，因为猪肉中有时会有寄生虫。

②猪肉最好与豆类食物搭配，因为豆制品中含有大量卵磷脂，能防止硬化斑块的形成。

③刚屠杀的猪肉不宜立即煮食，烹调前勿用热水浸泡。因猪肉中的肌溶蛋白，在 15℃ 以上的水中易溶解，若用热水浸泡，容易损失营养，影响口味。烧煮过程中忌加冷水。

④煎、炸及加硝酸盐腌制的咸肉均不宜多食。

3. 禽肉的种类及特点

禽肉指鸡、鸭、鹅、鹌鹑、鸽等的肌肉、内脏及其制品。禽肉拥有高蛋白、低脂肪和低胆固醇的特性，也是微量元素的良好来源。与畜肉相比，禽肉肉质更为细嫩，味道也更鲜美，且易于消化。

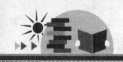

4. 海鲜的种类及特点

海鲜包括鱼、虾、蟹、贝等，含有丰富的蛋白质和各种微量元素（如牡蛎含锌高，贝类及海螺含硒高），与其他肉类相比，对人的健康更加有益。

5. 红肉与白肉

红肉包括猪、牛、羊等四蹄动物的肌肉。其脂肪含量较高，即使瘦肉也是如此。其中猪肉的脂肪含量最高，羊肉次之，牛肉最低。营养学上把肌肉纤维细腻、脂肪含量较低、脂肪中不饱和脂肪酸含量较高的肉类称为白肉，包括禽肉类、海鲜鱼类等。白肉类食物能提供丰富蛋白质，且脂肪含量低，不容易造成"三高"。

6. 代谢综合征"红肉""白肉"都要摄入

在饮食指导时往往会让代谢综合征患者多吃"白肉"（鱼、虾、鸡、鸭等），因白肉中含饱和脂肪酸和胆固醇少。但在临床上发现，有的患者过于限食"红肉"，结果导致贫血。因此建议代谢综合征患者既要适当多吃低脂肪、低能量的"白肉"，也不能忽视"红肉"，因为红肉中富含血红素铁，可以预防贫血。

7. 晚餐不宜多吃肉食

因晚餐多吃肉类食物，会增加胃肠道负担，并使血脂升高。夜间睡眠时血流速度慢，血脂易沉积在血管壁上，形成动脉粥样硬化。而代谢综合征患者本身又易并发心脑血管疾病，所以晚餐不宜多吃肉类食物。

8. 食用肉类及豆类时应注意些什么

①按食谱推荐的量来选择每天的肉类及豆类。

②选择脂肪含量少的精瘦肉，如里脊肉等。

③去掉肉中明显的脂肪。

④吃禽肉时去皮。

⑤选择鱼类及其他海鲜类、贝类。

⑥用豆类代替一部分红肉。

⑦尽量用蒸、煮的方式，不要用太多的油来炒。

⑧蒸或烧烤禽畜肉时不要放油，并在肉上扎眼让脂肪流出。

（三）蛋类

1. 鸡蛋的营养价值

一个鸡蛋重约50g，含蛋白质7g、脂肪6g、产生热能82kcal。鸡蛋蛋白质的氨基酸比例很适合人体生理需要，易为机体吸收，利用率高达98%以上。鸡蛋中钙、磷、铁和维生素A含量很高，B族维生素也很丰富，还含有其他许多种人体必需的维生素和微量元素，味美价廉、营养丰富，确实是一种理想的天然补品。"土鸡蛋"的营养价值和普通鸡蛋没有本质区别，只是胆固醇含量更高一些。

2. 蛋白蛋黄都要吃

有的人只吃蛋白，不吃蛋黄，害怕蛋黄中的胆固醇含量过高，会引起动脉硬化、冠心病等。有的人却只吃蛋黄，不吃蛋白，认为蛋黄最有营养。这两种吃法都是错误的。据测定，蛋黄中蛋白质含量为1.5%，脂肪含量为33.3%。蛋白中蛋白质含量为12.3%，脂肪含量为0.2%。此外，蛋黄中还含有丰富的钙、磷、铁、维生素A、维生素D及B族维生素。因此，蛋白蛋黄都要吃，不可偏废。

3. 食用鸡蛋两不宜

①不宜多吃。虽然鸡蛋营养价值高，但食用要适量。

②不宜生食。生食不仅可能导致微生物的感染，还会因为生鸡蛋含有的抗胰蛋白酶而妨碍营养的吸收。

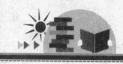

4. 过量食用鸡蛋的危害

鸡蛋营养价值虽高，但也不能供给人体所需的全部营养素，因为它不含碳水化合物和维生素 C。鸡蛋富含蛋白质，但若吃多了就会转化为脂肪，无论这些脂肪是堆积体内还是当做热量被消耗，都是对蛋白质的浪费。另外蛋白质分解代谢产物会增加肝脏的负担，在体内代谢后所产生的大量含氮废物，还要通过肾脏排出体外，又会直接加重肾脏的负担，所以过多吃鸡蛋对肝脏和肾脏都不利。

（四）奶类

1. 哪些是奶类食品

奶类包括奶及以奶为主要原料的食品（如奶酪、酸奶等）。而钙含量少的奶制品不属于此范围，如冰激凌奶酪、冰激凌、黄油等。

2. 奶类含有的营养成分

奶类的营养成分包括蛋白质、钙、维生素 D 等。奶及奶制品是钙的主要食物来源，钙是促进骨和牙齿生长的矿物质。

维生素 D 可把血钙和血磷维持在正常水平，从而促进骨质生长。牛奶是维生素 D 的良好来源，其他来源还有维生素 D 强化酸奶和维生素 D 强化即食早餐麦片。

3. 食用奶及奶制品应注意什么

①每天饮 300mL 奶。

②选择原味的加糖很少的奶，奶饮料不能代替原味奶。

③如果缺钙，可适当增加奶制品的摄入。

4. 含乳饮料不能代替纯牛奶

许多人（尤其是儿童）喜欢喝含乳饮料，岂不知它只是一种含有奶味的饮料，其中更多的是糖和水。含乳饮料所含的蛋白质远远低于各种纯牛奶，相应的钙含量也低。长期单一地饮用含乳饮料，就会影响人们的身体健康，尤其会影响儿童的体格发育和智力发育。所以，不要因为含乳饮料口感好而忽略了纯牛奶的摄入。

5. 牛奶补钙最佳

牛奶中含钙丰富，1mL 牛奶约含 1mg 的钙，成人每天喝 300mL 的牛奶，就能补充日适宜摄入量的 1/3。

并且牛奶中的钙容易被人体吸收，是钙的最佳来源。大量研究表明，饮奶有利于儿童青少年的生长发育，可增加其骨密度，推迟成年后发生骨质疏松的时间。中老年人饮奶可减少其骨质丢失，有利于骨骼健康。

牛奶中蛋白质含量平均 3%，消化率高达 90% 以上，其必需氨基酸比例也符合人体需要，属于优质蛋白。牛奶的脂肪含量约为 3% ~ 4%，并以微脂肪球的形式存在，有利于消化吸收。碳水化合物主要为乳糖，有调节胃酸，促进胃肠蠕动和消化液分泌的作用，并能促进钙、铁、锌等矿物质的吸收，还能助长肠道乳酸杆菌繁殖，抑制腐败菌的生长。

6. 豆浆含钙量远低于牛奶

大豆含钙量虽高，但是豆浆在制作过程中，加入了 10 倍左右的水，这样就大大降低了钙的比例，所以同等容量的豆浆中钙的含量远低于牛奶。

大豆中植酸含量较高，如果过量食用，可能会影响铁和锌等矿物元素的生物利用。大豆中的非必需氨基酸含量相对较高，而非必需氨基酸既不是人体必需，又增加肾脏负担，因此，肾脏有疾患者，要慎用大豆及其制品。

豆浆中蛋白质含量与牛奶相当，且易于消化吸收，其饱和脂肪酸、碳水化合物含量低于牛奶，也不含胆固醇，适合老年人及心血管疾病患者饮用。

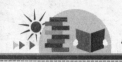

健康食谱（竖排侧栏）

7. 豆浆和牛奶不能相互替代

豆浆和牛奶的营养成分各不相同，因此不能相互替代。豆浆中钙和维生素C含量远低于牛奶，锌、硒、维生素A、维生素 B_2 含量也比牛奶低。不过豆浆中含有丰富的异黄酮、植物固醇等多种植物化学物质。其中的异黄酮对改善女性更年期症状，尤为有效。豆浆、牛奶各有其营养特点，不可互相代替，最好二者每天都饮用，或者交替饮用。

8. 代谢综合征患者可以喝牛奶

有人认为牛奶中饱和脂肪酸及胆固醇含量高，可诱发冠心病及高血压，其实不然。牛奶中脂肪含量为1.6%，多数为饱和脂肪酸，但饱和脂肪酸过量才会有少量转化为胆固醇，并且牛奶中的乳清酸可以抑制肝脏合成胆固醇，所以1d 205～500g的牛奶中所含的饱和脂肪酸不会诱发冠心病及高血压。牛奶为天然的理想食物，营养成分齐全，比例恰当，易消化吸收。牛奶富含优质蛋白质，其消化吸收率高于肉类，其中赖氨酸高，是谷类食物天然互补食品。所以代谢综合征患者可以喝牛奶。

9. 代谢综合征患者怎样补钙

代谢综合征患者，尤其是合并糖尿病患者，存在不同程度的缺钙，常常合并骨质疏松，容易骨折，所以补钙非常重要。自然界食物中，牛奶含钙比较丰富，100g牛奶含100mg钙，并且吸收率高。若患者每天能保证300g牛奶，再加上其他食物所含的钙量，即可满足人体1d所需。有的患者对牛奶不适应，也可选择豆类及其制品，如豆浆、豆腐脑、豆腐、豆腐干、腐竹、素鸡、豆腐皮等。同时，多吃些海带、虾皮、绿色蔬菜等含钙高的食物。

10. 喝牛奶如何防止发生腹泻

长期不喝牛奶的人，消化道内一种消化牛奶的酶——乳糖酶数量不足，活力低下，不能分解乳糖。乳糖在大肠内被细菌发酵分解，产生二氧化碳、乳酸、水，这些气体和酸性物质刺激胃肠道，会出现腹痛、腹胀、腹泻。若开始分多次少量喝，以后逐渐加量，经过一段时间，可诱导产生乳糖酶，其活性也会增加，这样喝牛奶就不会出现消化道症状了。若有的患者还不能适应，可以喝酸奶，因为酸奶中乳糖比牛奶少。

11. 晒太阳可以补充维生素D

维生素D可以促进钙的吸收，晒太阳可以补充维生素D。因为阳光中的紫外线能促进皮肤中的7-脱氢胆固醇生成前维生素D_3，再依靠皮肤温度转为维生素D_3，由淋巴管转运吸收入血，再经肝和肾中羟化酶的作用生成活性维生素D。维生素D又叫"阳光维生素"，可以帮助人体摄取、吸收钙和磷，对婴儿软骨病、佝偻病有预防作用，对成人则有防止骨质疏松及类风湿性关节炎等功效。

据研究，每平方厘米皮肤暴露在阳光下3h，可产生约20国际单位的维生素D。即使将婴儿全身紧裹衣服，只要暴露面部，每天晒太阳1h，也可产生400国际单位维生素D，接近婴儿每天维生素D的全部需要。因此，建议通过晒太阳来促进维生素D的吸收。

虽然晒太阳可以补充维生素D，但是也不要暴晒时间过长，以避免皮肤损伤。日光浴也会带来一些危险，例如皮肤过早起皱纹和增加患皮肤癌的危险。日光防护因子（SPF）在8以上的防晒霜可以减少这些危险性，但同时也会阻止维生素D的合成。不过事实上合成维生素D并不需用太多时间进行日光浴，只要走出门外，甚至穿着较薄的衣服就足够了。深色皮肤中的色素可防止紫外线辐射，但也会减少维生素D的合成。皮肤深色者为了获取体内所需的维生素D则需晒太阳的时间更长，而肤色较浅的人需要的时间就少得多。用于合成维生素D的紫外线无法穿过云层、蒸气弥雾、厚衣服、窗玻璃甚至窗帘。几乎所有的佝偻病患者都是居住在烟雾弥漫的北方城市或是缺少日晒的深色皮肤的人们。那些闭门不出或长期呆在室内或夜间工作的人，几年以后可能会导致维生素D缺乏。总之，长期室内工作的人们要注意走出去，晒太阳，这样可以安全补充维生素D。

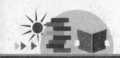

健
康
食
谱

 五　油盐类

（一）油

1. 食用油的种类及特点

食用油包括植物油和动物油。一般而言，植物油的营养价值高于动物油脂，植物油中必需脂肪酸的含量高，且富含维生素 E。

食用油常见种类及特点

	常见种类	特点
植物油	大豆油、玉米油、葵花籽油、小麦胚芽油、榛子油	多不饱和脂肪酸含量高，亚油酸丰富，饱和脂肪酸极少，耐热性差，适合炖煮菜、炒菜，不宜反复煎炸
	花生油、米糠油、芝麻油、低芥酸菜籽油、杏仁油、南瓜籽油	脂肪酸比例较为平衡，单不饱和脂肪酸丰富，耐热性好。芝麻油仅用于凉拌或者做汤
	橄榄油、茶籽油	单不饱和脂肪酸含量丰富，油酸含量高，耐热性较好
	亚麻籽油、紫苏籽油、核桃油、松子油	不饱和脂肪酸含量丰富，含 α 亚麻酸高，宜凉拌、煮菜
	棕榈油	饱和脂肪酸含量高，建议少食用
动物油	猪油、牛油、黄油	饱和脂肪酸含量高，建议少食用
	鱼油	EPA、DHA 含量丰富
氢化植物油（人工食品）	植脂末、人造奶油	反式脂肪酸高，建议少食用

2. 代谢综合征患者每日用油量

中国营养学会 2016 年出版的《食物与健康》提出，用低脂饮食替代高脂饮食，可以使肥胖人群血液中的总胆固醇、低密度脂蛋白胆固醇、甘油三酯水平降低，高密度脂蛋白胆固醇水平升高。膳食中总脂肪供能比例增加可导致血压升高，而降低膳食中脂肪供能比，可使血压下降。因此，代谢综合征患者每日脂肪摄入量应占总能量的 30% 以下，即每日的烹调油摄入量为 25 ~ 30g。

3. 代谢综合征患者应该怎样选择烹调油

每种油所含各类脂肪酸的比例不同，营养价值也各有差异。因此，代谢综合征患者应根据相应的烹调方式选择适合的油，并选择小瓶装，避免大桶油因保存不当，导致氧化酸败。

4. 烹调油的使用量如何计量

3 种计量方法：

①常用的标准瓷勺，1 勺为 10mL。

②5kg 油桶的桶盖一盖油为 10g，2.5kg 油桶的桶盖一盖油为 5g。

③1 个人每天用油按 25g 计算，全家 3 口人，则每月 2.25kg。

5. 用油少的多种烹调方式

一般用油少的烹调方法是蒸、煮、拌、炖、汆等，炒、烧、煎用油量相对多一些，所以每顿饭可以用多种方式烹调，如红椒炒肉丝、凉拌空心菜、紫菜豆腐汤就是很好的搭配。

6. 代谢综合征患者减少脂肪摄入量的小技巧

1g 油可产生 9kcal 能量，1g 碳水化合物和 1g 蛋白质均产生 4kcal 能量。也就是说，等量的油可产生的能量相当于碳水化合物或蛋白质的 2 倍多，所以控制油比控制主食和瘦肉还应严格。现按照不同的烹调方法谈谈其中的小技巧：

（1）炒。

①炒菜时，油太少，菜容易糊，所以要放一些水，以免糊锅，这样既可以保证菜的口感，也可以保证油不过量，比如炒丝瓜、青菜、莴笋等。

②有些吸油的蔬菜可以先焯水后再炒，比直接炒菜用的油少，比如西兰花、花菜、南瓜、茄子等。

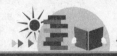

③菜炒好后，把炒菜锅斜放两三 min，让菜里的油流出来，然后再装盘。青椒、豆角、荸荠、莴笋之类的蔬菜吸油较少，非常适合这种方法。

（2）拌。

温拌或凉拌，都最后放油。

（3）煲。

煲汤后去掉上层油脂。

（4）烤。

用烤代替煎炸。用于煎炸的食材，也可以用烤箱烤或用不粘锅烤熟。如超市出售的速冻调味肉块，除油炸外，用烤制的方法同样美味。

（5）滑。

将上浆后的肉类用沸水汆一下，然后再炒或煮，就会减少油脂的吸入。用水滑法做出的菜肴，可降低肉类的脂肪含量，且口味清淡，口感滑嫩。

另外，虾可用白灼烹调。鱼香肉丝可用过水法，通过水的温度将肉烹熟。用过水法制作菜肴的效果不亚于过油的方法，且口感清爽。

（6）蒸。

多采用蒸的方法，用油会更少。如清蒸鱼的味道不逊于红烧鱼。蒸豆角、蒸茄子、蒸南瓜的味道也不错。

♥小贴士

烹饪后撇出或流出的油脂也不是一无是处，因为油脂中可能溶解了胡萝卜素、番茄红素、叶黄素、维生素 K、维生素 A 等多种营养成分，可以利用：

①炒菜的余油用来制作凉拌菜，替代香油或色拉油。

②肉汤上撇出的油制作汤菜和炖菜，不仅味道好，还可以吸收油脂中的脂溶性维生素。

茄汁冬瓜

在炒菜锅里加少许水，洒几滴油（橄榄油、亚麻籽油、花生油、大豆油均可），放入姜末，冬瓜翻炒，七八分熟的时候加入番茄熬成茄汁，炒熟加盐。这道菜清淡美味，充分利用了食物的水分，减少了油的用量。因茄汁可以提味，所以也减少了盐的用量。

7. 限制脂肪摄入的方法

①蛋白质食物选择鱼类及豆类食物。

②少吃动物脂肪和内脏。

③将煮开的肉汤晾凉后放在冰箱里冷却，撇去上层脂肪。

④不吃油炸食物。

⑤烹调方法用焅、拌、蒸、煮、烩、炖、炒等。

8. 高脂肪饮食容易超量的原因

饱腹感，就是在饭后能持续一段时间的满足感。食物中脂肪消化慢，有助于维持饱腹感。研究表明，糖类与蛋白质也有助于调节食欲，但它们维持饱腹感的时间与脂肪不同。进食期间，糖类与蛋白质作用比较快，会发出很强的信号，以阻止进餐者继续进食。但脂肪的摄入并不发出或发出很弱的信号，所以高脂肪食物很容易被过多地摄入。

9. 建议代谢综合征患者食用橄榄油

橄榄油近年来越来越受到青睐。橄榄油原产于地中海周边的希腊、意大利、西班牙等国家。橄榄树是一种高大的常绿乔木，其淡绿色果实含油脂35%，刚采摘下便可立即加工榨油，这样就保持了天然的果香和新鲜的口感。橄榄油有很强的抗氧化能力，反复煎炸也不变质。

最新研究表明，常食用橄榄油还可预防钙质流失，防止骨质疏松，预防消化系统疾病、胆结石、心脏病、高血压，减少癌症发病率，减少胃酸，降低血糖等。因此代谢综合征患者若经济条件许可，可尽量食用橄榄油。

10. 橄榄油被公认为"最具魅力的保健食用油"

（1）是营养素保存最为完整的油脂。

橄榄油含单不饱和脂肪酸（主要是油酸）达80%以上，比其他任何植物油含量都高，还含有对心血管健康有益的角鲨烯、谷固醇及丰富的维生素A、维生素D、维生素E、维生素K和胡萝卜素等脂溶性维生素及抗氧化

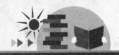

物，还可为人体提供多种常量元素、微量元素。同时，由于橄榄树高大健壮，抗病虫害能力强，无需喷施农药，橄榄油在生产过程中不经任何化学处理，在国际上被公认为食用油中的"绿色食品"。其固有的营养物质得以完好保存，使其营养价值始终保持高水平。

100g 橄榄油所含的营养成分如下：脂肪 100g，糖类 0.1g，钙 18mg，铁 2.2g，磷 23mg，铜 0.06mg，镁 4mg，锌 0.11mg，硒 0.12mg，维生素 A 30mg，维生素 B_1 0.06mg，维生素 B_2 0.05mg，维生素 B_6 0.4mg，维生素 D 140mg，维生素 E 88mg，维生素 K 42mg。

（2）促进消化吸收。

采用橄榄油烹调食物，无论是凉拌或热炒，均可为食物添加固有的、略带橄榄味的芳香。利用其清香风味可制备各式各样的食物，或甜或辣，或淡或浓。适量进食橄榄油可以激发食欲，促进消化。有研究发现，进食橄榄油可减少胃酸分泌，减少十二指肠溃疡等病发生，并可刺激胆汁分泌，激化胰酶的活力，使油脂降解，减少胆囊炎和胆结石发生的风险。同时，橄榄油在人体的消化率高达 94%，居各种油类之首。

（3）是高效的抗癌和抗氧化剂。

以橄榄油为主要食用油的希腊和意大利等国，心血管系统疾病和癌症发病率较低。橄榄油与其他植物食用油相比，含有丰富的不饱和脂肪酸，易被人体消化吸收，又不易氧化沉积在人体血管壁、心脏冠状动脉等部位。美国研究发现，成人每日进食 25mL 原生橄榄油，1 周后即可降低血胆固醇水平。橄榄油中还含有一些重要的抗氧化物质，如角鲨烯、黄酮类物质和多酚化合物等。研究表明，多酚对抵御心脏病和恶性肿瘤有一定益处。它还能与鲨烯等物质聚合，延缓甚至阻断结肠癌和皮肤癌细胞的生长，并具备降低血液黏稠度、预防血栓形成和降低血压的功效。

（4）是很好的天然化妆品。

橄榄油是很好的天然化妆品，可以直接当做美容护肤品使用。无论是外用或食用，都能减少皮肤皱褶，使皮肤保持细腻、弹性和光泽。研究发现，橄榄油还能促进上皮组织的生长，可用于烧伤、烫伤、创伤后创面的保护，少留或不留疤痕。用橄榄油涂抹皮肤，还可以抗击紫外线辐射。

11. 食用饱和脂肪酸对代谢综合征患者的危害

"饱和"就是一条链上的碳原子带着它所能带的最大数量的氢原子。当一个碳原子与它的碳邻居通过单键联结时,才形成饱和,即不含双键的脂肪酸称为饱和脂肪酸。饱和脂肪为直链,它们在肉类、动物脂肪、奶酪制品、多种蔬菜油(棕榈油、椰子油、可可油)中大量存在。室温下,饱和脂肪酸呈固态,熏猪肉或汉堡的汁液凝固在锅里,就是饱和脂肪酸。饱和脂肪酸摄入量过高是导致血胆固醇、甘油三酯、低密度脂蛋白胆固醇升高的主要原因,继发引起动脉管腔狭窄,形成动脉粥样硬化,增加患冠心病的风险。中国营养学会推荐,每日饱和脂肪酸的摄入量低于总能量的10%。动物油的油脂、奶油黄油与一般植物油相比,有不可替代的特殊香味,可以增进人们的食欲,但要注意少量食用,更应注意尽量少吃加工的零食和油炸香脆的食品,因这类食物含饱和脂肪酸较高。

12. 单不饱和脂肪酸对代谢综合征患者的益处

单不饱和脂肪酸指含有1个双键的脂肪酸,通常指的是油酸。在脂肪酸结构中碳骨架的一点上,2个碳原子通过双键连接起来,这个看起来很小的改变,却导致了一些关键的变化。它使得碳链上可以联接的氢原子减少了2个,分子外形从一个长链变成一个弯曲的棍状,使这种脂肪在室温下呈液态。单不饱和脂肪酸基本上存在于油类中。橄榄油、茶籽油、花生油里,单不饱和脂肪酸的含量都很高,许多坚果也是单不饱和脂肪酸的来源。

单不饱和脂肪酸可以降低血胆固醇、甘油三酯和低密度脂蛋白,同时单不饱和脂肪酸不具有多不饱和脂肪酸潜在的不良作用,如促进机体脂质过氧化、促进化学致癌作用和抑制机体免疫功能。所以代谢综合征患者膳食应增加单不饱和脂肪酸的比例,推荐每日摄入量占总能量的10%。

13. 多不饱和脂肪酸对代谢综合征患者的作用

多不饱和脂肪酸指含有2个或2个以上双键,且碳链长度为18~22个碳原子的直链脂肪酸。在碳原子相同的情况下,多不饱和脂肪酸比单不饱

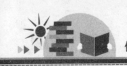
和脂肪酸所带的氢原子数少，看起来像一个双曲的条状物。多不饱和脂肪酸分为 ω-3 和 ω-6，其数字表示从碳链头部的双键到尾部的距离。ω-3 主要包括 EPA 和 DHA，该类脂肪酸主要存在于海鱼特别是深海鱼油里，也能在人体内由 α-亚麻酸转化而成。ω-6 主要包括亚油酸。α-亚麻酸和亚油酸属于必需脂肪酸。

每一种类型脂肪酸都具有不同的作用。人体内不能制造多不饱和脂肪，因此，需要从植物油（如玉米油或大豆油）、种子、全谷类、鱼（象鲑鱼、金枪鱼）中获取。

多不饱和脂肪酸对生长发育有重要作用，对脑、视网膜、皮肤和肾功能的健全也起到重要作用。但不可忽视的是，多不饱和脂肪酸易产生自由基和活性氧等物质，对细胞和组织可造成一定的损伤，所以代谢综合征患者摄入植物油也不能过量。

14. 反式脂肪酸对代谢综合征患者的危害

天然食物中的油脂，主要为顺式脂肪酸。一个世纪以前，食品化学家发现，通过加热、加氢或加入磨碎的镍金属，能使多不饱和蔬菜油固化，其脂肪酸的结构也从顺式变成反式。

为什么人们要费尽心思研究反式脂肪酸呢？因为它比液态蔬菜油便于运输和储存，不容易腐败变质。但反式脂肪酸与饱和脂肪酸的化学结构类似，对人体的作用也类似，甚至对人体危害更大。研究表明，反式脂肪酸可以使血清低密度胆固醇升高，同时使高密度脂蛋白下降，从而增加心血管疾病的风险。人造奶油、起酥油、植脂末、氢化植物油、西式奶油蛋糕、洋快餐的油炸食品及带包装的烤制食品等都含有一定量的反式脂肪酸，注意限量食用。而代谢综合征患者，更要远离含有反式脂肪酸的食物。

15. 怎样选择食用油才能使脂肪的比例合理

饱和脂肪酸、单不饱和脂肪酸与多不饱和脂肪酸的合理比例为 1:1:1，在日常生活中，饱和脂肪酸可由四足动物（猪、牛、羊）肉或内脏获得，多不饱和脂肪酸可由普通的植物油获得，唯独单不饱和脂肪酸往往缺乏，所以我们要注意摄入一些橄榄油、茶籽油等富含单不饱和脂肪酸的食物。

（二）盐

1. 代谢综合征患者要少吃盐

①吃盐过多可升高血压。

②盐的成分是氯化钠，而钠离子可提高淀粉酶的活性，加快淀粉消化，升高血糖。

吃盐过多可导致胃炎，甚至胃癌。胃黏膜在过量盐的直接刺激下，便会发生胃炎，从急性到慢性，从轻到重，天长日久，最终甚至会发生胃癌。在盐消费量高的地区，胃癌发病率比较高，就是这个原因。

③盐能促进食欲，增加饮食量，不利于控制饮食。

所以应限制食盐的摄入量，1d 小于 6g 为宜。

2. 美女生在山上，不生在海边

法国有句谚语：美女生在山上，不生在海边。这句话的意思是，山区居民吃盐少，皮肤弹性好。海边居民吃盐多，肤质差。

盐为百味之王，是人们日常生活中不可缺少的。食盐进入人体后会以钠离子和氯离子的形式存在于人体血液和体液中，它们在保持人体渗透压、酸碱平衡和水分平衡方面起着非常重要的作用。同时盐是咸味的载体，是调味品中用得最多的，不仅可增加菜肴的滋味，还能促进胃液的分泌，增进食欲。

3. 怎样才能做到少吃盐

①限制烹调时的用盐量。

②用醋、胡椒等代替盐、酱油、味精、腐乳、豆豉等。

③在饭店用餐时，不要另外加盐和酱油。

④少吃用盐腌制的肉、蛋、菜，如腊肉、腊肠、熏肉、香肠、火腿、牛肉干、咸鱼、咸鸡、咸蛋、松花蛋、雪里红咸菜、大头菜等。

⑤少吃罐头食品，如罐头肉、鱼，酱菜等。

⑥味精（谷氨酸钠）、小苏打（碳酸氢钠）和发酵粉均是膳食中钠的来

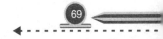

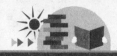

源，应适量应用。

4. 盐为什么被公认为"秘密杀手"

高盐饮食能够增加高血压、脑卒中、胃癌、骨质疏松及哮喘的发病风险。因此，盐已被世界公认为"秘密杀手"。在工业发达的西方国家，被盐送进坟墓的生命比被有害化学物质致死的受害者还要多。西方国家的居民，已逐步养成吃生菜和水煮蔬菜、在餐桌上放盐瓶用餐时自己撒少许盐的饮食习惯。中国北方，特别是东北地区，由于气候寒冷，蔬菜、水果较少，常食用腌制蔬菜，每人每天平均吃盐 12 ~ 18g，而南方普遍吃盐少，所以东北地区男性高血压发生率比南方要高出 1 倍左右。

我国许多人平时在烧菜或烧汤时都有放味精的习惯，而 5g 味精含钠量相当于 1g 盐。许多蔬菜如空心菜、豆芽、芹菜、虾类、紫菜里都含有一定的钠盐，烹饪这类蔬菜时可适当少放盐。

《中国膳食居民指南（2016）》提出，成人每天食用盐不超过 6g。世界卫生组织主张糖尿病非高血压患者每日用盐量不超过 5g，高血压患者不超过 3g，糖尿病合并高血压患者不超过 2g。一个普通啤酒瓶盖平装满一盖，相当于 6g 食盐；一袋 500g 的食盐，一家 3 口用 1 个月，控盐才算及格。

5. 烹调时用盐量不能单凭经验判断

一个人的口味形成有很多因素，包括基因和环境因素。而环境因素是一个主要因素。母亲对食物的喜好往往决定孩子的口味。酸咸苦辣各有偏好，口味轻重各不相同。所以做菜的时候，千万不能凭经验判断咸淡，不妨准备个限盐勺，切实控制用盐量。

6. 口味是可以逐渐培养的

口味是可以慢慢培养的。如果现在用盐量较多，可以按照平时习惯有意识少放一点盐，逐步过渡，等习惯目前的口味后再开始减一点，照这样逐渐减到目标值为止。

7. 哪些食物含有隐形盐

隐形盐，就是不知不觉从别的食物（甚至可能是想不到的食物）中摄入的那部分盐。下面这些食物都含有不少盐，往往会被忽略：

①调料中的味精、酱油、番茄酱、蚝油、甜面酱，甚至醋都是"含盐大户"。

②油条、面包、甜品、奶酪、冰淇淋、糕点、蜜饯、饮料、挂面等。

③鸡翅、比萨饼、薯条、方便面、饼干等。

④香肠、熏肉、鸡腿、午餐肉、腊肉、咸鱼、虾皮、虾米、鱼片干、火腿、肉干、咸菜、咸蛋等。

8. 减少用盐量的技巧

①菜烧熟后再放盐。炒菜、做汤时先别放盐，建议等到菜和汤做熟了，快上餐桌的时候再撒点盐。

②食材新鲜，食物原味。有些菜少放盐味道更美。就像蘑菇汤，越清淡越能衬出蘑菇的鲜香。新鲜蔬菜也如此，尽量少油盐，以还原蔬菜的本味。

③买食品时多看看营养价值表和配料表，尽量选择低盐低钠产品。有很多食品只列出钠的含量，1g钠相当于2.5g盐，可以换算。

④在外就餐时，可要求少加盐。

⑤饮汤有度。再好的食材熬成汤如不加盐，也会索然无味，只有加了盐，才会使汤的鲜味儿提出来，所以饮汤要有度。

⑥饮食有节。适量摄入食物，不仅可以保证热量不超，而且盐的摄入也不过量。很多食物都含有盐或者隐形盐，如果饮食超量，不知不觉盐的摄入量也会超标。

9. 正确使用低钠盐

市场上100g普通盐中含氯化钠99g，而100g低钠盐含氯化钠仅60～80g。1kg普通盐和低钠盐含碘均为20～50mg。值得一提的是，100g低钠盐

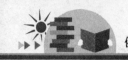
含氯化钾 14～34g，含镁 0.35～0.65g。

以上数据说明，低钠盐和普通盐的差别是，低钠盐不但含钠低，而且含有钾和镁（这两种元素有降压作用），所以食用低钠盐会降低血压。

普通加碘盐 6g 相当于低钠盐 8.5g。建议没有高血压的糖尿病患者，1d 低钠盐最大可放至 8.5g，这符合北方人口味重的生活习惯。而有高血压的患者，1d 低钠盐最大为 6g，这样才能达到高血压要求小于 6g 普通盐的要求。

10. 放盐的瓶盖要拧紧

由于我们现在吃的都是含碘盐，而碘又容易挥发，所以装盐的瓶盖要拧紧。

11. 限盐不会影响碘的正常摄入

市场上的碘盐和低钠盐含碘一样，1kg 盐含碘 20～50mg，平均 1kg 盐含碘 35mg，那么 6g 盐就含碘 0.21mg，即 210μg，我们正常人一日需碘量仅为 150μg。

12. 代谢综合征患者不可以多吃味精

盐的含钠量是味精含钠量的 5 倍，也就是说 5g 味精相当于 1g 盐，《中国居民膳食指南》要求每人每天 6g 盐，同样味精也应限制，若多吃 5g 味精，就要减少 1g 盐。

第三节　运　动

1. 运动对代谢综合征患者的作用

生命在于运动。运动对代谢综合征患者有以下作用：

①降低体重。

健康食谱

②升高血液中的高密度脂蛋白（HDL）水平。

③增强心血管的弹性，降低血压。

④增强胰岛素的敏感性，降低餐后血糖水平。

⑤强壮动脉肌肉，提高心脏泵血效率，改善心肌的血液循环，减少心脏病发作。

2. 选择适合自己的运动装备

①运动服应该选择轻薄、柔暖、快洗快干、方便清洗的面料。

②运动裤应以舒适、透气的面料为主。夏衣的面料，应多以速干尼龙和涤纶为主。

③跑鞋要具备减震性、稳定性及运动控制性。普通的跑步，跑步为主的运动鞋即可。特殊的运动，就选择相应的运动鞋。

④如去健身房，建议选择合身、贴身、舒适的衣物、发带和护膝。因健身房的器械比较多，如果穿宽松的衣物很容易被钩挂，发生危险。

3. 有氧运动

有氧运动指运动时体内代谢以有氧代谢为主的耐力性运动。即在运动中人体吸入的氧气量基本上能满足体内氧气消耗。有氧运动可提高机体的摄氧量，增进心肺功能，是达到健康效应的最佳方式。

有氧运动的标志为运动后略感疲惫、微微出汗、心跳加快（心率＝170－年龄）、心情舒畅、能说出完整的话。快走、慢跑等活动均属于有氧运动。达到有氧运动的条件有三：

①全身性运动：指全身肌肉大都参与，尤其是腿部有明显运动。

②耗氧量相当多。

③时间要够长：正常情况每次运动时间 30~60min，至少隔天运动 1 次。

4. 代谢综合征患者要进行有氧运动

有氧运动可增强心肺功能，更快地燃烧体内贮存的能量，从而大量消耗热量，并可提高锻炼后一段时间内机体的代谢率，一方面起到降低血糖

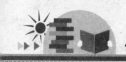

的作用，另一方面使机体不致因缺氧而受到损害，故代谢综合征患者要进行有氧运动。

对代谢综合征来说，慢跑、步行是一种安全、简便、最易持久进行的运动项目，身体状况较好的人，还可以选择游泳、跳舞、太极拳、骑自行车等。而静力训练、举重或健身器械、短跑等运动称之为无氧运动。尽管它们能够增强人的肌肉及爆发力，但由于它们不能有效地刺激心、肺功能，其健身效果不如有氧运动。

5. 判断运动量大小的标准

一般以一个月为一评判阶段，可按如下几项标准评判：

（1）运动量适宜。

①运动后有微汗，轻松愉快，食欲睡眠良好，虽稍感疲乏、肌肉酸痛，但休息后可消失。

②次日精力充沛，有运动欲望。

③体重减轻、脂肪减少、肌肉量增加。

④同等运动强度负荷时心率比以前减慢，提示心功能有改善。

（2）运动量过大。

运动后大汗、头晕眼花、胸闷、气短、非常疲倦，脉搏在运动后 15min 尚未恢复，次日周身疲乏，无运动欲望。

（3）运动量不足。

运动后身体无发热感，无汗，心率无变化或在 2min 内恢复运动前水平。

6. 运动时间和频率怎样掌握

（1）运动时间的选择。

①早晨：宜选择阳光初照时，因此时空气最清新。

②餐前：肥胖者可在餐前进行运动。

③餐后 1h：最好是三餐后均锻炼，尤其是晚餐后。

（2）运动的持续时间。

每次运动持续时间不少于 20～30min，一般 30～60min，包括运动前热身活动和运动后恢复活动。

（3）运动次数。

为了真正达到运动目的，最好能坚持每天运动，如有困难，至少每周3~5次。肥胖者，至少每周5次，且每次运动时间不应少于30min。非肥胖者，每周也应运动3次以上。

7. 如何循序渐进地增加运动量

运动量包括运动持续时间和运动强度，运动量的增加要循序渐进。

可先增加运动持续时间，让机体有一个适应过程，再增加运动强度，逐步达到目标强度。具体做法可分3步：

（1）运动前的热身运动。

以活动关节、舒展肌肉为目的，做5~10min低强度有氧热身运动（如体操等），这样可使肌肉活动起来，避免运动时肌肉拉伤及骨骼损伤。如跑步或快走前先伸伸腰、踢踢腿，然后慢走10min，再逐渐加快步伐，直到心率达到要求。

（2）运动过程。

一般保持20~30min，刚开始实行运动计划时，可以先持续运动5~10min，然后逐渐增加运动时间。在一两个月内将运动时间延长到20~30min，如可耐受，再继续增加运动强度。

（3）运动结束的恢复运动。

做5~10min的放松运动，如步行等，不要突然停止运动，以减少运动后低血压及骨骼系统的并发症。如慢跑20min后，再改为快走、慢走，逐渐放慢步伐，然后伸伸腰，压压腿，再坐下休息。

在每天运动中，增加运动量的方法也有许多种，最关键的是要和自己的懒惰做斗争。可试行如下方法：

①每天提前30min起床进行锻炼，最好参加晨练队。

②坚持骑自行车上下班。

③工间休息时做一些简单的运动，如打乒乓球、踢毽子、做操等。

8. 早上起床前应先做9个保健动作

早晨苏醒后先闭目养神，然后在床上慢慢做10min保健运动，这对预防

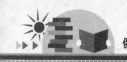

心脑血管疾病和增强各器官功能都有益处。

（1）手指梳头 1min。

用双手手指由前额至后脑勺，依次梳理，增强头部的血液循环，增加脑部血流量，可防脑部血管疾病，使头发保持黑亮。

（2）轻揉耳轮 1min。

用双手指轻揉左右耳轮 10～15 次，并用手指捏住耳垂轻拉至发热。因耳朵布满全身的穴位，这样做可使经络疏通，防治耳鸣、目眩、健忘等。

（3）转动眼睛 1min。

眼球顺时针和逆时针转动各 10～15 次，能锻炼眼肌，提神醒目。

（4）叩齿卷舌 1min。

可使牙根和牙龈活血并健齿，使舌活动自如，增加其灵敏度。

（5）伸屈四肢 1min。

通过伸屈运动，使血液迅速回流到全身，供给心脑系统足够的氧和血，可防急慢性心、脑血管疾病，增强四肢大小关节的灵活性。

（6）轻摩肚脐 1min。

用双手掌心交替轻摩肚脐，因肚脐上下有神厥、关元、气海、丹田、中脘等穴位，轻揉能补阴壮阳，并预防中风，还有提神补气之功效。

（7）收腹提肛 1min。

反复收缩，使肛门上提，可增强肛门括约肌收缩力，促进血液循环，防治痔疮。

（8）蹬摩脚心 1min。

仰卧以双足根交替蹬摩脚心，使脚心感到温热，可促进全身血液循环，有活经络、健脾胃、安心神等功效。

（9）左右翻身 1min。

在床上轻轻翻身，活动脊柱大关节和腰部肌肉。

9. 晨练的优点

①能促使神经细胞由抑制转入兴奋，成为 1d 开始的良好过渡。

②能使大脑得到充足的氧气，改善大脑工作状态。

③改善人的情绪。

④增强心肺机能，提高机体免疫能力，延缓衰老。

10. 怎样晨练才算科学

（1）晨练要看天气。

气温过低不宜晨练，雨雾天不宜晨练，阴天不宜在林中晨练。天气预报中有一部分关于晨练指数的预报，用来指导人们进行晨练活动。晨练指数主要是综合一些基本的气象要求，例如根据风向、风速、温度、湿度和大气污染情况的不同而综合，共分为 5 个级别。其中第 1 级别表示各种气象条件均好，是"最为适宜进行晨练"的情况。第 2 级别相对于 1 级会有一些气象变化，像风力稍微大一些，或者是温度、湿度有一些增加，但是整体上不会引起明显的变化，这种是"适宜晨练"活动情况。以此类推，第 5 级别就是指气象条件不好，不适宜进行晨练活动。

（2）太阳出来后再晨练。

经过一夜的时间，污染物在空气中的堆积比较多，呼吸了这些污浊的空气对人体会产生有害的影响。太阳出来之后，这些污染物在空气中进行一定的稀释分解，空气质量就会相对好一些，在这样的情况下进行晨练活动，就比较适合人体的新陈代谢。

（3）晨练前先吃些食物。

老年人在晨练之前，应该先要适当吃一些食物，尤其是有慢性病的老人。由于营养物质经过一夜的消化吸收，身体正处于低代谢阶段，如果不在运动前得到一些补充，那么很容易会引起心脑血管疾病。但是也不要吃得过饱，防止运动的时候身体各部位供血不足。有心脑血管疾病和高血压的病人，在晨练之前先服用一些降血压的药物。

（4）室内锻炼空气要流畅。

中老年人如果是在室内锻炼的话，可以进行一些简单的运动，例如深蹲、弓步走等项目，在身体允许的情况下，也可以做仰卧起坐或者哑铃操等活动，但是一定要注意运动量不宜过大。在室内进行锻炼的时候一定要注意空气的通畅，不要在密闭的环境中进行锻炼。另外，在锻炼的时候可以播放一些舒缓的音乐，调节一下心情和气氛。

（5）室外运动 30min 最适宜。

老年人晨练的时间应该控制在 30min 左右为最佳。中老年人在锻炼时应该多注意进行一些内在肌肉协调和柔韧性的运动，像慢走和太极拳等活动，

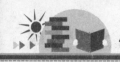

这些运动会保持肌肉、器官的稳定性。最好在运动之前进行一些准备性活动，如伸展、弯腰和下蹲等使肌肉伸拉的热身活动，避免突然的爆发力而引起肌肉拉伤、骨折等情况出现，同时也使得心肺循环不会遭受太剧烈的影响。

（6）并不需要天天锻炼。

如果感到身体不适的时候，例如有感冒、发烧等症状，或者一些疾病正处于急性期或者发病期，就应该避免进行晨练，前1d睡眠状况不好的人，也不适合进行晨练。

一些心率不齐、心慌心乱、肾功能不好、贫血和肝脏有问题的老年人都要注意最好不要进行晨练，或者进行一些小运动量的活动。1周中用4～5天的时间进行锻炼最为科学，然后休息一两天，使身体得到恢复。

（7）携带急救药品。

有疾病的老年人在锻炼的时候身边应该有人陪护，而且陪护人员最好掌握一些相关的急救知识，最好随时携带一些"速效救心丸"之类的药品，这样在突然发病的情况下便于呼叫和采取一些心肺复苏的急救措施。

11. 避免饭后立即运动

饭后立即运动对身体会产生下列影响：

（1）刺激肠胃。

饭后随即运动，会给肠胃带来机械性刺激，使肠胃内容物左右、上下晃动，引发呕吐、胃痉挛等症状。

（2）血流分配紊乱。

饭后消化器官需要大量血液消化吸收，全身肌肉运动，也需大量血液参与，就会夺取消化器官的血液量，导致消化吸收功能紊乱，危害机体。

（3）影响运动效果。

人体进食后副交感神经易受到抑制，此时若要锻炼，运动效果会大打折扣。

（4）限制脂肪分解。

饭后胰岛素分泌上升，会抑制脂肪的分解，能量的来源就受到限制，因此减肥运动也不宜在这个时段进行。

12. 散步的正确姿势

因散步最简单、最安全、最可行、最易坚持，行之有效，适合于各种类型的代谢综合征人，尤其饭后散步对代谢综合征患者更为有益，可起到健脾胃、助消化、稳定情绪、消除疲劳的作用，故人们常说"饭后百步走，活到九十九"。

代谢综合征患者散步的正确姿势和动作要领为：

①头部摆正且稍抬高，颈部放松，两眼注视前方，神情自然。

②双肩向下向后放松，腹肌微缩，挺直胸膛，不要驼背。

③放松手臂，配合腿部动作前后自然摆动。

④步履轻盈、步幅自然、呼吸自如。

13. 注意选择户外锻炼场所

①选择空气新鲜、开阔平坦的地方：如公园、校园、湖边、河边、运动场等。

②不应选择污染严重、环境嘈杂的地方：如工厂生产区、靠近烟囱、煤炉等有害气体含量较高、粉尘烟雾较多处。也不宜选择马路边、十字路口或交通要道，因空气中含有大量微小尘粒，也不安全。

③锻炼时应避开高压线、变电所、广播电视发射塔等电磁波干扰严重的地方，以防电磁波对神经、内分泌及心血管系统的影响。

14. 天气原因不能室外运动时在室内怎么锻炼

代谢综合征患者在规律的室外运动过程中，会碰到刮风下雨、寒风凛冽等情况，此时运动场所可转移到房间里，练习原地跑、做广播操或打太极拳等。如空间小，可手扶墙壁做抬腿跑，俯卧地上或床上做两臂撑，还可放音乐，伴随节奏一起运动，或以书当哑铃做运动，或做原地跳绳动作等。

15. 家务劳动不能代替运动

家务劳动虽然繁琐、劳累，但它是身体局部的特定运动，实际消耗的热量很少，不能完全代替运动。因此除了做家务外，还应选择一种运动，每天坚持锻炼。

16. 运动时应注意的问题

①定时定量。每天运动时间最好相对固定，以饭后 1h 为佳。每次运动时间切忌忽长忽短，运动强度也应相对固定，切忌忽大忽小。

②量力而行。据自己病情定出方案后可先试行 1 周，如无不适感，即可按该计划施行。

③随身应携带急救卡（尤其是糖尿病患者）。卡片应置于身上易被发现的地方，如挂上衣口袋里或挂在脖子上。

④要尽兴而动。运动时不带任何心理包袱，选择一种感兴趣的运动，一进入运动就把其他烦恼事置之度外，使情绪充分放松。

⑤准备好食品和水。随身携带一些食品，如饼干、糖果、巧克力等，以防低血糖。带充足的饮水，以及时补充丢失的体液。

⑥锻炼时最好结伴或由家人陪伴。

⑦尽量避免在恶劣天气运动，如酷暑、炎热的阳光下、严冬凛冽的寒风中。

⑧运动时要注意安全。冬季应注意保暖，防止受凉。夏季应注意防暑。

⑨运动前要热身，运动后要放松。要循序渐进，持之以恒。

⑩如出现不适，如腰痛、胸痛、胸闷、头昏、呼吸困难等，应立即停止运动，原地休息，或尽快就医。

⑪合并冠心病、高血压等疾病的患者要随身携带急救保健盒，以防万一。

⑫注意保护双脚，以免受伤。另外着装宜宽松。

⑬随身带钱，若感觉不适，可电话联系或乘车去医院。

⑭不应少于 30min。非肥胖者，每周也应运动 3 次以上。

17. 中老年人慢跑要注意什么

（1）跑前检查身体。

参加慢跑的老年人要先检查身体，看看自己是否适合跑步。医生认可后，则可积极参加，并长期坚持下去。

（2）距离要逐渐延长。

体弱的老年人要先进行短距离慢跑，从 50m 开始，逐渐增至 100m、200m，以至更长距离。体力稍好的可跑的长些，从 300m 或 500m 开始，然后根据体力逐渐增加，直到 3000m ~ 5000m。

（3）速度要适当。

速度一般为 30 ~ 40s 跑 100m（运动量与快走相似）。心肺功能稍差的，可练习走和跑交替运动，一般是慢跑 30s，步行 60s。这样反复进行 30min。

（4）方法要得当。

跑的步子宜小，不要足跟先着地。尽量要有弹性和轻松些。鞋内要有海绵垫。跑前应活动膝、踝关节，跑后注意勿受凉，避免在穿堂风处休息。

（5）地点要安全。

最好是操场、公园等安全场地，不要在马路上练跑。

（6）心率要合适。

可用 "170 – 年龄 ＝最高心率" 的公式来掌握，跑完后测出的脉搏应低于最高心率。一般 60 岁的人跑完后合适的心率为 110 次/min 左右。

（7）呼吸要均匀、顺畅、深长但不憋气。

呼吸要与跑的步子节奏协调，若出现上气不接下气，说明跑速过快身体不适应，应减速调整呼吸。

（8）锻炼后感觉良好。

吃得香，睡得好。若感到疲乏无力，心绪不快，食欲不振，睡得不好，应减小运动量。

（9）跑步中注意事项。

若出现胸闷、胸痛、心悸、头昏眼花等不适感时，应立即停止跑步，就地休息，以防意外，必要时，可去医院就诊。

18. 剧烈运动后注意什么

（1）不要立即休息。

剧烈运动时人的心跳加快，肌肉、毛细血管扩张，血液流动加快，同

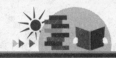
健
康
食
谱

时肌肉有节律性地收缩会挤压小静脉，促使血液很快地流回心脏。此时如立即休息，肌肉的节律性收缩也会停止，原先流进肌肉的大量血液就不能通过肌肉收缩流回心脏，造成血压降低，出现脑部暂时性缺血，引发心慌、气短、头晕眼花、面色苍白，甚至休克昏倒等症状。所以，剧烈运动后要继续做一些小运动量的动作，呼吸和心跳基本正常后再停下来休息。

（2）不要大量吃糖。

运动后过多吃甜食会使体内的维生素 B_1 大量被消耗，人就会感到倦怠、食欲不振等，影响体力的恢复。因此，剧烈运动后最好多吃一些含维生素 B_1 的食品，如蔬菜、肝、蛋等。

（3）不要暴饮。

剧烈运动后口渴时，有的人就暴饮开水或其他饮料，这会加重胃肠负担，使胃液受到稀释，既降低胃液的杀菌作用，又妨碍对食物的消化。而喝水速度太快也会使血容量增加过快，突然加重心脏的负担，引起体内钾、钠等电解质发生一时性紊乱，甚至出现心力衰竭、腹胀等，故运动后不可过量过快饮水，更不可饮喝冷饮，否则会影响体温的散发，引起感冒或腹痛。

（4）不要马上洗浴。

剧烈运动后人体为保持体温的恒定，皮肤表面血管扩张，汗孔开大，排汗增多，以方便散热，此时如洗浴冷水浴会因突然刺激血管立即收缩，血液循环阻力加大，心肺负担加大，同时机体抵抗力降低，人就容易生病，而如洗热水澡则会继续增加皮肤内的血液流量，血液过多地流进肌肉和皮肤中，导致心脏和大脑供血不足，轻者头昏眼花，重者虚脱休克。因此，剧烈运动后要休息片刻再洗浴。

（5）不要吸烟。

人体因运动后新陈代谢加快，体内各器官处于高水平工作状态，若此时吸烟，使烟雾大量进入体内，会影响机体运动后的恢复过程，使人更感到疲劳不堪。

（6）不宜饮酒。

剧烈运动后人的身体机能会处于高水平的状态，此时喝酒会使身体更快地吸收酒精成分而进入血液，对肝的危害就会比平时更大。若运动后喝啤酒，会使血液中的尿酸急剧增加，久之会引起痛风。

19. 预防肌肉酸痛的方法

肌肉酸痛是平时不运动，然后突然进行运动的结果。预防肌肉酸痛要做到以下 3 点：

第一，运动前做好准备活动。可采用压腿、活动关节等牵拉方式。

第二，运动过程中注意运动量和运动频率以及运动方式。尽量做自己已经习惯的运动强度和运动量。

第三，运动后也要注意做些整理和放松活动。

20. 发生肌肉酸痛时如何应对

如果已经发生了肌肉酸痛，可以采用以下方法来缓解症状：

（1）拉伸运动。

拉伸肌肉的运动可减轻酸疼，可以有效改善血液循环，减少代谢产物堆积，牵拉可使损伤后的连接组织分离。比如压腿、踢腿、躯体运动等。

（2）拍打按摩。

对局部酸痛的地方进行拍打按摩，使肌肉放松，可促进肌肉血液循环，有助损伤修复及痉挛缓解。以四肢为主，头部和胸腹为辅，采用捶打腰背、推拿腿部、抖动双腿、按揉胸腹等方法。

（3）温水泡洗。

锻炼后用温水泡洗，可减轻肌肉酸痛。

21. 伸展运动的方法

伸展练习又叫柔韧练习，它可以增加关节活动度、放松肌肉、防止肌肉劳损、消除肌肉疲劳、预防肌肉损伤、提高运动的效率。

下面介绍几个简单的伸展运动方法：

①双手手臂向前伸直，掌心相对，两手平行向两边展开，来回摆动数次。

②双脚与肩同宽，双手手臂向前伸直，4 指并拢，虎口张开，掌心向下，两手平行向两边展开，来回摆动数次。

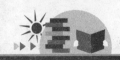
③双手手臂向前伸直，掌背相对，两手平行向两边展开，来回摆动数次。

22. 颈椎病怎样预防

①操作电脑时要保持正确坐姿：确保坐着时整个脚掌着地。让脚部平稳着地，如果使用脚垫，要确保脚垫宽度足够使腿可以在工作区内自由活动。经常伸展腿部并改变腿的姿势。要经常站起来离开工作台走动，经常改变腿部的位置。注意不要将箱子或其他物品放置在桌下，这样会限制腿部的活动空间。

②用头写"米"字。

③头微仰，正走或倒走。

④枕头中央应略凹进，颈部应枕在枕头上，不能悬空，使头部保持略后仰。习惯侧卧位者，应使枕头与肩同高。

⑤睡觉时，不要躺着看书，也不要长时间将双手放在头上方。

23. 腰椎病怎样预防

（1）床上运动。

第一步：滚动。仰卧位，双手抱双膝，左右滚动，重复 10～20 次。

第二步：挺腰。仰卧位，屈双膝，两手握拳，屈双手置于体侧，腰臀部尽量上抬，挺胸，缓慢进行 10～20 次。

第三步：后伸。俯卧位，两臂及两腿自然伸直，双下肢交替向上尽力抬起，各重复 10～20 次。

第四步：船行运动。俯卧位，两肘屈曲，两手交叉置于腰后，双下肢有节奏地用力向后抬起、放下，同时挺胸抬头，重复 10～20 次。

第五步：俯卧撑。俯卧位，两肘屈曲，两手置于胸前按床，两腿自然伸直，两肘伸直撑起，同时全身向上抬起，挺胸抬头，重复 10～20 次。

（2）竖立位运动。

第一步：颠脚运动。竖立位，双脚并拢，脚跟有节奏地抬离地面，然后放下，如此交替进行，持续 1～2min。

第二步：踢腿运动。双手叉腰或一手扶物，双下肢有节奏地交替尽力向前踢，后伸。各持续 10 ~ 20 次。

第三步：伸展运动。双手扶物，双下肢交替后伸，脚尖着地，尽力向后伸展腰部。各持续 10 ~ 20 次。

第四步：转腰运动。自然站立位，两脚分开与肩同宽，双上肢肘关节屈曲平伸，借双上肢有节奏地左右运动，带动腰部转动。持续 1 ~ 2min。

第五步：悬挂运动。两手抓住单杠或门框，两脚悬空，腰部放松或做收腹、挺腹运动，尽量坚持，但不要勉强。

24. 腰椎病患者日常生活注意事项

一旦患了腰痛，在日常生活中，如洗漱、洗衣服、干家务活等就应该养成良好的习惯保护腰椎，避免腰椎间盘突出症的发生。

洗漱时正确的姿势应是膝部微屈下蹲，然后再向前弯腰，这样可以在很大程度上减小腰椎间盘所承受的压力。另外，洗脸盆的位置不要放得太低，以免腰椎过度前屈而加重腰部负担。洗澡时卫生间的温度不能太低，地面应用防滑设计，避免滑倒摔伤。

洗衣服时盆的位置不要太低，以防腰部过度前屈，洗完后不要立即直腰，应稍微活动一下再直腰，防止腰扭伤。晒衣绳不要太高，以防晒衣服时腰部过度后伸。洗衣服时，最好预备几个盆替换着用，不要弯着腰来回拿衣服、端水，防止腰扭伤，诱发腰椎间盘突出。

座位高低大小应合适，不要坐小板凳、低沙发，座位的高度应以大腿与上身的角度大于 90° 为宜。座位一定要牢固，不能晃荡。正确坐姿应直腰、含胸、拔背，靠背下方最好放一软垫，可帮助保持腰椎的生理曲度。

灶台、洗碗池、案板的高度以操作时稍稍弯腰较合适。厨房内注意通风，但要避免吹过堂风，使腰部受凉。有慢性鼻炎的患者受到刺激时，容易打喷嚏造成腰椎间盘突出，平时应避免油烟及有害气体的刺激，咳嗽、打喷嚏时最好采取直腰、挺胸、手扶腰部的姿势，这样可以保护腰椎，预防引起腰椎间盘突出。

容易发生腰椎间盘突出症的家务活劳动还有叠被子、搬花盆等，所以在日常生活中要格外注意。除了以上的注意事项外，还要注意不久坐、不久站。急性期不弯腰，弯腰时先屈腿，起立时先挺直腰部，调整好重心后再起立。不抱重物。不穿高跟鞋。不劳累。腰部不着凉，必要时裹腰围。

背部要保暖，必要时穿背心。

25. 减少腰部疼痛的日常习惯

传统医学认为：腰为一身之要，屈伸俯仰无不由之。"站如松，坐如钟"是古代医家对坐与站最佳姿势的描述，注意日常生活中的各种正确姿势，腰部肌肉就不易疲劳损伤，以下防治腰痛的原则涉及日常生活中坐、卧、行、动、食各个方面。

①坐椅子时，最好能有靠背，同时脚下可以垫高些使膝关节比髋关节高些。在高椅子上就坐而脚下又无法垫高时，可以跷二郎腿，哪条腿在上面无关紧要，自我感觉舒适就好。

②盘腿坐时，臀下应加坐垫。因为席地而坐，会增加腰部骨骼和肌肉的负担。勿长期坐太矮的椅子和又软又低的沙发，在这种坐具上依靠的姿势会使脊柱的生理弯曲发生改变。

③卧床以硬板床或棕板床为佳，不要长期卧软床，因为这样会使脊柱处于不正常的姿势，引起姿势性腰痛。

④尽量不要搬运力不能及的重物，搬运重物时注意先下蹲，再抬举重物，切勿直接弯腰搬运。两人抬物时，注意相互提醒，同时抬起、放下，要借助肩、膝关节的力量，防止扭伤腰部。从地板上捡东西时，无论物品轻重，都应蹲下再捡，站立时也要靠两膝支撑起来。

⑤拿取较沉重的物品时，应使物品紧贴胸前抱紧，以减轻腰部肌肉的负担。取放位置高过面部的物品时，要站在板凳上，不要伸腰踮脚去拿。

⑥腰部持续疼痛不能自行缓解时，一定要查明原因，排除肿瘤等病变。腰部急性疼痛时可以佩戴围腰，卧床休息以缓解疼痛，但注意不要经常佩戴，并尽量在床上做腹部上拱、腰部后仰的功能锻炼。

⑦中老年人的肌肉力量减退，又容易劳损，所以长期、持续的腰部锻炼是非常有益的，如太极拳、扭秧歌、在操场倒走等，简便易行，效果也好。自行揉按，叩打脊柱两侧肌肉，有一定的保健作用。

⑧老年人由于身体机体减退，易发生腰部扭伤、骨折，此时一定要及时就医，一定时间的卧床休息，对预防后期腰痛是非常有必要的。

⑨由于老年人骨骼中的矿物质含量减退，负重甚至站立时就会感到腰痛，因此要注意多摄取高钙食品，多吃蔬菜，多晒太阳。

26. 老年人远离运动损伤的方法

老年人越来越崇尚运动健身，如何科学合理地运动，减少运动损伤，应做到以下几点：

（1）应做好适当热身，不要一开始就投入正式锻炼。

应逐渐预热，慢慢进入状态，以便为正式锻炼做好准备。若是天气寒冷，应多穿衣服保暖，并延长预热时间。不要以大运动量来热身，可以采用一些柔韧拉伸操作为活动的开始来预热机体，时间不要过长，10min 左右即可。

（2）锻炼时要循序渐进。

老年人由于生理功能降低，对体力负荷的适应能力较差，因而在运动时应有较长的适应阶段。因此锻炼时要循序渐进，对一定的运动负荷适应后再慢慢增加活动量，切忌操之过急而使运动量过大。

（3）正确训练。

正确训练不仅指身体每个部位训练方式的正确性，而且还包括安排每个练习前后顺序的合理性、正确性。比如练完胸部之后，紧接下来练肩部将是最佳选择，而不是去练小腿。

（4）不要屏气使劲。

平时我们的胸膜腔内压力低于大气压，称胸腔负压，这有利于静脉血液流回心脏，而屏气时胸腔内压力骤然升高，使血液回心不畅，心排出量减少，大脑的血液供应也减少，易发生头晕、目眩，严重者可发生晕厥。而屏气完毕时，血液骤然大量回心，会使心排出量骤增，血压上升，脑部血供也猛然增加，易发生脑血管意外。因此老年人运动时一定要注意呼吸顺畅自然，切忌屏气使劲。

（5）老年人的运动宜动作缓慢柔和。

老年人宜做缓慢柔和、肌肉协调放松、全身得到活动的练习，如太极拳、步行、慢跑等。不要做头部位置的变换，如前俯后仰、侧倒旁弯、各种翻滚、头低脚高、脚朝上的倒立等。这些动作会使血液向头部流动，老年人血管壁变硬，弹力又差，一旦发生血管破裂，就会造成脑出血，重者危及生命。另外，一些比较激烈的运动竞赛对老年人不适宜。

（6）不要过度训练。

不要使肌肉过度疲劳，否则容易受伤。另外，当老年人睡眠或休息不好，身体处于疲劳状态，或处于带伤及伤病初愈阶段，运动时易受伤。此时最好做一些柔和舒缓的锻炼，而不要超负荷运动。

27. 怎样运动才能避免膝关节损伤

膝关节损伤的原因除外伤和退行性病变外，主要是运动不当、违反生理结构扭转和屈伸所致。若要避免膝关节损伤，就必须做到以下几点：

①运动前要热身，如原地跑步或做按摩操。

②姿势不可太低，低则承载加大，负荷加重，不仅运动不便，还会增加膝关节磨损，既不利于健康又会使病情恶化。

③运动幅度不可太大，大则增加屈伸、扭转力度，容易造成肌肉、筋腱拉伤，从而损伤膝关节组织。

④下肢不可太松弛，否则容易造成扭损拉伤。

⑤运动要循序渐进，练拳时要分段、分式练习。

28. 运动损伤后的正确处理

运动时出现损伤，如感到局部疼痛，活动受限，外关节部位异常活动、畸形、肿胀、皮下淤血时，应考虑有骨折发生，须马上到医院就诊，切莫自行处理。

如果是急性软组织损伤，一般采取冷敷、加压包扎、抬高患肢、限制活动等措施。慢性损伤需要医生给予系统治疗，制定出一套治疗方案。

29. 如何预防老年人骨质疏松

我们经常看到一些老年人弯腰驼背，身高越来越矮，有的人身高甚至比年轻时缩短10cm。有的老年人用力咳嗽，就可能咳断几根肋骨，这都是骨质疏松症带来的麻烦。

骨质疏松症是以骨量减少、骨组织显微结构退化为特征，以致骨的脆性增高而骨折危险性增加的一种全身骨病。体内降钙素、雌激素、甲状旁腺素等调节紊乱而导致的骨代谢异常是其发病原因。骨质疏松的最大危害是容易骨折。实际上身材变矮是多次脊椎体压缩或骨折的结果。虽然大多数骨折不会导致死亡，但却有很高的致残性，特别是椎骨、髋骨和股骨颈骨折，将给老年人的生活造成很大影响。

骨质疏松症的发病率随年龄的增长而增加。40岁以后，由于胃肠道功能逐渐减退，钙的吸收减少而流失增加，体内的钙呈负平衡。45岁以后，每10年骨骼脱钙率为3%。随着人口的老龄化，骨质疏松已成为全球范围越来越严重的公共健康问题。为了引起全社会的关注，世界卫生组织将每年6月24日定为"世界骨质疏松日"。

据研究发现，人在35岁以前，骨代谢非常旺盛，摄入的钙很快吸收进入骨骼中沉淀，骨骼生成迅速，骨钙含量高，骨骼最为强壮。由于成骨细胞的作用，此期间骨形成大于骨丢失。如果在35岁以前让骨骼最大限度地储存更多的钙，对预防和减轻骨质疏松症具有重要意义。

老年人要多吃一些含钙丰富的食物，促进钙的吸收利用。同时要加强体育锻炼。户外锻炼可以促进体内维生素D的生成，促进钙的吸收。锻炼还可以增加肌肉的负荷，增强肌肉对骨、关节的保护作用，有研究显示，锻炼可以不同程度地提高骨密度，其效果甚至优于补钙。在补钙和锻炼的同时，可以在医生的指导下口服一些促进成骨、抑制破骨的药物，对减缓骨质疏松有一定效果。

30. 代谢综合征患者怎样才能长期坚持锻炼

①定出运动目标：目标要切合实际，有长有短，可行性强。

②根据目标定出每天的具体运动计划，将计划告知家人或同伴，以便督促执行。

③为了增加运动兴趣，可选几种自己喜欢的运动项目交替进行。

④开始运动时有畏惧感，运动后有不适感，如腰酸、背痛、饥饿感等，均属正常现象，艰苦阶段过后，情况即会好转。

⑤可结伴运动，以互相鼓励。

⑥当患者运动一段时间后取得明显运动效果，如血压及血糖控制理想、体重下降、身体较前强壮等，家属应予以肯定并鼓励，以坚定其坚持锻炼的决心，增强其战胜疾病的信心。

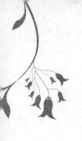

第二章

減肥、降压、调脂、
降糖、降血尿酸

第一节 减 肥

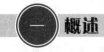

1. 肥胖的标准

①体质指数（BMI）（kg/m²）：实际千克体重除以身高平方米。18.5 ~ 23.9 为正常，24 ~ 27.9 为超重，等于或大于 28 为肥胖。

②腰围：是确定腹部脂肪量的一个简便、实用的指标。根据糖尿病联盟（IDF）制定的全球代谢综合征共识定义，男性腰围大于 90cm，女性腰围大于 80cm 为中心性肥胖。

③标准体重法：标准体重 = 身高（cm）－105（适合亚洲国家）。实际体重大于标准体重的 10% 为超重，大于 20% 为肥胖。

2. 肥胖的 2 种类型

肥胖按其脂肪聚集的部位可分 2 种，一种为"苹果型"肥胖，脂肪集中在腹部，腰围粗，肚子大，也称之为"向心性肥胖"。这种肥胖最危险，常常有高血压、血脂异常、高血糖。另一种为"梨形"肥胖，脂肪集中在臀部和大腿，多见于中青年女性，这种肥胖相对来说危险性小一些，但也要注意减肥。

3. 形成肥胖的主要原因

（1）暴饮暴食。

（2）酗酒。

1g 酒精产 7kcal 能量，比相同量的碳水化合物所含能量高出 3kcal。

（3）晚餐过量。

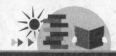
特别是吃含脂肪高的食物，1g脂肪产9kcal能量，比同量的蛋白质及碳水化合物所含的能量都高。

（4）运动量不足。

4. 怎样区别理想体重与"合理范围"

理想体重是一个固定的数值。可以想象，实际上很少有人正好是按"标准"长体重的，即使是胖瘦比较适度的人，其体重也很难恰好是理想体重，只不过是在理想体重范围内上下波动而已。

一般认为理想体重加减10%的范围就是"合理范围"。比如一个身高170cm的人，其标准体重为 170 − 105 = 65（kg），上下浮动10%，即加减6.5kg，也就是说58.5 ~ 71.5kg是他的合理体重范围。

5. 怎样准确测定体重

为了更准确地判断一个人的肥胖程度，测定体重应按下述要求做到标准化：

①应使用同一体重计（因不同的体重计会产生一定的误差），读数要求精确到100g。

②测定时间应该固定。每次测量体重的时间应该固定，一般选择晨起空腹，排空大小便后进行。

③衣着应该固定。衣着对体重测量的影响是不言而喻的，特别是鞋。有的人冬天量体重懒得脱鞋，一双大皮靴就好几斤，测量难以准确。只要条件允许，最好着内衣裤测定体重。

④测量时姿势应该正确。一般而言，受测者应稳立于体重计中央，待显示屏数字稳定后再读数。

6. 每天要空腹测量体重

每天空腹测量体重可以反映前一日的饮食和运动情况，及时修正自己的行为，不至于让体重任其发展，导致肥胖。

测量体重后，每天要登记，最好像护士画体温表一样，将结果连线。

这样可以直观显示体重的升降幅度，以给人明确警示。曲线上升，就要及时在当天减少能量的摄入，增加运动，这样体重可以在次日及时得到纠正。若曲线下降，证明前1d的摄入减少或运动增加，需要坚持下去。可见，体重监测图比任何人的监督都有权威性。

7. 能量单位 cal、kcal 和 J、kJ、MJ 的关系

cal 的定义为将 1g 水在 1 大气压下提升 1℃ 所需要的能量。

cal、kcal、J、kJ、MJ 都是能量单位，它们之间的换算是：

1cal = 4.186J；

1kcal = 4184J = 4.184kJ；

1MJ = 1000kJ。

1g 脂肪的能量约 9kcal，1g 糖类和蛋白质的能量为 4kcal。

8. 能量平衡原理

摄取能量 ＝ 消耗能量时，体重保持稳定。

摄取能量 ＞ 消耗能量时，体重处于上升趋势。

摄取能量 ＜ 消耗能量时，体重处于下降趋势。

消耗的能量主要是由 3 部分组成：基础代谢率、身体活动总消耗、食物热效应。另外，其他能量消耗，如御寒的能量等，也是肌体能量消耗的方式，但所耗能量有限，可略去不计。所以，对于普通成年人来说，可以近似地认为。

消耗能量 ＝ 基础代谢率 ＋ 身体活动总消耗 ＋ 食物热效应

此公式只适合于一般成人。怀孕期、哺乳妇女、成长期儿童、消耗性疾病患者等都会消耗过多的能量，需要摄取更多的能量才能达到能量平衡。

9. 产生能量的营养素

人体所需要的能量来自3种物质：碳水化合物、脂肪和蛋白质。水、维生素和矿物质都没有能量。

碳水化合物和蛋白质每克可以放出 4kcal 能量，脂肪每克可以放出 9kcal

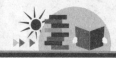
能量。所以说多吃脂肪容易胖。

10. 能量对机体的作用

能量首先能维持生命活动，包括心跳、呼吸、血压、血液循环、体温、各个细胞养分供应及废物排出等。这些能量的总和叫作基础代谢。一个人肌肉越发达，体型越大，在这方面消耗的能量就越多。其次，能量用来合成体内的蛋白质、制造血液、强壮骨骼和肌肉，也就是说，用在身体的自身建设上。青春发育时期食量特别大，就是因为这方面需要的能量比较多。受伤生病之后的恢复也需要多供应能量。第三部分能量用在脑力和体力活动上。大脑思考问题需要消耗很小的能量，而肌肉的收缩消耗能量很多，所以体力劳动者比脑力劳动者每天消耗的能量就多得多。此外，吃了东西之后人们往往觉得身体发热，这是额外的能量消耗，叫作食物的热效应。一般来说，吃的蛋白质多，热效应就大。

在这几方面的能量消耗当中，第一部分和第二部分都是人力不能直接控制的。能够改变的只有第三部分。肌肉活动量不一样的人，每天消耗的能量差距非常大。整天坐着不动，消耗就比较少。减肥时建议增加运动，就是为了有效增加这一方面的能量消耗。爱动的人不容易胖，活动量越大，则能量消耗越大。这正是所谓"天道酬勤"。

11. 基础代谢及基础代谢率的意义

基础代谢率是指一个人在静止状态下维持生命所需的能量，包括用于呼吸、心跳、氧气运送、腺体分泌、肾脏过滤排泄、肌肉紧张度、细胞的功能等所需的能量。也就是说，若一个人的基础代谢率是1200kcal，那么即使这个人整天都在睡觉，不进行任何活动，也会消耗1200kcal的能量。

基础代谢率占人体总能量消耗的65%～70%，是人体消耗能量最多的一项，所以它在很大程度上会影响减肥的速度。基础代谢率因年龄、性别、肌肉组织、激素的分泌而有所不同，短期内很少改变，几乎在基因里就决定了一个人基础代谢率的高低。但是它会随着年龄的增长而呈逐渐下降的趋势，这就是中老年人容易发胖的原因。人在婴儿时期的基础代谢率相当高，到了儿童时期会快速下降，等到成人后会逐渐趋于稳定。

健康食谱

基础代谢率可以代表人体细胞的代谢能力。细胞的生理功能不同，其代谢能力也不同。脂肪组织和骨骼组织的代谢作用较低，肌肉组织的代谢作用较高，因此基础代谢率与肌肉组织成正比关系。

12. 怎样才能降低或者提高基础代谢率

节食会使肌肉流失，减少瘦肌肉组织，进一步降低基础代谢率。所以单纯的节食减肥会使体重下降速度慢慢减缓，并最终进入平台期。

运动能防止瘦肌肉组织流失，并增加瘦肌肉组织的量，是最有效的提高基础代谢率的方法。

所以，建议人们适当控制饮食，结合适量运动来减轻体重，并持之以恒。

13. 出生体重与肥胖有关

肥胖易感性似乎不光与基因有关。研究表明，胎儿在母体内的生长环境会对其未来的体重产生影响，而出生体重偏高或偏低与若干年后是否会超重或肥胖存在着直接联系。新生儿最佳体重为 3kg 左右，偏高或偏低（小于 2kg 或大于 4kg）都要警惕肥胖的发生。

14. 肥胖对儿童健康的危害及预防

随着社会经济发展，全球儿童肥胖率不断增加，我国儿童肥胖率已达 8%。肥胖对儿童健康有明显危害。如破坏体形、体温调节受阻、怕热、多汗、易中暑虚脱、易过敏、易发生心理障碍和行为异常等，更为重要的是，若不加干预，肥胖儿童就会发展成为代谢综合征患者的"后备军"。

儿童肥胖的主要原因是摄入能量过高，活动量减少。要预防儿童肥胖，就要远离油炸食品、冷冻甜食等，不要以含糖饮料代替白开水。要加强体育锻炼，尽量减少静坐时间，抓住点滴空闲活动身体各个部位。

15. 为什么中年容易发胖

许多人年轻时苗条，到了中年才发胖。这是因为年轻时新陈代谢旺盛，

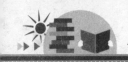
摄取的热量会迅速燃烧，不容易在体内累积成脂肪。可是到了中年，代谢率变慢，即使不增加食量，也会越来越胖。如事业有成，应酬又多，就会胖得更快。如能借运动延缓老化，提高日渐下降的代谢率，并限制食物热量入超，即可保持好的身材。

16. 为什么西方称粗大的腰为"甘油三酯腰"

西方国家称粗大的腰为"甘油三酯腰"，即一个人的腰围大，血中甘油三酯水平就高。而甘油三酯升高了，久之血糖就会升高。所以人们一定要将腰围控制在正常范围，男性不要大于90cm，女性不要大于80cm。因糖尿病有遗传因素，糖尿病人的后代为高危人群，更要注意培养良好的生活方式，尤其要限制碳水化合物的摄入，避免血中甘油三酯水平的过度升高。

17. 腰围大的危害

脂肪就像房地产，最重要的因素是地点，地理位置决定房价的高低，脂肪位置不同决定对人的危害大小。根据"地点"的不同，人体脂肪分为血液中脂肪、皮下脂肪和网膜脂肪3种。网膜是一种含有脂肪层的人体组织，位于腹腔内部，垂挂于胃下，一些啤酒肚的男士往往腹部肌肉很结实，因为脂肪位于腹部肌肉以下的网膜。网膜脂肪的大量存在，挤占了腹腔空间，压迫其附近的机体结构。如横隔膜和肺部受到挤压，会造成呼吸困难。肾脏受到挤压，供血系统受到影响，体内就会分泌激素促使血压升高，以此回应网膜的压迫。有研究证明，苹果型肥胖（网膜脂肪多，腹部大，四肢细）容易引起胰岛素抵抗，引起三高（高血压、血脂异常、高血糖），而梨型肥胖（腰小，臀部大）的人对健康影响较小。大量临床实践证明，一旦进行合理的饮食控制和有效的运动，网膜脂肪就会减少，腰围就会减小，血糖、血脂就会相应改善。

18. 怎样测量腰围

测腰围使用无伸缩材料制成的卷尺，刻度需读至0.1cm。测量时要求被测者空腹，自然站立，两脚分开25～30cm，平视前方，在其肋下缘最低部和髂前上嵴最高点的中点连线，以此中点将卷尺水平绕腰 1 周。

简单操作方法是，将皮尺下缘放在脐上缘 2cm 处水平绕 1 周，皮尺应紧贴皮肤，但不压迫，在被测者呼气末，吸气未开始时读数。

19. 腹部肥胖的原因及应对

腹部凸出与日常生活中的坏习惯密不可分，大致可归为以下 4 点：

（1）长期久坐。

平日久坐，不爱运动，可谓现代人的通病。吃饱饭后就坐着看电视，或是边吃零食边上网，更是司空见惯。餐后坐着不动，摄取的能量就会转换为脂肪，囤积在腹部。

应对办法：走路和站立时，注意用力缩腹，再配合腹式呼吸。

（2）情绪紧张。

面对工作和生活的压力，许多人情绪紧张，于是借大吃大喝来缓解心中的压力，过多地摄入能量。

应对办法：运用腹式呼吸法，吸气时，肚皮胀起；呼气时，肚皮紧缩。此法有助于肠胃蠕动，促进体内废物排出，也能使气流顺畅，增加肺活量。

（3）姿势不良。

不少人腹部肌肉力量不够，无坐相，常将身体摊在椅背上，或是走路弯腰驼背。

应对办法：保持正确的姿势，走路时抬头挺胸，放松肩部，双臂自然摆动，下腹提起，保持稍微紧张的状态。

（4）排便不畅。

不少女性都有便秘的困扰，一旦长期便秘，人体的废物便会堆积肠中，形成慢性腹胀。

应对办法：尽量减少暴饮暴食，多进食富含纤维素食物。早晨空腹饮水，促进肠胃蠕动。

20. 如何科学减肥

肥胖不仅影响形体美，而且给生活带来不便，更重要的是容易引起多种疾病，加速衰老和死亡。医学专家认为：科学的减肥方法是控制能量的

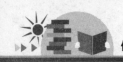

摄取和增加活动量，并做到平衡膳食。减肥是一个系统工程，要循序渐进，持之以恒，没有一蹴而就的速成方法。但如果能掌握一些饮食减肥诀窍，对减肥将会大有帮助。

①制定减肥目标（理想或标准的体重）。把它写在纸上，贴在每天能看到的地方。

②写减肥日记，制作卡片或图表，标出每天体重下降的数字。

③多喝水。每天要喝七八杯白开水，水对于身体至关重要，且无能量，实为节食的最佳饮料。

④要有恒心与毅力，在美味佳肴面前要节制食欲，增强自控能力。

⑤控制能量与脂肪。在膳食中应减少能量的摄入，减少肥肉，多吃鱼、禽等肉类。

⑥饮食要清淡。要少吃盐，少吃那些经加工带有酱汁的食物，因其中含有丰富的糖、盐和面粉，会增加能量。

⑦常吃蔬果。要适量吃些含纤维多的水果、蔬菜和全麦面包。

⑧平衡膳食。每天按计划安排饮食，同时要注意按时进餐，每顿饭不少于 20min。

⑨能量要负平衡，能量的摄取量必须少于消耗量。

⑩全力纠正以往的不良饮食习惯和生活方式。

最好的减肥方法是节食加运动，这是世上最有效，最简便，既不花钱，也不挨饿的方法。总之，减肥要有耐心和恒心，坚持就是成功。

21. 健康减肥的指标

①在体重下降的同时，腰围也同时下降。
②保证摄入的能量能提供每天身体的最低需求。
③饮食营养均衡，满足身体各项活动需要。
④适度的运动，能达到减肥效果。

22. 减肥的最佳速度

减肥需要循序渐进。造成肥胖是多年脂肪积累的结果，要想恢复良好的体型也需要很长的时间，不能急于求成。减肥的最佳速度是体重平稳下降，每月减少 0.5 ~ 1kg。

一般来说，开始节食减肥，体重下降较快，这主要是组织蛋白和水分丢失较多的结果。随着减肥的继续进行，逐渐维持氮平衡，脂肪组织消耗缓慢，体重下降也不明显。再坚持下去开始消耗脂肪组织，体重又开始下降。

减肥最忌讳急于求成，因为胖子不是一朝一夕吃出来的，也不可能很快将体重减到正常，关键是养成健康的饮食习惯，持之以恒，减肥后不反弹。

23. 把握减肥的最佳时机

（1）每天晚上。

从 1d 来讲，晚餐决定减肥的成败。

（2）每年秋冬。

一年四季，秋冬是减肥的最佳时机。

（3）病后产后。

因此时活动量小，能量消耗少，容易增肥。

24. 常见减肥失败的原因

（1）自制力差。

饥饿难耐时怕受罪，不愿再节食，或不能改掉吃零食习惯。

（2）不能坚持。

心情不好时中断减肥，或应酬场合"盛情难却"。

（3）单纯节食。

由于不配合运动，使肥胖反弹。

只有明确认识，坚定信心，循序渐进，坚持不懈，才能成功减肥。

25. 怎样才能健康又持久地减肥

健康又长久的减肥，才算是有效的减肥，而秘诀就在于运用控制饮食的方法，聪明地摄取足够的营养，减少能量的吸收，达到既减肥又强身的

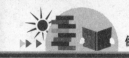

功效。若想既减肥又不挨饿，应遵循以下 10 项饮食原则：

（1）早餐吃得好，午餐吃得饱，晚餐吃得少。

人体的新陈代谢率是上午高于下午，下午高于晚上。换言之，晚上吃得多较容易储存脂肪，所以不吃早餐不利于减肥，而且早餐是 1d 的能量来源，是不可缺少的一顿主餐。

（2）以粗糙食物代替主食类，如糙米、全麦制品。

香甜的白米饭是中国人惯吃的主食，但白米在制作过程中，会丢失富含纤维和维生素的糠和胚芽，所以吃白米饭只能摄取热量，却得不到营养。应以糙米、全麦制品等粗糙食物替代精制的白米，或在蒸米饭时加一些小米、玉米、青豆等，这样才能吃进更多营养素。

（3）口味要尽量清淡，少加盐、酱油或蕃茄酱等调味料。

因为盐会增加食欲，增加体内水分储存，不利于减肥。

（4）先喝一碗汤或一杯开水，然后再吃喜欢吃的食物。

吃饭时，你是否习惯将最爱吃的食物留到最后慢慢品尝？即使吃得很饱了，还是不忘来碗热汤？其实，这些错误的小习惯，就是让你瘦不下来的原因。饭后喝汤，容易使人吃得太撑，且会冲淡胃液、影响消化。喜欢的食物留到最后，则会悄悄地增加你的进食量。

想要成功减肥的人，最好注意改变进食的习惯，饭前先喝一小碗清汤或一杯开水垫垫底，有喜欢吃的食物就先吃。养成了这样良好的饮食习惯，便能在无形中起到饮食减量的效果。

（5）选择较费事的食物，如吃带骨的鸡肉比鸡丁好。

因为愈要费工夫去剔骨、拣刺的食物，就愈能拖延你的进食时间，满足人的咀嚼欲望，提早出现饱腹的感觉。

（6）食物要多咀嚼再吞咽。

减肥的聪明用餐法，应是尽量拉长用餐时间（一餐至少用 20min），更要细嚼慢咽，每口都至少要嚼 10～20 下，这样既可提早产生饱腹感，也能减轻胃的负担。

（7）饭吃八分饱。

吃饭只吃八分饱，是许多长寿者的养生秘方，对于时时不忘减肥的人，"八分饱"是个比计算热卡还方便有效的法则。如果过度限制热量摄取，往往会因为过于饥饿而使减肥计划半途而废，若选择有营养的食物吃到八分饱，则不会感觉饿，且能长久坚持。

（8）吃过东西后，马上漱口。

这样既可减少罹患口腔疾病的机会，也能使口腔清爽而不易随时想吃东西。

（9）尽量避免吃零食，尤其是边看电视边吃零食。

零食的热量极高，尤其是看电视时，千万别让零食出现在伸手可及之处，否则一部几十集的电视连续剧看完，人也会胖了很多。

（10）避免过度饥饿时大吃一顿。一顿大餐比 3 ~ 4 顿小餐更易使人发胖，因为吃得多，消化液分泌也多，食物消化吸收后脂肪更容易储存。

26. 减肥前照相可以坚定减肥的决心

一些减肥成功者的经验，就是减肥前照相（前面、后面、侧身）。他们从照片上看到自己的"苹果型"或"梨型"形象，很是震惊，想到平时别人每天"欣赏"自己的形象，感到无地自容，于是下决心一定要减肥。

27. 减肥平台期的定义及突破方法

如果减重期间体重在 2 周或更长的时间里没有变轻，那么就是进入平台期了。

减肥平台期是每一位减肥者都会遇到的，这说明摄入和消耗的热量达到了平衡。要打破这个平衡，必须减少热量摄入，或者增加热量消耗。

很多人进入平台期之前，采用了严厉节食的方法，殊不知这样做更容易进入平台期，而且一旦进入平台期就更难突破。因为严厉节食会让身体代谢减慢，消耗减少，因而更容易出现摄入与消耗平衡的情况。同时，因为摄入和消耗已经很少，再想从摄入上减少就变得非常困难。因此，想突破减肥平台期，最主要的还是要增加运动消耗，多进行一些力量训练，这才是可行的办法。

28. 减肥平台期的形成

（1）少吃少运动。

容易让肌肉流失，新陈代谢水平下降。身体自行调节之后又变成了热

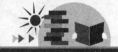
量摄入和消耗平衡状态，体重下降停止。这时要慢慢增加饮食，加强运动，恢复新陈代谢旺盛的状态。

（2）多吃多运动。

有人错误地认为，只要多运动就可以完全抵消"多吃"的危害。要知道，多运动是对的，而多吃是不足取的。

（3）吃了能量密度高的食物。

虽然吃得很少，但吃油炸食品、甜点心等能量含量高的食物，使体内没有形成"热量负值"。

（4）运动强度远远不够。

如每天只运动 15min，便没有达到减肥需要的运动强度。每天做有氧运动超过 20min，才算是有效运动。

（5）身体通过自动调节已经适应现在的减肥模式。

此时需要换一种运动，或者增加运动强度，或者减少饮食量。

总之，造成平台期的原因多种多样，只要具体问题具体分析，就能对症下药，突破减肥平台。

29. 平台期持续的时间

每个人在减肥过程中出现平台期的时间长短不同，有的人只有几周，有的人却长达几个月。但可以肯定的是，只要把减肥坚持到底，突破平台期，体重仍会继续下降。不过，进入平台期后，由于身上脂肪减少，体重下降的幅度会变小。

减肥平台期是绝大多数减肥者都会遭遇的经历，很多人就是在这时放弃减肥，以致前功尽弃，导致反弹。所以一定要明确认识，坚定信心，度过平台期，就是胜利。

30. 女性月经前身体会出现的情况及注意事项

月经是指有规律的、周期性的子宫出血，因为大多数人是每月出现一次而被称为月经。月经的形成与子宫内膜的周期性变化有关。随着青春期的来临，丘脑下部、脑垂体的调控作用，促进卵巢中的卵泡发育。在卵子成熟过程中，卵巢分泌的雌激素使子宫内膜出现分泌改变，为受精卵着床发育提供了理想的场所。

一般每月只有一个卵泡发育长大，成为卵子，大约在下次月经的前14d排出。如果排出的卵子不受精，黄体在排卵后14d左右退化，它分泌的雌激素和孕激素便突然下降。由于增厚的子宫内膜得不到激素的有效支持，不但不能增长，反而日渐萎缩、变薄，血管受压痉挛，血液循环发生障碍，导致子宫内膜组织缺血坏死而剥脱，血液经阴道排出体外，便成了月经。

在月经前1周，因为激素分泌波动以及体内脂肪的变化，通常会出现下列情况：

① 胃口比较好，食欲大增。

② 运动的时候，比较容易疲劳。

③ 心情时好时坏。

④ 容易出现水肿。

⑤ 容易出现体重增加。

这些都是正常的生理现象。此时要注意以下几点：

① 不要刻意控制自己的饮食，但要拒绝零食及其他高热量食物。

② 尽量保持运动，使心情愉悦。

③ 多吃蔬果，多摄入纤维素，保证排泄畅通。

④ 饮食要清淡，因过多的盐会加重水肿。

⑤ 不要担心体重增加，因为这只是暂时的，一般月经结束后体重就会下降。

31. 减肥过程中药物和生活方式干预哪个更重要

在减肥过程中，药物应当作为生活方式调整疗法的辅助治疗。发表在新英格兰医学期刊上的一项最新临床随机实验，证实了药物减肥的局限性。除服用减肥药物外，还加入群体行为调整计划的一组受试者，取得了卓越的成果，研究人员由此得出结论，减肥药物只能用于和生活方式调整的联合治疗中。相对药物减肥来说，生活方式的干预更为重要。

32. 生活方式干预比手术减肥更重要

减肥治疗有几种手术疗法。在欧洲，常用的手术是在患者胃部放入装

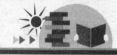
有生理盐水的气球，降低胃容量，从而限制进食量。法国的研究者跟踪记录了患者在移除胃气球后 1 年内的情况，作出"需要同时进行生活方式调整以获得持久减肥"的结论。

在美国，通常采取更激进的减肥手术，包括通过外科手术缩小胃容量（同时进行小肠绕道手术）。不论使用哪种减肥手术，只有建立一个良好的生活方式才是减肥成功的关键。

33. 为什么说"葡萄糖像现金，肝糖原像活期存折，脂肪像定期存折"

葡萄糖就像我们使用的"现金"，随时可用。当血糖浓度降低时，肝糖原才会释放出葡萄糖进入血液，供身体其他细胞使用。而肝糖原就像"活期存折"，只有在"现金"不够的情况下才用。脂肪就像"定期存折"，取用不那么容易，它要转换成葡萄糖必须经过复杂的生化反应。

从这点讲，脂肪的动用并不是快速的，1 周之内减几公斤的说法也是不科学的。即使能减几公斤，减的也大多是水分，这叫"脱水"，而不是减肥。"肥"是脂肪，减肥主要减脂肪，通过"脱水"来减重是极容易反弹的，是没有意义的，甚至是危险的。所以，减肥者不要迷信快速减肥的说法。

34. 脂肪贮存能量没有上限

当食物很诱人时，人们常会食用超量的食物。除满足身体细胞当时的能量需求和补充贮备糖原外，人的机体还有吸收糖类的第 3 条途径。假设你已吃过一顿饭，正坐着边嚼饼干、喝可乐，边看球赛，此时你的消化道正将葡萄糖送入血液，血液将这些葡萄糖送入肝脏及其他体细胞，体细胞再用这些葡萄糖产生它们需要的能量。多余的葡萄糖则结合在一起，合成糖原，贮存在肌肉或肝脏中，直到饱和。此时若还有葡萄糖进入，肝脏就不能吸收这些多余的葡萄糖，要将它们合成脂肪。脂肪被释放到血液中，进入身体的脂肪组织并存贮起来。与肝细胞（只能贮存 4~6h 可利用的糖原）不同，脂肪细胞理论上能存贮大量的脂肪。也就是说，与糖原相比，脂肪贮存能量没有上限。

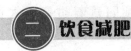

1. 减肥期间必不可少的食物

（1）水。

人体需要足够的水，以维持正常生理机能。每摄入 1kcal 能量的食物就要同时摄入 1mL 的水分才能维持体内代谢平衡。一般人每天需要摄入 1.5～2L 的水量，相当于 8 杯（每杯 200mL 左右）。饮水有助于肠胃的蠕动和体内垃圾的排出，还能增加饱腹感，对减肥很有好处。科学的补水方法是：

①早晨空腹喝水，有利于稀释血液，正常排便。

②将牛奶、果菜汁、汤计入每天的饮水量，防止饮量过多，加重肾脏负担。

③时间要间隔均匀，避免在短时间内大量喝水或者几个小时滴水不进。

④饭后不宜喝太多的水，以免冲淡胃液，影响消化吸收。

⑤临睡前不宜喝得太多，以免影响睡眠。

⑥最好喝温开水。冷水会刺激肠胃，导致消化不良。

⑦忌饮生水，以防胃炎。

⑧橙汁、可乐等含糖饮料不宜多喝，以免摄入过多糖分，导致肥胖。

⑨夏天勿贪食冷饮，以免引起胃肠功能紊乱。

⑩夏季和运动出汗多时，可适当饮用淡盐水。

（2）谷类。

如果碳水化合物提供能量低于膳食能量的 55％，人体只能将蛋白质充当产能物质，这样不但会导致困倦乏力，而且会造成蛋白质的浪费，所以每天都要进食谷类食物。

（3）奶类。

牛奶富含钙，可以预防动脉粥样硬化、高血压、结肠癌、老年痴呆症等。有些人乳糖酶缺乏不能喝牛奶，可改喝酸奶。

（4）蛋类。

蛋黄中的卵磷脂能降低血液黏稠度，避免胆固醇沉积。蛋类提供的必需氨基酸，其构成比例非常适合人体需要。

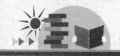
（5）豆与豆制品。

豆类和豆制品既能补充人体所需蛋白质，又可以预防营养过剩，大豆是现有农作物中蛋白质含量最高、质量最好的作物。

（6）鱼类。

海鱼鱼油中含有丰富的不饱和脂肪酸，有降血脂作用，其中多烯脂酸与血液中胆固醇结合后，能降低血小板聚集，降低血黏度，有效地消除血管内脂肪沉积，是血管"清道夫"。另外鱼类富含油脂蛋白质。

（7）瘦肉类。

畜肉、禽肉中的蛋白质是动物蛋白，为人体必需营养物质。可是，猪肉美中不足的是含饱和脂肪酸多。所以，建议适当多吃点鸡鸭肉和牛羊肉，当然也可以少吃些瘦猪肉。

（8）蔬菜水果类。

人体中的维生素、无机盐、微量元素和纤维素主要来自水果和蔬菜。水果含有丰富的有机酸和各种蛋白酶类，有助于消化。其中所含的果胶、纤维素等可促进肠蠕动，防止便秘，减少粪便中有害物质对肠壁的损害，预防肠癌，还可减少胆固醇的吸收。

新鲜蔬菜也含有大量人体必需的营养成分。富含 β - 胡萝卜素的蔬菜水果有胡萝卜、西红柿、杏、香瓜、芒果等。富含维生素 B_6 的蔬菜水果有马铃薯、油梨、香蕉等。富含维生素 C 的食物有颜色鲜艳的蔬菜和酸味水果。正常人每天摄入蔬菜量应为 300～500g，水果量应为 200～400g。

（9）菌菇类。

香菇、蘑菇、黑木耳等菌菇类食品，含蛋白质较一般蔬菜为高，必需氨基酸比例合适，还有多种微量元素等人体必需物质，长期食用，能起到良好的保健作用。

2. 减肥期间需要补充维生素

减肥期间，如能一直保持比较均衡的饮食，就不需要额外补充维生素。但如果偏食，饮食不均衡，缺乏某种维生素，就要在医生的指导下适当补充。如果减肥中新陈代谢变慢，就要补充一些复合型维生素 B。免疫力下降者，可适量补充维生素 C。女性在减肥中补充维生素 E，可使身体状态更好、肌肤更加细嫩。

3. 减肥者宜吃哪些能量密度低的食物

水分大的食物能量少。蔬菜能量最少，含碳水化合物、蛋白质都很少，几乎不含脂肪，还含较多纤维素，减肥者可以放心食用。

蘑菇、海带、魔芋、竹笋之类的食品能量少，纤维多，有填充作用，能促进胆固醇排出，减肥者可以适当多吃。

4. 少食多餐不会越吃越胖

因加餐不等于加量，加餐的量要包括在全天总摄入量中，只要保持全天的总能量不变，即使多餐，也不会发胖。

5. 减肥者餐次安排

减肥期间宜少食多餐，最好是 3 次主餐加 2 次加餐，这样可以减少饥饿感，并防止低血糖的发生。早餐吃好。丰盛的早餐可以恢复旺盛的新陈代谢，也有助于中餐控制饮食。午饭八分饱，可安排一些动物性蛋白和脂肪含量多的食品，尽量多种食物搭配，既可提供下午需要的能量，也有助于控制晚餐食量。

晚餐少而清淡，应采用炝、拌等用油少的烹调方法。

6. 减肥者应选择的烹调方法

可采用凉拌、蒸、煮、汆、烤等烹调方法，禁用油炸、油煎等方法。同时，食物必须大众化、多样化，切勿迷信时髦减肥食品。事实上，只要所含能量较低，来源分配得当，而且营养平衡，任何普通饮食都可成为良好的减肥饮食。

7. 细嚼慢咽可减肥

日本学者用同样的食物同样的量进行调查研究，发现肥胖的男子用 8 ~ 10min 就吃完，而消瘦者却用了 13 ~ 16min。根据这种观察，他们用减慢进

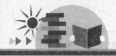

食速度的方法来进行减肥试验，取得了良好的效果。

细嚼慢咽有利于减肥，其原因在于食物进入人体后，血糖逐渐升高，升高到一定水平时，大脑食欲中枢就会发出停止进食的信号。如进食过快，血糖还来不及升高，大脑还未作出反应时，已进食不少。当大脑终于发出停止进食的信号时，就已吃了过多的食物。而细嚼慢咽，还没吃太多食物之时，血糖已经开始升高，刺激大脑并有效地降低食欲，避免进食过多，从而达到减肥目的。

因此，建议减肥者克服"狼吞虎咽"的毛病，养成细嚼慢咽的好习惯。

8. 减肥时应选择哪些食物可消除饥饿感

减肥期间，很容易感到饥饿。如果特别想吃东西，就不要再压抑自己，可选择以下四类饱腹食物作为加餐：

①纤维多的食品，如燕麦、蔬菜等。

②含蛋白质高的食品，如奶制品、豆类、瘦肉、蛋类、坚果。

③含复合型碳水化合物的食品，如燕麦、全谷物。

④含单不饱和脂肪的食品，如坚果、鱼类。

9. 减肥期间可巧吃零食

减肥期间不一定要禁忌零食。巧用小零食，还可以帮助减肥。

（1）把蔬菜水果列为主要零食。

特别是葡萄、柚子、桑葚、草莓、石榴等浆果。胡萝卜、黄瓜、西红柿等蔬菜，营养丰富、能量低，可以食用。

（2）把下列食物列入黑名单。

含过多油脂及单糖的高能量食物，如方便面、加糖饮料、油炸食品、汉堡、披萨、奶油蛋糕等。它们是名副其实的"减肥天敌"，不仅营养单一，而且能量高，容易让减肥成果付诸东流。所以应该毫不犹豫地摒弃它们。

需要特别强调的是，绝不能把零食当作正餐来吃，吃零食还是要讲究适量，并把零食计入1d饮食的总能量内。

10. 减肥者在饮食方面要注意的细节

（1）饭前喝淡汤或吃个水果。

汤可以抑制食欲，增加饱感。喝汤后再进食，饭量便会减少。吃水果能有饱腹感，可以有效降低食欲。

（2）晚饭少吃，以素食为主。

晚饭吃得太多太晚，人体内胰岛素分泌量高，容易使热量转化成脂肪储存在体内，从而出现肥胖。

（3）饭后散步 30min，可有效地减少体内脂肪。

11. 减肥食谱最好由专业营养师来制定

有一个年轻女性，为了减肥，找到一个小诊所，大夫除针灸外，还给她开了个食谱，即早餐酸奶 150g，中午黄瓜 100g，下午西红柿 100g，每天喝水 1000mL，隔天 1 次针灸，1 次 40min。1 个月后，她感觉恶心、呕吐、头晕，遂来医院，检查结果：腹水，胸腔积液，下肢水肿。

这是一个典型的低蛋白水肿例子。诊所的医生在排食谱时，没有考虑到营养平衡问题。由于蛋白质、维生素、无机盐是保护性营养素，无论怎么减肥，都不能缺少这些营养素。当然主食也不能过少，否则不利于脂肪分解。所以，要制定理想的减肥食谱，一定要找正规的营养师。

12. 减肥过程中应避免的不良饮食习惯

①感到焦虑时，应避免采用进食来缓解。

②避免边看电视边吃零食。

③进食时充分咀嚼，避免进食速度过快。

④规律饮食，不暴饮暴食，避免过饱。

⑤避免经常喝酒或经常在饭店进餐。

⑥晚餐要少，避免睡前加餐或晚餐吃饱后又很少活动。

⑦避免偏食、挑食，改掉喜吃甜食、零食、临睡前吃点心、饭后立即睡眠等习惯。

⑧尽量少喝咖啡、浓茶，因为咖啡、浓茶等能刺激胃液分泌，增加食欲。

13. 减肥时不能只以粗粮作主食

粗粮有助于减肥，因为其中含有比较丰富的膳食纤维，能够促进脂肪分解，常吃粗粮能够减肥降脂。即便如此，也不能完全用粗粮作主食，原因如下：

①粗粮中含有丰富的不可溶性纤维素，过多的纤维素可导致肠道阻塞。因此，吃太多粗粮容易消化不良。

②长期过量食用粗粮，影响吸收，使人体缺乏很多基本的营养元素，对生长发育期的青少年和孕妇、哺乳期妇女，尤其不利。

③粗粮中的纤维素还会干扰药物吸收，降低一些降血脂药和抗精神病药的药效。

④减肥期间提倡多食用粗粮，并不意味着完全用粗粮取代细粮。粗粮和细粮搭配食用，营养成分全面，更加美味可口。同时，吃粗粮还应当多喝水，以保障肠道正常运转。

14. 减肥不吃主食的危害

现在很多人一说减肥，就拒绝吃主食，总觉得主食热量很高，所以只吃肉、蔬菜、水果等。吃主食一定会肥胖吗？30 年前，中国人是用大碗吃饭，可是那时人们都很瘦。现在饭碗越来越小，好多人却越来越胖。欧美各国都是很少吃主食的，甚至有很多人早就失去了主食的概念，但是他们大多都很胖，比每天认真吃主食的日本、韩国、东南亚国家的人都要胖。这就说明吃主食和发胖之间，没有必然联系，少吃主食，也未必会变瘦。

什么叫作减肥成功呢？国际上公认的成功指标，是在体重降低之后能做到 6 个月不反弹。不幸的是，低碳水化合物减肥法一旦停止，就会迅速反弹。用这种指标来衡量，单用这种方法，几乎不能让人最终减肥成功。那些只吃蔬菜水果的女性中，部分人因为蛋白质缺乏、铁供应不足而导致贫血、闭经、卵巢萎缩，甚至发生低蛋白水肿。很多减肥女性不吃主食之后，记忆力明显下降，大脑思维能力也大打折扣，还有一些人开始失眠。家人与朋友发现她们脾气古怪、情绪烦躁、难以沟通，这也是不吃主食减肥的副作用。

15. 减肥主食的分级

A级减肥主食：红小豆、芸豆、干豌豆、干蚕豆、绿豆、鹰嘴豆等富含淀粉的豆子，它们饱腹感特别强，消化速度特别慢，血糖升高特别平缓。更棒的是，豆子只能煮粥煮汤吃，如果不加糖的话，想过量食用都很困难。

B级减肥主食：燕麦、荞麦、莜麦面、小麦粒、大麦粒、黑米、小米等粗粮。其中燕麦和莜麦是最佳选择，它们的饱腹感大大超越白米白面，维生素和矿物质含量也是精白米的几倍之多。需要注意的是，市售的全麦面包、全麦馒头大部分假货居多，其中精白面粉多，全麦粉很少，甚至只有几片麸皮点缀，起不了减肥作用。

C级减肥主食：土豆、红薯、山药、芋头、莲藕、嫩蚕豆、嫩豌豆等各种含淀粉的薯类或蔬菜。它们的特点是饱腹感强，在同样淀粉量的情况下，比白米白面含有更多的维生素，钾含量高，而且还有粮食中没有的维生素C。需要注意的是，烹调时不能加油加盐，必须用蒸煮方法，替代粮食来吃，才能起到减肥效果。如果当菜肴或零食吃，只能增肥。在日常生活中，用A、B、C类食材，加上少量糙米、全麦粉、玉米粉等，就能组合成丰富多样、营养价值高又不容易发胖的主食搭配了。

16. 减肥时怎样限制主食

减肥过程中主食应选择谷类食物，并严格限制糖、巧克力、含糖饮料及零食。谷物中则应多选择粗杂粮，如玉米面、荞麦面、燕麦、莜麦等。因为糖类在体内能转变为脂肪，尤其是肥胖者摄入单糖后更容易以脂肪的形式沉积，所以必须严格限制糖类的摄入。为防止酮症和出现负氮平衡，糖类供给一般应控制在占总能量的50%左右，一日主食不应少于175g。

17. 适当吃面食不会发胖

面食含淀粉多，还富含微量元素，且总体能量不算高，不属于易发胖

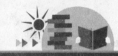

的食物。但进食过量的面食，碳水化合物过多，容易转化为脂肪储存起来。不过适量吃面食，并不会发胖。

18. 适当吃红薯有益减肥

适量吃红薯有利于减肥。红薯又称山芋、甘薯、地瓜等，富含淀粉、膳食纤维、胡萝卜素、各种维生素和其他微量元素，营养价值很高。它还被世界卫生组织评为最健康的蔬菜冠军，具有增强免疫力，防癌抗癌的功效。

从减肥角度来看，它含有较多的食物纤维，能够有效刺激肠道，促进排便。即便如此，也不能依靠多吃红薯来减肥，因为红薯含有一种氧化酶，这种酶容易在肠道产生大量二氧化碳气体，吃多了容易腹胀。红薯的含糖量也比较高，吃多了容易感到胃部不适，吐酸水。

19. 膳食纤维有益于减肥

含膳食纤维高的食物（粗粮、蔬菜、水果等）对健康非常有益，尤其是对肥胖者。减肥过程中应增加可溶性膳食纤维的摄入，可选全麦面包、魔芋制品、果胶、海藻制品等食物。每人每天膳食纤维供给量以 25～30g 为宜。

20. 坚持吃素的人很难减肥成功

坚持吃素的人很难减肥成功，是因为：

①食物摄入总能量小于消耗能量，就可以减肥，并不一定要吃素。相反，素食、肉类一样都有能量，如果能量过剩，无论是素食还是肉类都会让人发胖。

②不进食肉类食物，造成动物蛋白质摄入不足。当蛋白质摄入不足时，人体内的蛋白质、碳水化合物、脂肪就会失衡，免疫力、记忆力下降，贫血、消化不良就会接踵而来。对于女性来说，蛋白质过少，会导致激素分泌失常，月经周期紊乱，生殖机能异常，甚至会严重影响生殖能力。

健康食谱

③过量的蔬果对身体不利。蔬果中含有丰富的膳食纤维，过多摄入就会加速胃肠道里的矿物质营养素排出，造成体内矿物质营养素未经吸收便已流失。

21. 减肥不能只吃肉

只吃肉会不会变瘦呢？会的。前提是你根本不吃任何含碳水化合物的食物，包括传统主食、面包、蛋糕、点心、膨化食品、水果干、土豆、红薯以及各种水果，甚至含有乳糖的牛奶都不喝。这样会很快减重，可是一旦恢复正常饮食，体重就会飞快反弹。减肥过程中，体重如果来回反复，就会加速衰老，比一直肥胖还要糟糕。

22. 减肥时肉、蛋、奶、豆类也不可多吃

肥胖是能量入超的结果，任何过多的能量，无论来自何种能源物质，都可能引起肥胖，食物蛋白自然也不例外。由于在严格限制饮食能量供给的情况下，蛋白质营养过度还会导致肾功能损害，故低能量饮食蛋白质的供给也不宜过高，而应选用高生物效价的蛋白，如牛奶、鱼、鸡、鸡蛋清、瘦肉等。另外，嘌呤可增进食欲并加重肝肾代谢负担，故含高嘌呤的动物内脏性食物应加以限制，如动物的肝、心、肾等。

23. 女性减肥不吃肉的危害

不吃肉类，对于女性而言，最容易出现的后果就是月经不调，因为没有足够的动物蛋白摄入，内分泌就会失调。

24. 减肥期间怎样进食油类

①按食谱中推荐的量来选择每天的油类。
②不要过多摄取，也不要完全不摄取。
③选择脂肪含量少的精瘦肉、去皮的禽肉、鱼类和其他海鲜类。
④选择低脂的奶及奶制品。

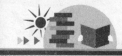

⑤少吃烘烤的食物，如饼干、面包。

⑥尽量少吃含饱和脂肪和人造奶油、含糖多的冰激凌。

25. 减肥者如何限盐

进食过多的盐对健康不利，特别是有高血压的病人。食盐还能引起口渴，并能刺激食欲和增加体重，摄入过多不利于肥胖病治疗，故每天食盐摄入以 3 ~ 6g 为宜。忌食榨菜、咸菜、泡菜、火腿等含盐多的食物。

26. 少吃糖、少吃油是减肥饮食的第一要诀

一瓶饮料 335mL，含糖 10.5%，含糖量为 35g，相当于能量 140kcal（接近 50g 大米）。所以说，吃甜食很容易胖。水果的甜味来自糖，所以水果比蔬菜能量多。

脂肪（油脂）包括两部分：显性脂肪和隐性脂肪。前者是一眼就能看出来的脂肪，如黄油、烹调油和肥肉；后者是那些悄悄地藏在食物当中的脂肪。脂肪让食物变得香气扑鼻，酥软可口。蛋糕、酥皮点心、方便面、蛋卷、曲奇之类，都因多加脂肪而美味，冰淇淋、雪糕都因含脂肪而味浓。瘦猪肉中脂肪超过 25%，肉肠就更多，制作时还要特意加肥肉糜来改善口感。

可以说，除去水果之外，好吃的东西基本上都加入了油脂，油脂越多味道越好。家里炒菜也是一样，放油越多菜味越香。

总之，少吃糖，少吃油，是减肥饮食的第一要诀。要想减肥，首先要改变多吃糖和油的不良饮食习惯。

27. 春季怎样减肥

有些人认为"减肥之计在于春"，新春伊始，很想尽快把冬季身上储存的脂肪减掉。但减肥不能以营养素缺乏为代价，因为蛋白质、矿物质及维生素的缺乏，会使人的抵抗力下降，很容易受到病毒的感染。其实导致人发胖的主要原因是"热量过剩"，而不是"营养过剩"。

春季万物复苏，人体各组织器官功能活跃，需要大量的维生素、矿物质。春季重养肝，除加强运动外，在饮食方面应注意摄取以下食物：

（1）酸味食物。

有利于肝的滋润，如菠萝、酸枣、橙子、猕猴桃等，因为食物的五味（酸、苦、甘、辛、咸）与人体的肝、心、脾、肺、肾相应。

（2）时令蔬菜。

如豆苗、蒜苗、豆芽、韭菜、竹笋等。

（3）春季时令水果。

如草莓、樱桃等。

（4）辅助肝脏解毒的食物。

如绿豆、豆浆、生姜等。豆浆是中国人传统的保健食品，既可增加免疫力，又可防癌、降血脂，还可解毒。

（5）青色蔬菜。

如青菜、空心菜、茼蒿、生菜等。中医认为五色"青、赤、黄、白、黑"与人体的"肝、心、脾、肺、肾"相应，所以春季要常吃各种青色蔬菜以滋养肝。

28. 夏季减肥要注意些什么

（1）晨练。

夏天天亮得很早，清晨要抓紧时间散步、跑步、骑车或打网球。

（2）多饮水。

天气凉爽时，身体每天需要 6 杯左右的水。而在炎热的夏天，还要再多喝 2~3 杯开水。锻炼前至少喝 1 杯水，不要喝加糖的软饮料或啤酒。

（3）饮食清淡。

饮食要少油，出汗不多时要少盐。可以适当多吃新鲜水果和蔬菜，以减少对其他食物的需求。

（4）少吃多餐。

炎热的天气会抑制食欲，对减肥很有利。想减肥成功，可以每天 5 餐，每餐食量要少，餐次间隔要均匀，这样才能起到减肥作用。

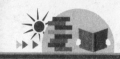
29. 秋季应该怎样减肥

秋季减肥要减少睡眠、控制饮食，并适当增加运动。因为秋季人体的舒适感增强，新陈代谢稳定，很多人食欲增强，睡眠增多，开始长胖。秋季减肥要注意以下几点：

①选择含糖量低的水果和蔬菜。如芹菜、山药、苹果、木瓜、苦柚等，一是可以让血糖上升缓慢，不刺激胰岛素过多分泌而产生肥胖。二是保证代谢系统稳定地运行，还能促进排毒。

②秋季天干物燥，吃肉应以炖、蒸、煮为宜，尽量避免爆、烧、炒等方法。

③秋季咽、鼻、唇等容易干燥，往往出现干咳、声嘶、皮肤干裂、大便燥结等症，应当多喝水，1d至少喝6~8杯。

④秋季气候宜人，很适合进行户外运动。和朋友去爬山、骑车、游泳、跑步都是很好的锻炼方式。

30. 冬季怎样控制食欲

冬季人的胃肠供血量增多，消化吸收功能增强，胃口好，饭量自然增大，因此，进食过多就成为冬季发胖的首要原因。冬季预防肥胖应做到以下几点：

（1）和食物保持距离。

①忙起来，就不惦记零食了。

②尽量在人多的地方活动。

③不要在家里储备零食，到超市零食区绕道走。

④不新鲜的食物就处理掉。

⑤只在厨房进餐。

⑥喝水增加饱腹感。

（2）饮食计划人性化。

饮食计划不可订得太严格，如冬天需要消耗更多的热量，可以制订有弹性的饮食计划。

（3）少食多餐。

正餐之间吃点零食，作为加餐，可以控制正餐食欲，避免吃得过饱。加餐可选用低能量的食物，如水果、蜂蜜水、低脂高纤消化饼干等。

（4）告别夜宵。

夜宵是减肥的大敌，即使是热量再低的夜宵，也容易增加体重。

31. 减肥导致月经不正常怎么办

减肥期间，很可能因为减肥方法不当导致月经异常，如过于节食、营养不均衡或者运动过量等。当然，影响月经的因素还有很多。如果是其他原因，便找医生，如果是减肥不当，就要注意以下几点：

①不可过于节食，要使饮食提供的能量满足身体正常运作的需要。

②要使饮食均衡，以免蛋白质缺乏，影响激素的正常分泌。

③不要运动过量，以免身体负担过重，影响机体正常运作。

32. 减肥者在月经期间饮食应注意什么

①多吃一些含铁高的食物，如动物血、肝、红枣、桂圆等。

②要适当多吃富含优质蛋白的食物，如猪牛羊肉、鱼肉、鸡肉等。

③要多喝开水。

④不要吃辛辣燥热的食物，如辣椒、大蒜和烧烤等。

⑤不要吃生冷寒性的食物，如各种冷饮食品和生瓜果。

⑥不要吃得太咸。

⑦不要喝酒。

⑧少吃酸性食物，如各种酸菜、梅子等。

⑨月经期间不宜节食，应摄入足够的能量和营养。

33. 月经期怎样饮食

月经期间，很多女性食欲大增，并且吃的都是甜食或油炸食品等高热量食物。其实，月经中的胃口大开，一般都是心理作用（波动的激素影响所致），并不是身体真实的需要，所以此时还是要正常饮食，比如多吃蔬菜

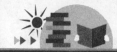
水果，少吃高热量食物和辛辣生冷食物。

　运动减肥

1. 运动对减肥的意义

运动对减肥至关重要。

首先，长时间的运动可以消耗脂肪，一般需要 30min 以上的连续运动才能有效分解脂肪，时间越长消耗越多。跳绳是好运动，单位时间消耗能量多，可是不容易持久。这种运动不妨和走路、游泳之类的长时间运动结合起来，以增强减肥效果。

其次，即便运动的时间不长，也会消耗能量。糖原大部分耗去之后，就会动用脂肪。人体随时都需要能量维持生命活动。如果经常运动，身体至少会得到一个信号：不要随随便便把能量都变成脂肪存起来，还有运动要做呢！

再次，运动可以增强心肺机能和肌肉力量。内脏和肌肉功能增强了，血液循环更顺畅了，基础代谢就会提高。也就是说，爱运动的人在不动的时候也比不爱动的人消耗能量多。

许多人不肯运动，单纯靠节食来减肥，就会造成一个弊端：经常不动，营养又不够，心脏和其他内脏都会萎缩，血液循环不畅，产热能力差，消耗能量就会更少，多吃一点就更容易胖，便形成容易肥胖的体质。

所以说，无论如何，运动总比不运动好！运动是预防肥胖、维持理想体重的关键。有研究报告说明，如果每天的能量摄入在 800kcal 以上（正常情况应当是 2000kcal 左右），运动才会有促进体重下降的效果。否则人饿得发慌，身体就会节约能量，运动效果反而不能发挥出来。

2. 减肥过程中不能只控制饮食而不运动

如果减肥时不做运动，减去的不只是脂肪，还有肌肉。如果由于不运动而体重增加，那么增加的只有脂肪。脂肪增重比肌肉增重容易得多，这是减肥屡屡失败的原因之一。在体重增了又减，减了又增的过程中，体内脂肪的比重最终会升高，因为在减去体重的同时，却损失了肌肉。所以在减肥过程中，一定要重视运动。

3. 运动多长时间才能消耗脂肪

一个人吃东西就好比资金收入，消耗能量好比支出。如果每天的收入超过了支出，而且暂时没有什么用项，那么人们肯定要把钱存入银行，而且是定期。我们的身体主要用两种形式来储存能量：脂肪相当于长期储蓄，糖原相当于活期储蓄。身体需要一些随时可以取用的"活期"，这就是肝糖原。至于口袋里的零钱，就是血液当中的葡萄糖。如果血糖低了，身体就会马上把糖原变成葡萄糖，维持血糖的浓度。糖原就是葡萄糖的缩合形式。如果糖原大部分耗尽，身体就要动用其他能源，主要是脂肪分解成的脂肪酸。

任何一个机器要运转都需要能量，或者用电或者烧煤，人体这部大机器也需要能量才能开动。人体内的糖原很少，运动起来 30min 之内就会被消耗掉，然后机体便会分解脂肪来供应运动所需的能量。短时间的运动（比如几 min 的短跑）仅仅消耗糖原，只有长时间的运动才能消耗脂肪。

4. 什么是"快走"

快走指 1min 走 120 步左右。刚开始每天 20min 即可，但如果精力充沛，可以适当延长时间。关键是要集中精神，挥动手臂，尽量使用最大的步幅，落脚时以脚跟着地，起脚时以脚尖离地。行走速度控制在勉强还能边走边谈话即可。

5. 春季锻炼的禁忌

（1）锻炼不宜骤然进行。

锻炼前应先做些简单的四肢运动，以防韧带和肌肉扭伤。

（2）雾天不宜进行锻炼。

雾珠中含有大量的尘埃、病原微生物等有害物质，锻炼时由于呼吸量增加，肺内势必会吸进更多的有害物质。

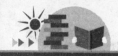

（3）锻炼时不宜用嘴呼吸。

锻炼时应养成用鼻子呼吸的习惯，因鼻子里有很多鼻毛，它能滤清空气，使气管和肺部不受尘埃、病菌的侵害。

（4）锻炼时不宜忽视保暖。

开始锻炼时不应立即脱掉外衣，等身体微热后再逐渐减衣。锻炼结束时，应擦净身上的汗液，立即穿上衣服，以防着凉。

（5）不宜空腹进行锻炼。

清晨除了血糖偏低外，人体血液黏滞，加上气温低、血管收缩等因素，若空腹锻炼就可能使人因低血糖和心脏疾病而发生意外。

（6）不宜过早外出锻炼。

清晨空气并不新鲜，最好等太阳出来再开始锻炼。一般来讲，每天下午4时左右的空气中含氧气负离子最多，尤其适于锻炼。

6. 冬季减肥运动的注意事项

（1）做好充分的准备。

冬季，气候干燥，气温很低，生理机能处于比较迟缓的状态，进行户外锻炼，要注意做好充分的准备活动。

第一，注意保暖，防止受凉。运动时，特别是户外运动时，不要立即减去很多衣服，运动后，在身体未发冷时，就要把衣服穿上。

第二，做好充分的准备活动。冬季天气冷，血管收缩，血流不畅，肌肉和韧带也比较紧，猛一发力，很容易造成肌肉拉伤、韧带撕裂甚至骨折。因此，准备活动一定要做好，不但剧烈活动前应该如此，即使走路、慢跑也是一样。

第三，当冬季温度很低时，在户外使用健身器材，最好避免直接跟皮肤接触。在使用金属器械时，最好戴上手套，以免皮肤粘连。使用双杠或脚蹬器等器械时，最好戴上皮质手套或穿上胶底鞋，以免脱手或滑倒。

（2）进行室内活动。

早晚天气太冷，会让不少人失去户外锻炼的勇气，此时可以用室内运动来代替。可在室内做操、跳绳、摇呼啦圈等。

（3）爬楼梯、走路。

爬楼梯也是一种很好的运动，来来回回爬楼梯，可增强心肺功能。一个 50kg 的人，上楼梯 10min 就可以消耗 116.67kca 能量。

7. 床上瘦腰运动

①双手交叉放在胸前，背部贴在床上，双腿微曲，然后头往左侧转动，同时双腿往右移动，接着头往右侧转动，同时双腿往左移动。重复做 10 次。

②双手交叉放在脑后，双腿微曲，然后双手抱头坐起，头尽量靠近膝盖，就像我们做的"仰卧起坐"。重复做 10 次。

③双手交叉放在脑后，两腿做骑自行车的动作，交替往前蹬 10 次，然后往后蹬 10 次。

④双腿伸直，两手重叠放在腹部肚脐上，顺时针方向轻轻按摩 50 次，然后逆时针方向再轻轻按摩 50 次。

8. 站立瘦腰运动具体步骤

（1）风摆柳。

双脚分开比肩略宽，双臂上举，保持身体各部位在同一平面，然后向右侧倾倒至极限，手臂随身体自然摆动，充分拉伸左侧腰肌感到轻微疼痛，而后利用腰部力量将上身"甩"至左边。注意要用腰部力量。一左一右算一个动作，30 个为一组。慢慢加量。具体数量视自己的身体情况而定。

注意：双臂一定要上举，这样既可以练腰也能拉伸背部，同时能保证自己利用腰部力量左右运动。

（2）左右摆臀。

直立，双腿分开两肩宽，双膝自然弯曲，上身放松，保持腹部紧张，左右用力摆动臀部至最大限度。时间长短自己决定，以快节奏的歌伴奏，心情会更好。

提示：腹部一定要保持紧张。运动的是臀部，但注意力要放在腰部。

9. 怎样做腹部减肥运动

腹部肥胖的人通常生活习惯不好。所以，只有从改变生活习惯开始，才能实施腹部减肥。

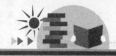
下面是腹部减肥运动的具体步骤，每一节拍，都会使肚脐向中间靠拢，使小腹日趋平坦。隔 1d 做 1 次，坚持每周做 3 次。

（1）足尖沾地。

①平躺：大腿弯曲呈 90°，小腿与地面平行。两手自然平放身体两侧，掌心朝下。上身绷紧，后背紧贴垫（床）上。

②吸气，分 2 步放低左腿，仅从臀部开始运动，脚趾着地。呼气，分 2 步把腿还原到起始位置。接着换右腿做相同动作。这样双腿交替，每条腿做 12 次。

（2）大腿环绕。

①平躺：大腿伸直，抬高左腿与地面呈 90°。足尖绷紧，双手自然平放于身体两侧，掌心朝下。保持这个动作 10～60s（如果这个姿势觉得不舒服，可把右腿屈起来，脚掌平放于地上）。

②左脚冲天花板绕一个小圈，同时从大腿根部转动左腿。开始这个动作时吸气，结束时呼气。身体要紧绷，保持静止，不要摇摆不定。转 6 圈后反方向再转 6 圈。接着另一条腿重复上述动作。两条腿交替进行。

（3）十字交叉。

①平躺，同足尖沾地动作的开始姿势，只是双手要交叉贴于脑后，胳膊肘外翻，以便抬起头、颈和肩膀。

②吸气，同时上身抬起，左肩膀与右膝盖靠拢，左腿向上伸开与地面呈 45°。呼气时，旋转到左边，右肩膀与左膝盖靠拢，同时右腿伸开。这是一个节拍，可反复多次。

还需要养成规律运动的好习惯，可以从简单的饭后散步开始，渐渐达到每周 3～5 次有氧运动的水平。腹部减肥并不难，从每天睡前坚持 10min 的打圈按摩开始，慢慢地结合上述腹部减肥法，一定会收到较好的效果。

10. 大腿怎样减肥

大腿减肥一定离不开适量运动，单靠节食很难奏效。尤其对于大腿较结实的人来说，按摩和伸展运动能比节食效果更好。

对大腿有很好减脂效果的有氧运动，如快走、慢跑、爬楼梯等，瑜伽当中一些动作对大腿也有很好的塑形效果，还可以做一些局部运动，比如踢腿、蹲起等，不过运动之后一定要注意放松。

11. 臀部怎样减肥

臀部减肥通常建立在全身减肥的基础上，如果只需局部减肥，就要坚持多做臀部运动。

有氧运动中，爬楼梯能有效地帮助臀部减肥，每次跨越 2 级台阶效果更好。下面再介绍几种方法：

（1）仰卧举臀。

仰卧垫上，双腿弯曲，双手放于身体两侧，两脚平放垫上。脚跟用力，慢慢抬起臀部，再缓缓降低至起始姿态。抬起高度可以逐渐增加。如需加大难度，可以单脚着地练习。

（2）俯卧抬肩。

俯卧垫上，双臂向前伸直。慢慢抬起上身到最高点，微微抬头，再缓慢降低至起始姿态。注意保持腹部及以下紧贴垫上，不要用力过猛。

（3）俯卧抬高臂腿。

俯卧垫上，双腿伸直，双臂伸直。慢慢抬起右臂和左腿到最高点，微微抬头，再缓慢降低至起始姿态。然后交换到左臂和右腿。抬起高度可逐渐增加，并注意向上时呼气。

（4）手膝举腿。

双膝跪垫上，双手撑地。慢慢抬起和伸直右臂和左腿到最高点，再缓慢降至起始姿态。然后交换到左臂和右腿。保持头部与脊柱的自然状态。抬起高度可以逐渐增加，注意向上时呼气。

臀部减肥运动往往过一段时间才能看到效果。一定要坚持不懈，绝不能操之过急。

12. 减肥者在月经期间运动应注意什么

月经期间减肥不是重点，要把健康放在首位。只有保证身体正常，才能在月经过后更好地减肥。

在此期间，应当把主要精力放在塑形上，可以进行一些轻柔的运动或瑜伽，也可散步和慢跑。

月经期间应避免以下运动：

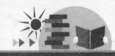
① 剧烈运动，如跳绳、快速跑等。

② 下水运动，如此时游泳，容易感染细菌。

③ 倒立运动，比如瑜伽中的倒立体式。

④ 腰腹发力的运动，比如呼拉圈等。

第二节　降　压

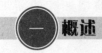

一　概述

1. 什么是血压

如同流动的水对水管壁产生压力一样，"血压"指的是血液在血管内流动时，对血管壁产生的侧压。

医学上将血管分为动脉、毛细血管和静脉 3 部分，因此就产生了 3 种血压，即"动脉血压""毛细血管压"和"静脉血压"。

通常说的血压是指动脉血压。血压的高低由什么决定呢？水管中水的压力取决于水塔里储存的水容量和水管面积大小。血压也是如此，人体主要通过血管的舒张与收缩变化血容量来调节血压。

当血管扩张时，血压下降，当血管收缩时，血压升高。当血容量增加时，血压增高。当血容量减少时，血压下降。心脏收缩时，动脉内的压力最高，此时压力称为收缩压，即"高压"。心脏舒张时，动脉弹性回缩产生的压力称为舒张压，即"低压"。

传统上，血压以 mmHg 表示。近年来，部分医院采用了国际法定单位 kPa。两者的换算关系为，1mmHg = 0.133kPa。

2. 正常血压的波动规律

无论是正常血压还是高血压患者，在不同的时间段血压会有生理性波动，差值最大可达 30 ~ 40mmHg。一般情况下血压变化规律为：冬天比夏天高，早晨和上午比下午和晚上高，夜间睡眠血压降到最低点。

这种生理性的血压波动，主要与人体血浆去甲肾上腺素水平的变动及压力感受器的敏感性有关。此外，血压还可因吸烟、饮酒、饮咖啡及情绪激动等因素引起一时性变化。

了解血压的波动规律，对高血压的诊断和治疗具有重要意义。注意不能仅凭一次血压读数，来诊断是否患有"高血压"。在合适的条件下，须多次重复检查，才能确诊高血压。

3. 什么是高血压

高血压的定义：在未用抗高血压药的情况下，收缩压≥140mmHg 和（或）舒张压≥90mmHg。

按血压水平将高血压分为 1、2、3 级。收缩压≥140mmHg 和舒张压＜90mmHg 单列为单纯性收缩期高血压。患者既往有高血压史，目前正在用抗高血压药，血压虽然低于 140/90mmHg，亦应该诊断为高血压。

血压水平的定义和分类

类别	收缩压（mmHg）	舒张压（mmHg）
正常血压	＜120	＜80
正常高值	120～139	80～89
高血压：	≥140	≥90
1级高血压（轻度）	140～159	90～99
2级高血压（中度）	160～179	100～109
3级高血压（重度）	≥180	≥110
单纯收缩期高血压	≥140	＜90

若患者的收缩压与舒张压分属不同的级别时，则以较高的分级为准。单纯收缩期高血压也可按照收缩压水平分为 1、2、3 级。

4. 高血压发生的规律

①高血压患病率与年龄呈正比。
②女性更年期前患病率低于男性，更年期后高于男性。

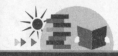
③有地理分布差异。一般规律是高纬度（寒冷）地区高于低纬度（温暖）地区，高海拔地区高于低海拔地区。

④冬季患病率高于夏季。

⑤与饮食习惯有关。人均盐和饱和脂肪摄入越高，平均血压水平越高。经常大量饮酒者血压水平高于不饮或少饮者。

⑥与经济文化发展水平呈正相关。经济文化落后的未"开化"地区很少有高血压，经济文化越发达，人均血压水平越高。

⑦与人群肥胖程度和精神压力呈正相关，与体力活动水平呈负相关。

⑧高血压有一定的遗传基础。直系亲属（父母和亲生子女之间）有明显相关，不同种族和民族之间有一定的群体差异。

5. 高血压对人体的危害

（1）左心室肥厚。

高血压的典型危害是左心室肥厚。为什么说有些高血压病人去医院就医，大夫要给他做心脏超声，就因为在长时间高血压状态下，左心室克服阻力的力量过大，容易形成心室壁肥厚。

（2）动脉硬化。

长时间高血压加剧动脉硬化的形成，会造成血管壁损害。从颈动脉内膜中层的厚度，可以判定动脉硬化的程度。

（3）肾脏损害。

高血压病人要做肾功能和尿蛋白检查，肌酐水平增高是肾脏损害的一个表现，尿蛋白增高的幅度可以确定肾脏损害的程度。

6. 高血压发病的危险因素

国际公认的高血压发病危险因素是超重、高盐膳食及中度以上饮酒。

（1）超重、肥胖或腹型肥胖。

体重指数对血压水平和高血压患病率有显著影响。我国人群血压水平和高血压患病率北方高于南方，体重指数也是如此。体重指数每增加3，4年内女性发生高血压的危险增加57%，男性增加50%。

（2）高钠膳食。

我国人群食盐摄入量高于西方国家。北方人群食盐摄入量每人每天约 12 ~ 18g，南方为 7 ~ 8g。膳食钠摄入量与血压水平呈显著相关性，北方人群血压水平高于南方。膳食钠与收缩压及舒张压的相关系数分别达到 0.63 及 0.58。人群平均每人每天摄入食盐增加 2g，则收缩压和舒张压分别升高 2.0mmHg 及 1.2mmHg。

（3）饮酒。

按每周至少饮酒 1 次计算，我国中年男性人群饮酒率约 30% ~ 66%，女性为 2% ~ 7%。男性持续饮酒者比不饮酒者 4 年内高血压发生危险增加 40%。

7. 我国的高血压病的特点

我国的高血压病有以下 8 个特点：
①脑力劳动者高于体力劳动者。
②北方地区高于南方地区。
③城市高于农村。
④有高血压家族史者高于无高血压家族史者。
⑤高盐饮食者高于低盐饮食者。
⑥有烟酒嗜好者高于无烟酒嗜好者。
⑦身体超重者高于正常体重者。
⑧长期从事精神紧张工作者高于其他工作者。

8. 除高血压外，心血管发病的其他危险因素

（1）年龄。
心血管发病率随年龄而升高。
（2）性别。
男性心血管发病率高于女性。
（3）吸烟。
吸烟是公认的心脑血管疾病发生的重要危险因素。吸烟者冠心病发病的相对危险比不吸烟者增高 2 倍。
（4）血脂异常。

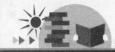
血清总胆固醇（TC）和低密度脂蛋白胆固醇（LDL－C）升高是冠心病和缺血性卒中的危险因素。高密度脂蛋白胆固醇（HDL－C）均值与冠心病发病率呈显著负相关。

（5）超重和肥胖。

超重和肥胖是高血压发病的危险因素，同时也是冠心病和缺铁性脑卒中发病的独立危险因素。我国人群 BMI 水平与心血管病发病密切相关。

（6）糖尿病和胰岛素抵抗。

糖尿病是动脉粥样硬化性疾病的明确危险因素，也是冠心病的等危症。2002 年调查显示大城市 20 岁以上糖尿病患病率比 1996 年增长 39%。糖尿病患者的体重指数、腰臀围比例、血压平均高于非糖尿病者。我国资料还显示，血清胰岛素水平与心血管病的许多危险因素显著相关，如高甘油三酯、低 HDL－C、超重和肥胖、高血压、高血清胆固醇和高尿酸等。大庆糖尿病预防研究资料表明，糖尿病组冠心病发病人数是糖耐量正常者的 10 倍以上。餐后血糖浓度与冠心病发病呈正相关。

（7）C－反应蛋白。

C－反应蛋白与心血管发病有关，可预测心血管事件的发生，其预测能力与 LDL－C 一样强。C－反应蛋白还与"代谢综合征"密切相关。

（8）缺少体力活动。

体力活动缺少是造成超重和肥胖的重要原因之一。研究显示，BMI 显著增高者，高血压和心血管病等危险因素也显著增高。

（9）心血管病史。

有心血管病家族史，患者本人有心血管病史（如脑卒中、心肌梗死、心衰等）或肾脏疾病史，均可增加心血管病发病危险。

9. 高血压患者按危险度可分为哪几组

（1）低危组。

男性年龄 <55 岁、女性年龄 <65 岁，高血压 1 级、无其他危险因素者。

（2）中危组。

高血压 2 级或 1～2 级同时有 1～2 个危险因素。

（3）高危组。

高血压水平属 1 级或 2 级，兼有 3 种或更多危险因素，兼患糖尿病或靶器官损害，或高血压水平属 3 级但无其他危险因素患者。

（4）极高危组。

高血压 3 级同时有 1 种以上危险因素或兼患糖尿病或靶器官损害，或高血压 1~3 级并有临床相关疾病者。

10. 降压治疗的基本原则

（1）低危患者。

以改善生活方式为主，如 6 个月后无效，再给药物治疗。

（2）中危患者。

首先积极改善生活方式，同时观察患者的血压及其他危险因素数周，然后决定是否开始药物治疗。

（3）高危患者。

必须立即给予药物治疗。

（4）极高危患者。

必须立即开始对高血压及并存的危险因素和临床情况进行强化治疗。

无论高血压患者的危险度如何，都应首先或同时纠正不良生活方式。也就是说，改善患者生活方式应作为各类高血压患者的基础治疗。部分轻型高血压患者改善生活方式后，可减少甚至免于降压药物治疗。病情较重的患者改善生活方式后也可提高降压药物的治疗效果，减少用药剂量或用药种类。这一点在我国过去的临床实践中未得到充分重视。

11. 高血压"危险习惯"怎样避免

某些高血压患者可能无缘无故地突然死亡，除了病情发展的原因外，也有的是由一些不被人注意的习惯造成的，这些习惯就叫"高血压危险习惯"。所以，患高血压的人，在平时生活中，要尽量避免如下习惯：

（1）趴在床上看书、看电视。

会造成血中氧浓度不足，导致肌肉收缩，致使血压更加升高，易造成脑血管破裂。

（2）衣领扣得很紧。

长期压迫颈部血管，会造成脑细胞缺血、缺氧，容易出现脑血管意外。

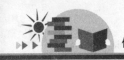

有高血压的人领扣最好不要扣上，还要尽量少戴领带。

（3）早晨起床后剧烈运动。

大多数人早晨血压较高，起床后剧烈运动，就会造成心脑供血不足，容易出现心脑缺血等意外情况。

（4）长时间听节奏快、声音大的音乐。

可使耳内末梢神经紧张，血管微循环障碍，人体血液循环失调，引起血压升高。因此高血压病人应该多听柔和的音乐，扬声器的声音不能开得太大，且不宜长时间戴耳机。

12. 高血压病家庭预防和治疗方法

①了解有关高血压的知识，合理安排生活，注意劳逸结合，定期测量血压。

②坚持长期规则治疗和保健护理，保持血压接近正常水平，防止对脏器的进一步损害。不要随意添加或停用药物。

③提高社会适应能力，维持心理平衡，避免各种不良刺激的影响。

④勿使领口或领带过紧，以免压迫颈部血管。

⑤保持大便通畅，必要时服用缓泻剂。避免屏气大便，以免腹压升高，血压骤升。

⑥适当运动，长期坚持散步、慢走、打太极拳、骑车和游泳等活动。

⑦适当休息，消除过度紧张。可练习气功和瑜伽，使精神放松。

⑧注意饮食控制，减少钠盐和动物脂肪的摄入，戒烟限酒。

⑨采用身心学辅助治疗。许多方法如生物反馈沉思及催眠疗法可促进大脑及躯体的放松，有助于降低血压，可在有经验的专家指导下进行训练。

⑩定期随访，血压持续升高或出现头晕、头痛、恶心等症状时，应及时就医。

13. 高血压患者要做到的 *3* 个 "*3*"

（1）3 个 "30s"。

睡觉醒来，继续平卧 30s。再在床上静坐 30s。然后双腿下垂床沿 30s，最后再下地。

为什么要对心脑血管病人特别强调"3 个 30s"呢？因为临床发现，脑血栓、脑溢血、心脏猝死等常发生在夜间或黎明。24h 动态心电图监测显示，许多病人的心脏跳动 1d 都很平稳，唯独夜里有几次大的波动，且大多数在病人夜间起床上厕所时。由于体位的突然变化，造成心脑血管供血不足，特别是老年人神经调节慢，更容易发生危险。即使是普通人，也应该注意避免因体位突然变化造成昏厥。3 个 "30s" 简单易学，只要付诸实施，至少可以使 50% 的心脑血管病人免于猝死。

（2）3 个 "30min"。

早上走 30min，中午睡 30min，晚上散步 30min。

生命在于运动。运动与膳食、睡眠同等重要。世界卫生组织也曾在国际睡眠会议上强调了午睡的好处。

世界卫生组织认为：最好的运动是步行，特别提醒心脑血管病人，步行运动要注意"三五七"。"三"是指每天步行保证 30min，并坚持做到有恒、有度，过分激烈的运动对身体不利。"五"是指 1 星期要运动 5 次以上。"七"是指运动后心率 + 年龄 = 170。例如 50 岁的人，运动后心率达到 120 次。这样中等量的运动能保持有氧代谢。运动量过大，心率过快，会变成无氧代谢，不利于身体健康。

（3）"3 杯水"。

晚上睡前 1 杯水，半夜醒来 1 杯水，早晨起床 1 杯水。

因为夜间血流缓慢，容易形成血栓，睡前饮 1 杯水可稀释血液。半夜醒来，尤其是夏季睡觉出汗多，半夜起床也要饮 1 杯水。当然，不必因刻意半夜饮水而影响了休息。因为上午 8～10 点是血压高峰期，心脑血栓极易形成，早晨起床饮 1 杯水可以稀释血液，防止血栓形成，还可起到通便的作用。

高血压病人的 3 个 "3"，简单易行，行之有效，如养成习惯，对健康长寿定会大有裨益。

14. 降压治疗的目标

中青年高血压患者血压应降至 130/85mmHg 以下。合并有靶器官损害和（或）糖尿病时，血压应降至 130/80mmHg 以下。高血压合并肾功能不全、尿蛋白超过 1g/24h，至少应将血压降至 130/80mmHg，甚至 125/75mmHg 以

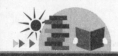
健康食谱

下。老年高血压患者的血压应控制在 140/90mmHg 以下，尤应重视降低收缩压。多年来，人们一直认为，对老年人的降压治疗应更宽松些，这一观点已被大量循证医学证据彻底否定。研究表明，严格控制老年人的血压同样可以获益，不会提高不良反应的发生率。

众多大规模临床试验所提供的循证医学证据显示，血压在正常理想范围内越低越好，血压降到正常或理想水平并不会加重心、脑、肾供血不足或加重症状。只要缓慢而平稳地将血压降至目标水平以下，既可明显降低各种心脑血管事件的危险，也可减轻症状。

15. 焦虑、紧张、恐惧等不良情绪对高血压的影响

精神紧张可导致高血压病，由于高血压的发生与心理因素关系密切，所以已被划入心身疾病的范畴。强烈的焦虑、紧张、刺激、愤怒以及压抑等心理因素是高血压发病的重要诱因，也可使波动性高血压转变为持续性高血压。老年人由于机体衰老，离退休后活动范围缩小、子女独立、老人对子女依靠等因素，容易出现孤独、不安、抑郁、焦虑等心理状态，容易诱发高血压病，所以调整好情绪对防治高血压至关重要。

16. 高血压患者要做到心理平衡

高血压患者的心理表现是紧张、易怒、情绪不稳，这些又都是使血压升高的诱因。患者可通过改变自己的行为方式，培养对自然环境和社会的良好适应能力，避免情绪激动及过度紧张、焦虑，遇事要冷静、沉着。当有较大的精神压力时，应设法释放，向朋友、亲人倾吐，或参加轻松愉快的业余活动，或寄情于琴棋或花卉之中，使自己有个良好的心境，从而维持稳定的血压。

17. 高血压患者应进行自我管理

①定期测量血压，每周至少测量 1 次。

②治疗高血压应有信心、有决心、有恒心，只有这样，才能防止或推迟机体重要脏器受到损害。

③定时服用降压药，不随意减量或停药，以防止血压反跳。必要时可在医生指导下根据病情调整用药。

④如条件允许，可自备血压计，并学会自测血压。

⑤除服用适当的药物外，还要注意劳逸结合、平衡膳食、适当运动，保持情绪稳定、睡眠充足。

⑥老年人降压不能操之过急，防止心脑血管并发症的发生。

⑦老年人要注意防止体位性低血压。

18. 高血压患者在哪些情况下要及时就医

①遵医嘱服完一定疗程的药物之后。

②血压过高或过低，血压波动大。

③出现眼花、头晕、恶心呕吐、视物不清、偏瘫、失语、意识障碍、呼吸困难、肢体乏力等现象。

如病情危重，要及时求救 120 急救中心，千万不能拖延。

 二 降压饮食与运动

1. 高血压患者健康生活方式

高血压可导致多种严重疾患，如脑卒中、冠心病和肾功能损害等。改善生活方式对高血压的防治十分重要，高血压患者及血压正常高值人群都应在日常生活中认真落实以下几点：

（1）减少钠盐。

适当地减少钠盐的摄入，有助于降低血压，减少体内的钠水潴留。建议每人每日食盐量不超过 6g。我国膳食中约 80% 的钠来自烹调或含盐高的腌制品，因此首先要减少烹调用盐及含盐高的调料，少食各种咸菜及盐腌食品。

（2）控制能量的摄入。

少吃油炸食品，少吃葡萄糖、果糖及蔗糖等单糖食品。提倡吃复合糖类，如全麦、粗粮等。

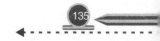

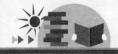

（3）减少膳食脂肪。

总脂肪小于总能量的 30%，饱和脂肪小于 10%。建议患者改善动物性食物结构，减少含脂肪高的猪肉，烹调时，选用植物油，1d 25g 即可。少吃肉汤类，因为肉汤中嘌呤含量多，会升高血尿酸浓度，加重肾脏负担。

（4）补充适量优质蛋白。

高血压病人每日摄入蛋白质的量以 1kg 体重 1g 为宜。每周吃 2～3 次鱼类，可多吃海鱼，因海鱼含有不饱和脂肪酸，能使胆固醇氧化，从而降低血浆胆固醇，还可延长血小板的凝聚，抑制血栓形成，防止中风。海鱼还含有较多的亚油酸，对增加微血管的弹性，防止血管破裂，防止高血压并发症有一定作用。如高血压合并肾功能不全时，应限制蛋白质的摄入。

（5）注意补充钾和钙。

钾和钙与血压呈明显负相关。中国膳食低钾、低钙，应增加含钙高的食品，如牛奶、酸牛奶、虾皮等。多吃含钾多的新鲜蔬菜和水果。

（6）限制饮酒。

尽管有研究表明极少量饮酒可能减少冠心病发病的危险，但是大量饮酒可诱发心脑血管事件发作。因此不提倡用少量饮酒预防冠心病，提倡高血压患者尽量戒酒，因饮酒可增加降压药物的抗性。

（7）增加体力活动。

一般每周运动 3～5 次，每次持续 20～60min。如运动后自我感觉良好，且保持理想体重，则表明运动量和运动方式合适。运动强度因人而异，按科学锻炼的要求，常用运动强度指标可用运动时最大心率达到 170 减去年龄，如 50 岁的人运动心率为 120 次/min。中老年人体力活动应包括有氧、伸展及增强肌力练习 3 类，具体项目可选择步行、慢跑、太极拳、门球、气功等。

（8）保持乐观心态，提高应激能力。

长期精神压力和心情抑郁是引起高血压和其他一些慢性病的重要原因之一，短期反复的过度紧张和精神刺激，也会诱发高血压。对有精神压力和心理不平衡的人，应正确对待自己、他人和社会，减轻精神压力，改变心态，积极参加社会和集体活动，提高人群自我防病能力，选择适合个体的体育、绘画、书法等文化活动，增加老年人社交机会，提高生活质量。

（9）控制体重。

肥胖者患高血压的危险是正常体重人群的 8 倍。体重指数应保持在 20 ～ 24kg/m²，减重 10kg，收缩压可下降 5 ～ 20mmHg。体重减少 10%，则可使胰岛素抵抗、糖尿病、血脂异常和左心室肥厚得到改善。

（10）戒烟。

对高血压患者来说，戒烟也是重要的，虽然尼古丁只使血压一过性地升高，但它会降低服药的依从性并增加降压药物的剂量。

2. 哪些食物能辅助降低血压

（1）叶菜类。

芹菜、茼蒿、苋菜、韭菜、黄花菜、荠菜、菠菜等。

（2）根茎类。

茭白、芦笋、白萝卜、胡萝卜、荸荠等。

（3）瓜果类。

西瓜、冬瓜、西红柿、山楂、柠檬、香蕉、红枣、桑葚、茄子等。

（4）花、种子、坚果类。

菊花、罗布麻、芝麻、豌豆、蚕豆、绿豆、玉米、荞麦、花生、西瓜子、核桃、向日葵子、莲子心等。

（5）水产类。

海带、紫菜、海蜇、海参、海藻、牡蛎、鲍鱼、虾皮、银鱼等。

（6）动物类及其他。

牛奶、食醋、豆制品、黑木耳、白木耳、香菇等。

3. 高血压患者要特别注意吃新鲜蔬菜

新鲜的蔬菜细胞破裂就能释放出钾，而腌菜、酱菜、干菜含钾低，西红柿、青椒、茄子、蘑菇、菠菜、芹菜、韭菜等含钾高。钾对降低血压非常有利，所以糖尿病合并高血压患者一定要吃新鲜蔬菜，尽量少吃反季节蔬菜，因为其营养价值会大打折扣。

4. 低钠高钾饮食能降血压

一个人的钠盐摄入量越高，血压就越高。每个人对盐的偏好是不固定

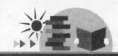
的。在食用含盐量低的食物一段时间之后，口味会逐渐变淡。建议高血压患者或有高血压家族史者使用低钠盐，因为低钠盐不但含钠低，而且含有钾和镁，这2种元素对高血压患者有益。

多吃富含钾的食物能够减弱盐对血压的影响，可以降低形成肾结石的风险，还可能减少随着年龄增长而引起的骨质流失。大部分食物都含钾，如豆类、冬菇、黑枣、杏仁、核桃、花生、土豆、竹笋、瘦肉、鱼、禽肉类，根茎类蔬菜如苋菜、油菜及大葱等，水果如香蕉、枣、桃、橘子等。

5. 高血压患者要戒烟限酒

吸烟会导致高血压。研究证明，吸一支烟心率每 min 会增加 5～20 次，收缩压增加 10～25mmHg。这是因为烟叶内的尼古丁（烟碱）会兴奋中枢神经和交感神经，使心率加快，同时也促使肾上腺释放大量儿茶酚胺，使小动脉收缩，导致血压升高。尼古丁还会刺激血管内的化学感受器，反射性地引起血压升高。长期大量吸烟，还会促进大动脉粥样硬化，小动脉内膜逐渐增厚。同时由于吸烟者血液中一氧化碳血红蛋白含量增多，降低了血液的含氧量，使动脉内膜缺氧，动脉壁内脂的含氧量增加，从而加速动脉粥样硬化的形成。因此，无高血压的人戒烟可预防高血压的发生，有高血压的人更应决心戒烟。

与吸烟相比，饮酒对身体的利弊尚存在争议。有人认为少量饮酒对健康有益，但有一点可以肯定，大量饮酒对身体绝对有害，高浓度的酒精会导致动脉硬化，加重高血压。

6. 高血压患者应怎样运动

运动除了可以促进血液循环、降低胆固醇的生成外，还能增强肌肉力量，增加骨密度。运动能增加食欲，促进肠胃蠕动、预防便秘、改善睡眠。最好做有氧运动，有氧运动同减肥一样，可以降低血压。如散步、慢跑、太极拳、骑自行车和游泳都是有氧运动。

（1）注意事项。

① 注意气候和周围环境：夏天避免中午艳阳高照，冬天注意保暖。

② 穿着舒适吸汗的衣服：选棉质衣料及弹性好的运动鞋。

③ 选择安全场所：如公园、学校，勿在巷道、马路边锻炼。

（2）运动禁忌。

① 生病或不舒服时应停止运动。

② 饥饿时或饭后 1 小时内不宜运动。

③ 运动前要做好准备活动，运动中不可骤然停止。

④ 运动中要注意安全，身体感到不适，就不要硬撑到底。

⑤ 运动勿过量，加大活动量要循序渐进。

第三节　调节血脂

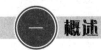 一　概述

1. 什么是血脂

血脂是人体血液中所含各类脂质的总称。脂质主要包括胆固醇、甘油三酯、低密度脂蛋白、高密度脂蛋白、载脂蛋白 A1、载脂蛋白 B。

2. 什么是血脂异常

血中胆固醇（TC）和/或甘油三酯（TG）过高或高密度脂蛋白胆固醇（HDL – C）过低，现代医学称之为血脂异常。

高胆固醇血症：血清总胆固醇含量超过 5.72mmol/L，而甘油三酯含量正常（低于 1.7mmol/L）。

高甘油三酯血症：血清甘油三酯含量超过 1.7mmol/L，而总胆固醇含量正常（低于 5.72mmol/L）。

混合型血脂异常：血清总胆固醇和甘油三酯含量均增高，即总胆固醇含量超过 5.72mmol/L，甘油三酯含量超过 1.7mmol/L。

低高密度脂蛋白血症：血清高密度脂蛋白胆固醇含量低于 0.9mmol/L。

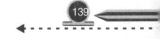

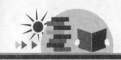
3. 甘油三酯处在不同水平时怎样应对

（1）临界范围。

甘油三酯在 1.70～2.25mmol/L 之间，不需要立即接受药物治疗。临床发现，若立即给予生活方式干预（如减少能量摄入，增加运动量），随着腰围的减小，甘油三酯水平就会下降。

（2）水平升高。

甘油三酯在 2.26～5.64mmol/L 之间，在生活方式干预的基础上，要用贝特类或烟酸类药物进行治疗。

（3）水平很高。

甘油三酯大于 5.65mmol/L 时，除了积极改变生活方式以外，应立即接受药物治疗。贝特类或烟酸类药物是首选用药。此时治疗的首要目标是尽快降低急性胰腺炎发生的风险，尤其是当甘油三酯超过 11.30mmol/L 的时候，患者必须限制脂肪的摄入。

4. 低密度脂蛋白和高密度脂蛋白的不同

低密度脂蛋白是"坏胆固醇"，可沉淀在血管壁上，形成粥样动脉硬化斑块，使血管狭窄或堵塞。

高密度脂蛋白俗称"清道夫"，是"好胆固醇"，它能把肝外组织中的胆固醇转运到肝内进行清除，有抑制动脉硬化的作用，因此它的水平越高越好。

5. 载脂蛋白 A1 和载脂蛋白 B 的不同

载脂蛋白 A1 和高密度脂蛋白胆固醇一样，具有保护动脉内皮的作用，它能加强血浆中某些酶的活性，促使胆固醇代谢，防止动脉粥样硬化。若血清载脂蛋白 A1 水平下降，则易发生动脉粥样硬化。

载脂蛋白 B 是以低密度脂蛋白胆固醇为主要结构的蛋白质，若血清载脂蛋白 B 水平升高，可导致动脉粥样硬化和冠心病。

6. 血脂异常与哪些疾病关系密切

（1）脂肪肝。

高甘油三酯血症是脂肪肝最常见的病因。血脂异常可因肝细胞甘油三酯合成增高，导致甘油三酯在肝内堆积，进而引起脂肪肝。

绝大多数血脂异常伴有肥胖、糖尿病和酒精中毒。研究表明，非酒精性脂肪肝中约有 20% ~81% 合并血脂异常。正常的肝脏仅含有少量脂肪，约占肝脏体积的 4% ~7%，其中一半为甘油三酯，另一半为卵磷脂和胆固醇。血液中的脂肪酸在肝脏内合成甘油三酯。由于肝内没有太多空间储存，甘油三酯一经合成，就与载脂蛋白结合为脂蛋白（主要是极低密度脂蛋白），并释放入血液。若脂肪酸摄入过多，或者血液内极低密度脂蛋白含量过高，致使高甘油三酯合成与转运之间平衡失调，大量甘油三酯堆积在肝脏内，就形成了脂肪肝。

（2）胆石症。

众多调查显示，有些少数民族胆石症发病率明显高于汉族。原因是这些少数民族长期吃高脂肪的牛、羊肉，而进食蔬菜较少。脂肪进食过多和缺乏运动是胆石症形成的重要因素。近年来，我国人民随着物质生活水平的提高和饮食结构的改变，胆石症发病率也逐渐上升。人胆囊收缩功能减退，胆汁排泄迟缓，易发生胆汁浓缩、黏稠度增加。中老年人，往往因胆固醇偏高，改变了胆固醇、胆红素、胆汁酸的比例，易诱发胆石症。统计表明，血脂异常和肥胖者的胆结石检出率明显高于血脂和体重正常者。因此，通过控制饮食，加强身体锻炼，减肥来降低血脂水平，不但有利于预防心血管病，而且对避免胆石症的形成也有一定作用。

（3）急性胰腺炎。

急性胰腺炎是严重的消化道疾病。血脂异常过高的甘油三酯（TG）会在血管、肝脏、胰腺等组织中堆积，激活的胰酶会使甘油三酯分解为大量游离脂肪酸。未与白蛋白结合的游离脂肪酸呈很强的毒性，易损伤胰腺，引发急性炎症。在血中甘油三酯升高的情况下，脂肪酸作用于甘油三酯，释放出有毒的游离脂肪酸，引起局部微栓的形成及毛细血管膜的损害。游离脂肪酸可在胰腺产生毒性作用而致急性胰腺炎。已患有高甘油三酯血症

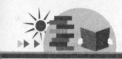

者，如又暴饮暴食，更易发生急性胰腺炎，据统计，与其他原因引起的急性胰腺炎不同，约50％的血脂异常性胰腺炎患者的血淀粉酶测定值在正常范围，常不伴有血淀粉酶的显著升高。急性胰腺炎患者并发高甘油三酯（TG）血症，则预示病变程度可能加重，并发症多、预后差，因此应常规进行血脂检测，指导治疗。降低高甘油三酯（TG）水平是治疗的关键措施之一，一般治疗措施与其他类型的急性胰腺炎是一致的。值得重视的是，高甘油三酯血症的急性胰腺炎患者，常伴有肝功能损害，可能使病情恶化。因此，在处理高甘油三酯血症的同时，对肝脏功能的保护是十分必要的。

由此可见，血脂异常不仅是心血管病、糖尿病、脂肪肝、胆石症的一个重要危险因素，还是引发急性胰腺炎的"定时炸弹"。要避免上述疾病的发生，关键是要采取一切措施来降低血脂异常。

7. 对血脂认识的4个误区

误区一：血脂异常就是甘油三酯高，就是血黏度高、血流缓慢。

血脂是血中所含脂质的总称，其中主要包括胆固醇和甘油三酯。引起严重危害主要是胆固醇异常，尤其是 LDL－C（低密度脂蛋白）过高。研究显示，如果血液中有过多的低密度脂蛋白沉积于动脉血管壁，就会形成粥样斑块。有斑块的血管狭窄或破裂就直接导致急性心梗、中风甚至猝死。因此，目前最重要的血脂检测指标是低密度脂蛋白胆固醇，并非甘油三酯。

误区二：体检化验单没有"箭头"就是正常。

如今很多人都格外关注体检结果中的胆固醇指标，但鲜有人发现自己有胆固醇异常问题，因为化验单上并未发现有"箭头"。须知，一般人群和已有冠心病或糖尿病等疾病，或者已经发生过心梗、中风的患者，血脂治疗值和目标值与化验单上显示的正常值是不同的。他们的血脂目标值要求更严格，要低于血脂化验单上的参考值。

误区三：胆固醇异常是慢性，即使不达标也无大碍。

胆固醇异常在很多人眼中是一种慢性病，就像高血压、糖尿病一样，短时间内不会导致健康出大问题。实际上，以冠心病为主的心脑血管疾病往往与动脉粥样硬化密不可分，它的特征是：慢性进展、急性突变、全程炎症。"坏"胆固醇在动脉血管内壁慢慢沉积形成动脉粥样硬化斑块，使血管变窄、阻塞。这些斑块就像一个个"不定时炸弹"，随时可能破裂，导致心梗、中风。如果不尽早控制，年轻患者同样可发生这样严重后果。近年来，影视明星突发心脑血管疾病者就不乏中青年人。

误区四：保健品或中药可以软化血管、降低血黏度，服用后无副作用。

现在民间采用的一些保健品降低胆固醇的作用尚不明确，中药作为治疗血脂异常辅助用药的确也具有一定疗效，但目前仍然缺乏明确的临床研究依据。因此，保健品或中药是无法取代药物治疗的。目前医学界公认"他汀"类药物是降胆固醇治疗的主导药物，而且全球患者 20 年左右的用药经验验证了"他汀"类药物的疗效和安全性。

8. 血脂异常可以预防

血脂异常可以通过健康的生活习惯预防或延缓发生。虽然有部分血脂异常症是家族遗传，无法预防，但良好的生活方式干预和药物干预却可以控制。有遗传因子的人，尤其要养成健康的饮食习惯，否则血脂异常症会提早出现。

9. 血脂异常需要长期控制

就像高血压、糖尿病一样，无论使用非药物或药物的方法，血脂异常只能控制在正常范围内，无法完全治愈，除非是因其他疾病而造成的血脂异常。例如因甲状腺功能减退引起的血脂异常，甲状腺功能减退治愈了，血脂便会随着下降。不过这种情形较为少见，大部分的血脂异常都需要长期控制。

10. 为什么有些高脂血患者退休后血脂浓度反而恢复正常

调查发现，有些患血脂异常症的老人退休后血脂明显下降，甚至恢复正常，且稳定持久。这是因为他们脱离了紧张的工作环境。大量事实证明，长期紧张、忧虑及工作上的紧迫感均影响血脂代谢，争吵、激动、悲伤均可促使甘油三酯升高，使高密度脂蛋白降低。据动物实验观察，对已患血脂异常的动物每天给予抚摸及安慰，其动脉粥样硬化范围均明显缩小。

二 调脂饮食与运动

1. 血脂异常患者饮食原则

饮食治疗是血脂异常治疗的基础，饮食治疗无效时，方可用药物治疗。在服用降脂药物期间，也应注意饮食控制，以增强药物的疗效。血脂异常患者饮食原则如下：

（1）平衡饮食。

有的血脂异常患者完全素食、偏食，这对身体极为不利。日本要求 1d 食物种类为 30 种，中国营养学会要求我国居民食物多样化。我们最好每天不少于 15 种食物，尽可能从饮食中获得各种营养素。如果一个人在两星期内所吃的食物都没有超过 20 种，就是严重偏食。

（2）多饮水。

高脂血患者往往血液浓缩、血黏度增高，流速减慢，促使血小板局部沉积，易形成血栓。多饮水有利于冲淡血液，缓解血液黏稠度，保持体内血液循环顺畅。

（3）低能量。

部分血脂异常患者体型肥胖，因此，减少总能量，是主要的减肥方法。每月降低体重 1~2kg 最适宜。

（4）低脂。

减少脂肪的摄入量是控制能量的根本，要少吃动物脂肪，一日烹调用油控制在 25g 左右。

（5）低胆固醇。

膳食中的胆固醇每日不超过 500mg，富含胆固醇的食物有蛋黄、动物内脏、鱼籽、蟹黄、脑等。

（6）减少碳水化合物摄入。

甜食和主食摄入过多，会升高血中甘油三酯水平，所以高甘油三脂患者尤其要限食甜食，如糕点、糖果、果汁、红糖、水果糖、白糖、巧克力等。

（7）适当多吃富含蛋白质、维生素、无机盐及纤维素的食物。

蛋白质、维生素、无机盐是血脂异常患者必需的保护性营养素，不能因为控制能量而影响这些营养素的摄入。要多吃新鲜蔬菜与水果，因其中含有丰富的维生素C及粗纤维。维生素C具有降血脂的作用，粗纤维在肠道可以阻止胆固醇的吸收，有利于降低血液黏稠度。山楂、苹果、梨、猕猴桃、柑橘及各种粗杂粮等均有一定的降脂作用。

（8）适当食用降脂食物。

①大豆制品：大豆含有丰富的卵磷脂，有利于脂类透过血管壁为组织所利用，可使血液中的胆固醇下降，改善血液黏稠度，避免胆固醇在血管内沉积。

②香菇、黑木耳：是自古以来的素食佳品，香菇的主要有效成分在菌帽，黑木耳的主要成分是水溶性的，烹调后，多存在汤中。

③洋葱、大蒜：每天食入一枚中等大小的洋葱，能使血中有害胆固醇转化成有益心脏的胆固醇。大蒜也可使血中总胆固醇降低。

④海鱼类：含有不饱和脂肪酸，具有降低胆固醇作用。

⑤酸奶：长期饮用酸奶，可降低血中胆固醇。

⑥茶叶：试验证明，饮茶能降低胆固醇，防止动脉粥样硬化。牧民长期食用大量肉类，但心脑血管疾病发生率并不高，与常喝茶有关。

（9）坚持锻炼。

散步、慢跑、打太极拳、打羽毛球、爬山、游泳等，能促进血液循环，有利于体内脂类代谢。

（10）控制腰围。

男性腰围控制在90cm以内，女性腰围控制在80cm以内。

（11）勿吸烟，应戒酒。

因酒可提高血液中甘油三酯水平。

2. 血脂异常患者吃药好转，仍需饮食和运动干预

血脂异常患者通过吃药，将血脂控制在正常范围，也必须继续进行饮食和运动治疗。如果饮食不控制、不运动，或者又抽烟、酗酒等，可能要加大药物剂量，加重肝肾负担。

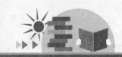

3. 维生素不能直接调节血脂

维生素主要目的不在"调节血脂",而是"抗氧化",因为氧化的血脂质对身体有害。维生素虽不能让血脂下降,却有助于抗氧化,减低血脂被氧化的可能性,减小血管硬化的程度。

正确的饮食观念还是摄取低能量、低脂肪的食物,而不是多吃补品。

4. 辅助调节血脂的食物

(1)香菇。

可降低血内胆固醇,防止动脉硬化和血管变性,是防止心血管疾病的理想食物。

(2)牛奶。

含有羟基、甲基戊二酸,能抑制人体内胆固醇合成酶的活性,从而抑制胆固醇的合成。此外,牛奶中含有较多的钙,也可降低人体对胆固醇的吸收。

(3)生姜。

含有一种类似水杨酸的有机化合物,该物质的稀溶液是血液的稀释剂和防凝剂,对降血脂、降血压、防止血栓形成有很好的作用。

(4)甲鱼。

具有滋阴、进补作用。实验证明,甲鱼能有效地降低高脂饮食后体内的胆固醇含量。

(5)海带。

海带含有大量的不饱和脂肪酸,能清除附着在血管壁上的胆固醇。海带中的食物纤维,能调理肠胃,促进胆固醇的排泄,控制胆固醇的吸收。海带中钙的含量极为丰富,能降低人体对胆固醇的吸收,降低血压。以上3种物质协同作用,降血脂效果极好,有很高的食疗价值。

(6)苹果。

含丰富的果胶,能降低血液中胆固醇的浓度,还具有防止脂肪聚集的作用。

（7）燕麦。

含极其丰富的亚油酸，占全部不饱和脂肪酸的 35% ~ 52%。燕麦中维生素 E 的含量也很丰富，还含有皂甙素，可以降低血浆胆固醇的浓度。试验证明，燕麦确有明显的降低血清总胆固醇、甘油三脂及脂蛋白的作用，并能升高血清高密度脂蛋白。

5. 中老年降脂操的具体步骤

中老年血脂异常病人适宜做降脂操。可通过做操消耗体内多余脂肪，提高新陈代谢率，达到减肥降脂的目标。开始时可做 10 ~ 20min，逐步增加，最多增加为 30min 左右。具体动作如下：

（1）体转运动。

两脚分开，与肩同宽，双手叉腰，上体向左转动至最大限度，还原。再向右转动至最大限度，还原，如此连续转体 20 ~ 40 次。

（2）手摸脚踝。

两脚分开，比肩略宽，上体前屈，双肩侧伸展，与地面平行，转肩，左手摸右脚外侧（踝部），再转肩，右手摸左脚外侧，反复 10 次。

（3）下蹲起立。

双脚开立，与肩同宽，下蹲膝关节尽量弯曲，起立，再下蹲，反复 20 次。

（4）仰卧起坐。

仰卧，双手上举向前，带动身体向上坐起，还原再坐起，反复 20 次。

（5）面墙俯卧撑。

面墙站立，两手掌贴墙，做双臂屈伸练习，连续 20 次。

（6）原地高抬腿。

两脚并立，双臂下垂，掌心紧贴大腿外侧，先将左脚尽可能抬高 3s 以上，然后放下，再将右脚尽可能抬高，然后放下，双脚交替 20 次。

做操时注意安全，锻炼应量力而行，以全身温热为度，不可操之过急。

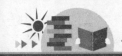

第四节　降　糖

一　概述

1. 什么是血糖

血糖是血液中所含的葡萄糖。其中一部分供给人体所需能量，其余以肝糖原形式在肝脏中储存起来，在机体需要时再分解成葡萄糖进入血液，补充血糖，维持血糖水平。正常人血糖处于动态平衡中，维持相对稳定的水平。正常水平的血糖，对于人体各组织器官的生理功能是至关重要的。

2. 正常人的血糖值

正常人的血糖值是相对稳定的，也随着进食、精神、应激等因素而波动。正常空腹血糖为 3.4 ~ 6.1mmol/L，餐后 2h 血糖不超过 7.8mmol/L。

3. 高血糖对人体的危害

高血糖一直被认为是产生糖尿病并发症的危险因素。糖尿病病程越长，其并发症越易发生。高血糖对人体有如下危害：

①可导致 B 细胞功能损害，胰岛素分泌能力下降。

②致使葡萄糖利用障碍，脂肪及蛋白质分解加速，表现消瘦、体重下降、易合并各种感染。

③引起血管病变。大血管病变表现为高血压、动脉硬化、冠心病、脑血管意外等。微血管病变表现为糖尿病肾病、糖尿病视网膜病变及糖尿病神经病变。

4. 什么是糖尿病

糖尿病是由于体内胰岛素的绝对或相对不足，引起糖、脂肪和蛋白质代谢紊乱的一种常见慢性代谢性疾病。糖尿病是一种慢性代谢性疾病，目前难以根治，且需终身治疗。

5. 目前糖尿病的诊断标准

1999 年世界卫生组织糖尿病专家委员会制定的最新诊断标准为：

（1）糖尿病。

①空腹血糖大于或等于 7.0mmol/L（126mg/dL）。

②口服葡萄糖耐量试验（OGTT）餐后 2h 血糖大于或等于 11.1mmol/L（200mg/dL）。

③随机血糖大于或等于 11.1mmol/L（200mg/dL）。

若符合以上 3 个条件中的 1 项，且在另一日重复试验证明本次检查无误，就可诊断为糖尿病。

（2）糖耐量受损。

空腹血糖小于 7.0mmol/L（126mg/dL），而口服葡萄糖耐量试验（OGTT）餐后 2h 血糖大于或等于 7.8mmol/L（140mg/dL）并且小于 11.1mmol/L（200mg/dL）者。

（3）空腹血糖受损。

空腹血糖大于 6.1mmol/L（110mg/dL）且小于 7.0mmol/L（126mg/dL），而餐后 2h 血糖小于 7.8mmol/L（140mg/dL）者。

6. 糖尿病的分类

1999 年 WHO（世界卫生组织）正式通知各会员国，提出了一个反映病因和发病机制的糖尿病分类：

（1）原发性糖尿病。

①1 型糖尿病：胰岛 B 细胞被破坏，通常导致胰岛素绝对缺乏，如免疫介导性的及特发性的。

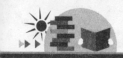

②2 型糖尿病：其发病过程可从以胰岛素抵抗为主，伴有相对胰岛素不足，到胰岛素明显缺乏伴胰岛素抵抗。

（2）继发性糖尿病。

①B 细胞功能遗传缺陷。

②胰岛素作用遗传缺陷。

③外分泌胰腺疾病。

④内分泌疾病。

⑤药物或化学因素诱发。

⑥感染。

⑦免疫介导性糖尿病的少见形式。

⑧伴有糖尿病的其他遗传综合征。

（3）妊娠期糖尿病。

在妊娠期间发现的糖尿病。

（4）其他类型。

糖耐量受损和空腹血糖受损不作为一种分型，是糖尿病发展过程中的一个阶段，也可认为是发生糖尿病和心血管疾病的危险因子。

7. 糖尿病的典型症状

糖尿病人因为胰岛素分泌不足或胰岛素抵抗，摄入的葡萄糖不能有效地被组织氧化利用，出现高血糖，临床上出现一系列症状。典型的临床表现为多饮、多尿、多食、消瘦，称之为"三多一少"。2 型糖尿病症状大多不典型，特别是老年糖尿病人可以无症状，而往往出现急、慢性并发症或在查体化验后才发现糖尿病。

8. 糖尿病的典型症状是怎样发生的

（1）多食。

即便血液中有大量的葡萄糖，在没有胰岛素或胰岛素不够的情况下，机体仍然不能利用葡萄糖获得能量，结果细胞处于饥饿状态，导致饥饿多食。

（2）多尿。

在血糖浓度很高的情况下，细胞中的水分就会向血液转移，葡萄糖渗漏到尿液中时，也会带走大量水分，导致多尿。

（3）多饮。

细胞失水和多尿又导致烦渴。

（4）体重减少。

由于糖代谢失常，引起能量供应不足，促进脂肪大量分解，导致体重减少。

9. 糖尿病对人体的危害

糖尿病是因胰岛素分泌缺陷、作用缺陷或二者兼而有之，引起糖、脂肪及蛋白质等代谢紊乱的疾病。从长远来看，对人体危害很大，有人也称糖尿病是"秋后算帐"。糖尿病的代谢紊乱非常广泛，对人体危害极大，主要有以下几个方面：

（1）糖代谢紊乱。

因胰岛素缺乏或胰岛素抵抗（机体对自身的胰岛素敏感性和反应性下降），导致肌肉、脂肪等组织对葡萄糖的利用减少，而肝糖原分解及异生增多，使体内血糖升高，尿糖增加，血浆渗透压增高，发生乳酸性酸中毒。

（2）脂肪代谢紊乱。

糖尿病的脂肪代谢紊乱主要是脂肪合成减少，分解增加，发生血脂异常，导致动脉血管硬化，出现高酮血症，引起糖尿病酮症酸中毒。

（3）蛋白质代谢紊乱。

蛋白质合成减少，分解增加。患者往往消瘦、疲乏、易发生各种感染，小儿可影响生长发育，抵抗力下降，细胞免疫和体液免疫下降，易发生多种感染性疾病。

（4）血管病变。

大血管病变可分高血压、动脉硬化、冠心病、脑血管意外等，小血管病变可分糖尿病肾病、糖尿病视网膜病变、糖尿病足等。

（5）其他病变。

如继发感染、白内障、青光眼、脂肪肝、胆结石、周围神经损害等。

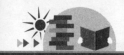

10. 糖尿病的病因

糖尿病类型不同，病因也就不同。

（1）1 型糖尿病病因。

①遗传易感性。糖尿病内因中，遗传因素是肯定的，1 型糖尿病人的父母患病率为 11%，三代直系亲属中遗传率为 6%。

②自身免疫性。临床发现 1 型糖尿病有两个自身免疫特征（胰小岛炎和自身抗体），这些自身抗体包括胰岛细胞抗体、谷氨酸脱羧酶抗体、胰岛素抗体等，并常伴有其它自身免疫性疾病，如甲状腺功能亢进症、原发性甲状腺功能减退症等。

③病毒感染与环境因素。包括感染、毒物、饮食因素及化学物质的摄入等。

（2）2 型糖尿病病因。

①遗传易感性（内因）。现已发现，2 型糖尿病有明显的遗传倾向及家族聚集性，2 型糖尿病的一级亲属患病率高于非 2 型糖尿病人的亲属，其中病人同胞的患病率也高于病人的子女。

②环境因素（外因）。

一是年龄因素：40 岁以上患病率明显升高。

二是营养因素：总能量摄入过多，体重超重或肥胖是 2 型糖尿病的重要因素，尤其腹型肥胖常常是 2 型糖尿病的伴随和前导因素。

三是体力活动：运动量缺乏会促进 2 型糖尿病的发展。

四是其他因素：如胎儿发育不良、应激、外伤、烧伤、寒冷等。

11. 糖尿病与年龄有关

糖尿病与年龄有关系，而且关系很大。1 型糖尿病，小于 6 个月很少发病，9 个月后开始升高，12 ~ 14 岁发病率最高。2 型糖尿病除与种族差异、社会发展水平有关外，与年龄也密切相关。全国调查显示，25 岁以上人群糖尿病患病率已达 2.3% ~ 3.2%，在一些发达大城市如北京、南京、大庆等，患病率已达 3.5% ~ 4.5%。目前我国 2 型糖尿病高发年龄在 50 岁以上，50 ~ 59 岁患病率约为 7%，60 岁以上达 10%。多项资料表明，40 岁以上的糖尿病患者占糖尿病患者总数的87%。所以糖尿病患病率与年龄密切相关。

12. 肥胖者易患糖尿病

肥胖是指体重超过标准体重20%。肥胖是许多疾病如2型糖尿病、冠心病、高血压、血脂异常、胆囊炎、胆结石等发病的基础。大约有80%的肥胖成人伴有上述一种疾病,40%的肥胖成人伴有上述两种以上疾病。肥胖是糖尿病极为重要的危险因素。1994年全国糖尿病协作组报告,体重指数每增加1,可使糖尿病发病危险增加17%,体重指数每增加5,可使糖尿病发病危险增加85%。肥胖出现越早,持续时间越长,发生糖尿病机会就越多。长期的肥胖(尤其是腹型肥胖),造成胰岛素抵抗,加重了胰岛B细胞(分泌胰岛素的细胞)的负担,因为这些人需要更多的胰岛素来维持血糖相对稳定,使其不致过度升高,久而久之,胰岛B细胞功能衰竭,导致胰岛素分泌减少甚至缺乏,不能阻止血糖升高而发生临床糖尿病。

13. 导致糖尿病患病率急剧增加的原因

糖尿病患病率的急剧增加可能有多种原因:

(1)遗传因素。

中国人可能为糖尿病的易感人群,富裕国家华人患病率在10%以上,明显高于当地的白种人,提示这种可能性的存在。

(2)环境因素。

由于我国经济的迅速发展,生活水平提高引起膳食结构改变,膳食中热量、蛋白质、脂肪的来源从以植物为主转向以动物为主,总热量过剩,同时生活方式不健康、不科学,包括对糖尿病的无知、热量摄取过多和体力活动减少导致肥胖。

(3)社会老龄化。

我国男性预期寿命已达71岁,女性达74岁,而2型糖尿病是一种年龄相关性疾病,年龄越大,患病率越高。

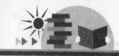
健康食谱

14. 2型糖尿病是代谢综合征 "冰山" 一角

有人将代谢综合征比喻为一座巨大的冰山，这座冰山是由多种成分组成的，比如腹型肥胖、高血压、血脂异常、糖尿病等，而糖尿病只是这座冰山露出水面的一角。肥胖、高血压、血脂异常、糖尿病是导致动脉粥样硬化的4个 "凶手"，它们个个都能独立致病。从流行病学观点看，每个凶手都能使心脑血管疾病发病率倍增，而几个凶手联合，其危害性呈相乘关系，即2个凶手联合，危害为4倍，3个凶手联合，危害为9倍，4个则为16倍。多方研究指出，健康是可以量化的，死亡是可以预测的。所以糖尿病患者不能只控制血糖，更要控制腰围、血脂、血压等，这样才能延缓或避免心脑血管并发症的发生。

15. 怎样才能早期诊断糖尿病

糖尿病提倡早期诊断、早期治疗，这对预防各种并发症极为重要。要早期发现糖尿病，以下情况必须注意：

①年龄在40岁以上，身体肥胖，有糖尿病家族史者。

②有明显的 "三多一少" 症状或只有 "三多一少" 中的1～2项者。

③不明原因的消瘦，尤其是老年食量较好者。

④反复的尿路、胆道、肺部、皮肤感染等。

⑤有四肢麻木、疼痛、瘙痒等周围神经症状者。

⑥年龄在40岁以上伴有高血压、冠心病、脑血管病者。

⑦男性阳痿、性功能减退，女性闭经或月经紊乱者。

⑧过早出现双眼视力下降、白内障、眼底出血者。

⑨有生产巨大婴儿（体重大于4kg）史或有多次流产、死胎、死产史者。

⑩有慢性胰腺炎、肝炎、肝硬化、外伤史及胰腺手术史者。

⑪因其他疾病长期服用糖皮质激素（强的松等）者。

凡发现以上情况，应及时到医院化验血糖、尿糖，以便早期诊断糖尿病。

16. 哪些情况下暂时不能诊断糖尿病

就临床诊断而言，急性感染、创伤或其他应激情况下可出现暂时血糖增高，若没有明确的高血糖病史，就不能以此诊断为糖尿病，须在应激消除后再复查确诊。

17. 2 型糖尿病的发生和特点

2 型糖尿病是由于一组胰岛素依赖性组织（主要是肝、骨骼肌等外周组织）对胰岛素生物学效应减弱（胰岛素抵抗）、胰岛 B 细胞缺陷而形成的，以空腹及餐后高血糖为主要特征。病因既有遗传因素，也有环境因素。特点为发病率高，占糖尿病人总数的 90%。起病缓慢，多在 35 岁以后发病，肥胖多见，"三多一少"症状常不明显。

18. "由穷变富"的人容易得糖尿病

太平洋上有个岛国——瑙鲁，是一个暴富起来的穷国。原来是个刀耕火种的土著人居住的荒岛，生活水平低，人人骨瘦如柴，没有一个人得糖尿病。后来发现这里地下有数十米厚的鸟粪，鸟粪是很好的钾肥和磷肥，从此这个岛国靠卖鸟粪发了财，人们不再勤耕苦作，便能过上十分富足的生活。于是他们的肚子很快大了起来，糖尿病患病率在 30 年内上升到 40%。所以，由穷变富的农民，由于生活水平的提高，能量摄入也突然升高，劳动强度陡然下降，多余的能量变成腹部脂肪储存起来，此时最容易患糖尿病。

19. 糖尿病是"富贵病"，并非是生活条件好才得

糖尿病是"富贵病"，但不完全是因为生活条件好才得的。美国的经验证明，与黑人相比，白人钱多，生活条件好，但是白人高血压、冠心病、糖尿病等疾病明显比黑人少，寿命也长。这是因为白人大多受到较好的健康教育，精神文明、卫生知识、自我保健意识强。也就是说，生活条件越好，"富贵病"越来越多，绝不完全是因为物质丰富了，而是因为营养保健

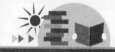
知识没学好，健康的生活方式没有建立。

20. 糖尿病的遗传因素就像"上了膛的子弹"

糖尿病的遗传因素就像"上了膛的子弹"，而不良生活方式就像"扣扳机"。人们无法选择父母，无法改变遗传基因，但是否"扣扳机"却完全靠自己。人们完全可以选择健康的生活方式，不扣"扳机"，这样，"子弹"即使上膛也无法射出，就不会得糖尿病。

21. 糖尿病与遗传有关，为什么兄弟姐妹中有的得了而有的没得

糖尿病患者遗传给下一代的不是疾病本身，而是容易发生糖尿病的体质，即易感基因遗传（又叫糖尿病的易感性）。糖尿病易感者，经不良生活习惯的诱发，便可发生糖尿病。兄弟姐妹虽然都是糖尿病的易感者，但有的生活习惯良好，就不会诱发糖尿病，而有的存在不良的生活习惯，如经常食用高脂肪、高碳水化合物、高蛋白等食物而活动又很少，就很容易患糖尿病。

22. 糖尿病患者为什么会发生低血糖

糖尿病人往往血糖增高，但在治疗不当、继发感染、进食过少等情况下常可发生低血糖。一般认为，血糖值低于 2.8mmol/L（50mg/dL）时为低血糖。常见病因或诱因有以下几种：

①胰岛素剂量过大。

②服用某些降糖药，如优降糖、达美康等作用强、代谢慢、剂量大的降糖药。应用胰岛素或口服降糖药后，未按时进食或进食过少。

③运动量过大。

④服用影响血糖的药物，如磺胺类药、心得安、保泰松等药物。

⑤肝、肾功能不全时，对胰岛素或降糖药的灭活排泄功能降低，尤其是老年糖尿病人。

23. 糖尿病患者发生低血糖怎样纠正

血糖值低于 2.8mmol/L（50mg/dL）时为低血糖。预防低血糖的发生，必须注意以下几点：

①应用胰岛素，需在医生指导下调整胰岛素剂量，同时监测血糖。

②在医生指导下选用口服降糖药，不可擅自滥用。

③合并肝肾功能不全的 60 岁以上老年糖尿病人慎用格列本脲、消渴丸等药物。

④按时进餐，服用降糖药或注射胰岛素后应及时进餐，空腹不应饮酒。

⑤运动量不宜过大，尤其是消瘦糖尿病人在空腹时不宜剧烈运动。

⑥随身携带糖果或含糖饮料。

治疗低血糖的方法有以下几个：

①神志清醒的早期低血糖患者，应立即吃几块糖果、饼干或饮含糖饮料。

②可将蜂蜜或糖果胶涂在神志不清患者的牙龈和口腔黏膜上，同时尽快送医院抢救。

③经以上处理仍昏迷不醒者，可立即静脉注射 50% 葡萄糖 40～60mL，并以 10% 葡萄糖静脉点滴，使血糖达到正常水平，直至清醒。

24. 糖尿病人要保持心情愉快

人体血糖水平的变化是由诸多因素决定的，如进食、紧张、感冒、发热、生气、失眠都会使血糖上升。精神因素对血糖很重要，有个糖尿病人，在开车时，突然看见前面有个东西，急刹车，马上就口干舌燥。而此患者平时每当情绪紧张、感到口干舌燥时，一测血糖，往往很高。还有个糖尿病人因女婿不给外孙洗尿布，就跟女婿大吵一架，结果血糖陡升。这是因为生气或紧张时，交感神经兴奋，使升高血糖的激素分泌增多所致。所以糖尿病人一定要保持心情愉快。

25. 糖尿病患者为什么要减肥

2 型糖尿病往往是由于长期能量摄入过高，造成肥胖，引起胰岛素抵

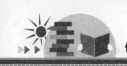
抗，在遗传基因的基础上而诱发患病的。当体内蓄积的脂肪达到"饱和"时，脂肪细胞对胰岛素敏感性越来越低，以致胰岛素的两个功能即血糖转化为脂肪的功能和血糖转化为能量的功能受到限制。

为了保持血糖平稳，胰岛细胞就要增加胰岛素的分泌，所以早期糖尿病患者血糖不高，但胰岛素水平增高。随着病情的进展，血糖就会升高，而胰岛素水平将会下降。若患者长期进食高脂肪、高能量食物，其胰岛细胞可能会因长期超负荷分泌胰岛素而提前衰竭，这时就要靠每天注射胰岛素来控制血糖。所以糖尿病患者一定要控制能量，减少体内脂肪，使体重降至正常。

26. 糖原在体内不能贮存过多的原因

这是因为糖原会"抓住"大量的水，结果使糖原臃肿，重量增加，所以人体不能贮存足够的糖原来提供长时间需要的能量。而脂肪在无水的情况下被压缩得很紧，并且可以利用很小的空间贮存更多的能量。对于一个身体健康、体重正常的人来说，平时身体中所含脂肪具有足够的能量，使他能够跑完马拉松全程。

27. 血糖像"煤"，胰岛素像"铁锹"，细胞像"火炉"

肥胖的糖尿病人不但血糖异常升高，而且分泌的胰岛素水平还要高于没有糖尿病的人。为什么高分泌量的胰岛素，不能把高血糖降低呢？因为血糖像"煤"，胰岛素像"铁锹"，而细胞像"火炉"。只有"铁锹"将"煤"装进"火炉"里，"火炉"才能正常燃烧，"煤"才不会一直堆积如山。也就是说，当胰岛素出现问题，不能将血糖运往细胞的时候，血糖就会居高不下，细胞也得不到能量。所以糖尿病人血糖很高但还是很饥饿，这是因为他的细胞在饥饿，并不是他的血糖低。

肥胖者，尤其是腹部肥胖者，往往存在胰岛素抵抗。既然比正常人血胰岛素水平还高，为什么血糖还是高呢？那是因为他的"铁锹"有了缺陷，不能有效地将"煤"运到"火炉"里，这时只有多加一些"铁锹"才能完成任务。也就是说，肥胖者胰岛素已经贬值了，只有再让胰岛 B 细胞多分泌胰岛素来救援，否则血糖降不下来。这种救援活动时间长了，胰岛 B 细胞就累了，再也分泌不出那么多的胰岛素，就会出现胰岛素分泌不足。所以，糖尿病患者初期胰岛素功能尚好，后期就分泌不足，只有靠注射胰岛素来维持了。

28. 肝糖原"大公无私"，肌糖原"自私自利"

血糖在一餐之后就会上升，此时胰腺释放胰岛素让身体组织吸收过多的葡萄糖，肌肉和肝脏用这些多余的葡萄糖合成糖原。肌肉含有人体内 2/3 的糖原，并只作己用。肝脏存有其余 1/3 的糖原，在血糖供应不足时用来补充血糖，供给大脑和其他组织。总之，糖原是身体贮存葡萄糖的形式。肝糖原贮存于肝脏中，供全身利用；而肌糖原贮存于肌肉中，只供自己使用。所以说，肝糖原"大公无私"，肌糖原"自私自利"。

29. 正常生理状态下胰岛素的分泌形式

正常生理情况下胰岛素的分泌可分为 2 种形式：

（1）基础分泌。

即为维持基础状况下血糖的平衡，胰岛 B 细胞脉冲式 24h 微量分泌的胰岛素。

（2）胰岛 B 细胞的激发分泌。

正常人的 B 细胞受到葡萄糖负荷刺激呈双相式胰岛素分泌，即分 2 个时相：

①第一时相为快速分泌相，胰岛素分泌表现在 B 细胞受到葡萄糖刺激后 1min 开始，3~5min 时达峰值，持续约 10min。其特点是胰岛素水平快速上升后急速下降，呈现一个尖锐的波形。

②第二时相胰岛素分泌是在葡萄糖刺激后 10~20min 开始，持续约 1h，使升高的血糖恢复正常。

正常人进餐后呈现类似第一时相胰岛素分泌的早期胰岛素分泌，表现为进餐后 30min 呈现的胰岛素分泌高峰。第一时相胰岛素分泌虽然短暂，但有重要的生理意义。它能抑制肝脏葡萄糖产生，减少肝糖输出，同时抑制胰高血糖素分泌，减少脂肪分解和游离脂肪酸释放，从而抑制进餐后血糖过度升高及后期血浆胰岛素持续升高，这样就避免了下一顿餐前的低血糖。

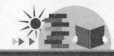
B 细胞内存在 2 个胰岛素释放池。一个是由先合成的胰岛素组成的即刻释放池，在第一时相排出。另一个是由新合成的胰岛素、少量胰岛素原及贮存胰岛素组成的继续释放池，在第二时相分泌。

30. 2 型糖尿病患者胰岛素的分泌形式

2 型糖尿病患者的胰岛素分泌形式与正常生理状态下的不同。2 型糖尿病患者的胰岛素分泌常增高或正常或减少，对葡萄糖刺激的反应减弱。口服葡萄糖后 30～60min 血浆胰岛素水平仍低于正常，第一时相胰岛素分泌消失。60min 以后才开始上升，2～3h 达高峰，第二时相胰岛素分泌延迟。患者在口服葡萄糖 3～5h 后血糖浓度虽已下降，而胰岛素分泌却处于高水平，故能引起低血糖反应。胰岛素分泌反应迟缓及高胰岛素血症多见于 2 型糖尿病早期，胰岛素分泌量虽多，仍不能满足机体的需要，因而胰岛素相对不足。

31. 糖尿病一级医疗花费是"无本万利"

糖尿病一级医疗花费，是指预防糖尿病发生所投入的费用。一级医疗花费的特点是"无本万利"，几乎不要任何经济投入，仅需建立健康的生活方式，如控制腰围、注意饮食、加强运动、戒烟限酒、心理平衡等，就可以减少或延缓糖尿病的发生。这对糖尿病患者的子女而言，尤其可以防患于未然。我们一定要注意一级预防，避免"花钱致病，花钱治病"的恶性循环。

32. 糖尿病二级医疗花费是"本大利丰"

糖尿病二级医疗花费，是指糖尿病患者用于预防和延缓并发症发生的所有医疗花费，包括长期控制血糖的检验和药物费用。按省级医院水平，中等程度的糖代谢紊乱患者每月随诊 1 次计算，年花费下限为 500 元，上限为 7000 元，月平均费用 300 元以上。如合并高血压、血脂异常、微量白蛋白尿，相应增加 1/3～1/2 的费用。这种医疗消费，多数病人是能够支付的。糖尿病二级花费的特点是成本与效益比值较小，即糖尿病患者的正规治疗会减少对并发症治疗的投入，并减少因过早丧失劳动力造成的经济损失。因此提醒糖尿病患者，要加大二级医疗花费的投入。

33. 糖尿病三级医疗花费是"血本无归"

糖尿病三级医疗花费，指治疗各种晚期并发症所支付的费用以及因并发症造成严重残疾（如失明、截肢等）的额外经济付出，但治疗效果往往还不能令人满意。比如治疗糖尿病足平均费用在2万元以上，有时还不能避免截肢（趾）的厄运，糖尿病肾病透析年花费5万元以上。心肌梗死和脑血管意外抢救，一般均超过万元，且给存活的病人造成不可挽回的脏器功能改变，体力活动严重受限，生活质量大大下降。再加上家庭成员放弃工作或减少工作量去照顾病人及病人本人因患病而减少的经济收入，糖尿病晚期并发症治疗的费用是相当昂贵的，对一般收入家庭来讲，可谓倾家荡产。

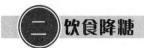

二 饮食降糖

1. 糖尿病人必须控制饮食

饮食治疗是治疗糖尿病的"五驾马车"（饮食、运动、药物、监测、教育）之首，是对所有糖尿病患者的基础治疗。不论是哪一类型糖尿病，病情或轻或重，有无并发症，是否应用药物治疗，应用口服药还是胰岛素，都应长期坚持饮食治疗。

正常人进食后，血糖很快升高，由于胰岛功能正常，胰岛受到升高的葡萄糖等因素的刺激，便及时释放足量的胰岛素，使葡萄糖被利用或转化成糖原及脂肪，所以血糖总是维持在一定范围内，不会升得过高。

当发生糖尿病时，进食后胰岛不能分泌足够的胰岛素或胰岛素不敏感，饭后血糖就会明显升高。进食越多，血糖越高，尿糖也随之增多，这样就形成了越吃越瘦、越瘦越吃的恶性循环。

对应用药物治疗的糖尿病来说，过多的饮食必然要抵消药物的部分作用，吃得越多，所需要的降糖药物也随之增加。注射胰岛素者，吃得越多，

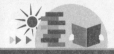
血糖就越高，胰岛素就需增加，而增加胰岛素就会引起肥胖，肥胖又使胰岛素敏感性下降，血糖又随之升高，形成恶性循环。

所以糖尿病患者必须控制饮食。

2. 糖尿病营养治疗的原则

营养治疗的原则是控制总热量的摄入，合理均衡各种营养物质。

（1）脂肪。

①膳食中由脂肪提供的热量不能超过饮食总热量的30%。

②饱和脂肪酸的摄入量不要超过饮食总热量的10%。

③避免或限制下列食物：肥肉、全脂食品、棕榈油及油炸食品，食物中胆固醇摄入量为 <300mg/d。

（2）碳水化合物。

①膳食中碳水化合物所提供的热量应占总热量的55%～60%。

②主要成分为复合碳水化合物，尤其是含高纤维的食物如蔬菜、豆类、全麦谷物、燕麦和水果。

（3）蛋白质。

①蛋白质应提供饮食总热量的15%～20%，有微量白蛋白尿的患者每日摄入蛋白量应限制在0.8～1g/kg体重。有显性蛋白尿的患者蛋白摄入量宜限制在0.8g/kg体重以下。

②富含优质蛋白的食品是鱼、海产品、瘦肉、鸡肉、低脂奶制品、坚果和豆类。

（4）饮酒。

限制饮酒量，因为酒精可诱发使用磺脲类或胰岛素治疗的病人出现低血糖。

（5）盐。

①食盐摄入量限制在每天6g以内，尤其是高血压病人。

②限制摄入含盐量高的食物，例如加工食品、调味酱等。尽量选择含盐量低的食品。

（6）戒烟。

吸烟有害健康，尤其对有大血管病变高度危险的2型糖尿病患者。吸烟的糖尿病患者应决心戒烟，这是生活方式干预的重要内容之一。

3. 糖尿病食物交换份法的优缺点

食品交换份法是日本糖尿病学会推荐的，是目前国内外常用的方法。我国的食品交换份法是北京某医院总结的，是将各种食品按照所含的主要营养素分为 4 大类 8 小类，以 90kcal 为 1 交换单位，将每一种食物的重量列为表格，以便糖尿病患者在所需能量范围内挑选食物。

该法比较容易掌握，沿用多年，但多年临床实践发现，它存在以下 4 个问题：

①能量计算不准确，未考虑年龄、性别等因素对每日所需能量的影响。

②能量调整不合理，未能根据病情的发展及时调整能量，以致相对性低血糖及低血糖发生率高。

③饮食宜忌不明确，只考虑相同能量的换算，未考虑食物的血糖生成指数（GI），以致患者盲目摄入高 GI 食物，反而使血糖难以控制。

④计算能量及交换份的过程太烦琐，不易被糖尿病患者所接受。

本书所介绍的"代谢综合征标准化膳食疗法"将新型的能量计算、合理的食物互换、严格的饮食宜忌、合并症的饮食处理方式等内容皆囊括其中，将传统方法中零碎的营养知识系统化，简明直观，准确实用，患者不用自己计算能量和交换份，直接查表即可，在临床上很受欢迎。

4. 糖尿病患者要根据腰围随时调整饮食型号

糖尿病患者要根据腰围随时调整饮食型号，否则易发生低血糖。低血糖为患者血糖低于 2.8mmol/L，并有中枢神经或交感神经兴奋症状，给体内补充糖分后可消除症状。肥胖糖尿病患者经过饮食治疗后，随着腰围的缩小，胰岛素抵抗得到改善，胰岛素敏感性得到提高，血糖也随之下降，此时若及时调整饮食型号，便可以有效地预防低血糖的发生。

5. 糖尿病患者开始饮食控制时要逐渐减量

糖尿病患者在饮食治疗前，饮食量往往处在一个高水平，开始进行饮食控制时，所计算的饮食量和以前相差很大。而饮食量的突然减少，常常

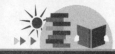
会使患者血糖大幅度下降，从而出现饥饿、出汗、心慌等症状。而此时监测血糖并不低，属于正常范围或高于正常值，这种现象叫作相对性低血糖。这是由于血糖下降过快，机体对下降后的血糖水平尚不适应。尤其是进行胰岛素强化治疗的糖尿病患者更容易出现这种现象。所以饮食控制应在以前饮食量的基础上，以每天递减25g粮食的速度进行，逐步过渡到标准化膳食。

6. 糖尿病患者的饮食误区

糖尿病患者往往存在诸多饮食误区，现举例分析：

如患者张某，男，60岁，身高181cm，体重79kg。1994年发现空腹血糖24.3mmol/L，遂到一个区医院住院治疗，饮食上遵医嘱，主食1d不超过400g。另外，该患者听病友的话，1d吃250g南瓜子，又遵照小诊所大夫的"煮五豆汤"医嘱，食谱安排如下：

早餐：牛奶250g，蛋清2个。

午餐：米饭75g，瘦肉150g，豆腐250g，蔬菜250g。

晚餐：小南瓜500g，煮黄豆、黑豆等250g，豆腐乳1块。

加餐：生南瓜子250g。

患者于2001年12月感到腿肿，视力模糊，2002年6月就诊于西安市某大医院。化验肾功：肌酐248mmol/L，尿素氮9.35mmol/L。

分析：

（1）在饮食上走入误区。

①早、中、晚餐大量摄入蛋白质，特别是1d 250g豆类，大大增加了植物蛋白，加重了肾脏负担。

②1d 500g南瓜，增加了糖的摄入，促使血糖升高。有偏方说南瓜能治糖尿病，其实说的是青嫩南瓜，含糖量低，可以适当多吃。而在市场上出售的往往是老、面、甜的南瓜，含糖量比一般的绿叶蔬菜高2倍多，食后往往使血糖上升。

③1d 250g南瓜子，含能量1435kcal，相当于400g粮食，而糖尿病患者饮食控制主要是能量，加餐250g南瓜子就导致饮食控制失败。

（2）道听途说，贻误病情。

该患者听病友的话1d吃250g南瓜子，导致饮食控制失败，血糖升高。

鉴于腿肿，小诊所大夫为其开了"煮五豆汤"的方子，理由是豆子有利尿、利水作用。但错在不知道水肿的真正原因是糖尿病肾病，而吃"煮五豆汤"恰恰加重了肾脏的负担，促使病情恶化。所以每个糖尿病患者，应该和正规医院各个专科的医生经常保持联系，并且有哪方面的问题就直接找哪个科室的医生，不要跨学科去咨询，更不要听患者传说。即使听到某种"特效秘方"，也要向相关专科医生咨询求证，不要擅自在自己身上试用。

7. 糖尿病营养治疗中应注意的问题

①每天吃饭的质量、数量及时间要固定，要和注射胰岛素及口服药物的时间配合好。

②适当多吃些富含纤维素的食物，如新鲜蔬菜及粗粮，这样可以减慢食物吸收，延缓血糖升高。

③食物宜清淡，不吃油炸、肥腻、过咸或腌制食品。

④千万不可限制饮水，尤其是老年患者及正在减肥的糖尿病患者。

⑤购买市售糖尿病食品时，要注意食物成分，并列入饮食计划。

8. 糖尿病人运动时间与进餐的关系

糖尿病患者空腹运动易发生低血糖，餐后立即运动会影响食物消化。所以运动应在餐后 30～60min 进行，每次运动持续时间至少 30min。

9. 运动量增加，饮食量也该增加

因为运动增加体力消耗，糖尿病患者易发生低血糖，所以在运动前应加餐，尤其是注射胰岛素者更要加餐。若运动时间长，需在中间休息时加餐主食。

10. 饮食治疗时饥饿难忍如何办

饥饿感是糖尿病的一种症状。随着血糖的下降，尿糖的消失，饥饿感便会减轻或消失，所以饥饿阶段过去以后，饮食治疗就不难坚持了。患者若感到饥饿难忍，可采用以下几个办法：

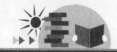

①分散对饥饿的注意力。饥饿是人对食物的一种习惯性反应，既然与习惯有关，就可采用意念控制法。

②先喝汤，再吃饭菜，少食多餐。

③多吃些能量低、体积大的食物，如黄瓜、西红柿、冬瓜、芹菜等，因为这些食物在胃中的消化时间长，可增加饱腹感。

④先吃副食，再吃主食，这样容易产生饱腹感。

11. 糖尿病患者的饮食文化要追求 *2* 种享受

第一是口感的享受，即对吃本身的一种满足，也就是口福。第二种是身体的享受，即得知好的饮食会带来健康身体的一种满足感。所以糖尿病患者不要只注重口感上的享受，更主要的是要考虑吃饭对身体健康的影响。

12. 不要让糖尿病人变成"苦行僧"

对于糖尿病患者来说，饮食治疗需要坚持终生。但是现实生活是复杂多变的，我们不主张把病人变成"苦行僧"，应当强调灵活性，在总热量限制合理配餐下，让他们享受与常人相同的生活快乐。比如有一个糖尿病患者，中秋之夜，全家人聚餐，他正要夹一块肥肉，被女儿制止了，说含脂肪高，他赶紧放下。又拿起筷子，要夹八宝饭，被儿子制止了，说含糖高，于是又放下筷子。拿起勺子正要喝醪糟，又被老伴制止了，说醪糟也太甜，容易升血糖。于是他忍无可忍，摔了勺子，愤然离开餐桌。马上去测血糖，结果高得破了平时的记录。若此时让他少吃些，血糖都不会如此高。所以糖尿病人的家属要人性化，特殊节日不要过于死板，要明白他在生气时，交感神经兴奋，升血糖激素分泌增多，血糖升得甚至比吃一餐甜食还要高。若糖尿病患者对某一食物极感兴趣，也可以让其少吃一点，愉快地和家人一起品尝美味，享受天伦之乐，只是进食速度应尽量慢些，更不能超量。

13. 哪些饮食行为及个人习惯能引起糖尿病

日本糖尿病专家通过大量临床调查，发现有 15 项饮食行为和个人习惯系促发糖尿病危险因子。具备其中 10 项者，患糖尿病的危险性极大。具备

5 项以上者，有可能患糖尿病。5 项以下为可疑。具体内容如下：

饮食行为方面：

①常参加宴会。

②熬夜。

③常吃夜宵。

④常吃零食。

⑤过多吃含糖高的食物。

⑥偏爱甜食。

⑦爱吃脂肪多的食物。

⑧爱吃高档精制食品。

⑨常吃油炸食物。

⑩过量饮用含酒精饮料。

⑪不爱吃蔬菜。

个人习惯方面：

①有肥胖或糖尿病家族史。

②有高血压。

③曾分娩过巨大婴儿。

④出生时体重过轻或过重。

14. 如何评价饮食治疗效果

①理想的血糖范围。

②血脂正常。

③体重趋于标准体重。

④血压正常。

⑤症状减轻，即"三多一少"症状缓解。

⑥蛋白尿减少。

⑦对饮食治疗方案能长期接受。

15. 糖尿病患者不能像正常人一样进食

正常人也要科学、合理进食。正常人的胰岛功能正常，偶尔随意进食，

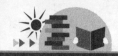
随着血糖升高，胰岛素也相应增加，从而使餐后血糖升高有一个幅度，餐后 2h 血糖即恢复正常。糖尿病患者因胰岛功能受损，胰岛素分泌量相对或绝对不足，不能有效地调节体内的血糖水平，若随意过量进食就会出现高血糖和尿糖。因此糖尿病患者若和正常人一样进食，就无法控制血糖和尿糖。

16. 注射胰岛素还需控制饮食

因为胰岛素注射量是根据患者的血糖及饮食量决定的。若吃得过多，注射胰岛素量相对不足，血糖就容易升高。若此时再增加胰岛素量，只能使体重增加，特别是肥胖者，便会引起胰岛素抵抗。若吃得过少，胰岛素作用相对过强，会出现低血糖。所以注射胰岛素的患者，要特别注意饮食定时、定量，否则胰岛素量不好调整，血糖也得不到有效的控制。

17. 饮食治疗失败的原因

（1）不能持之以恒。

有的糖尿病患者往往没有信心、毅力和自己做斗争，经不住食物的诱惑，不能坚持饮食治疗，以致半途而废。

（2）饮食不合理。

有的随意增加主食；有的只限主食，不限副食；有的饥一顿，饱一顿；有的零食不断。

（3）饮酒。

误认为酒不含能量，宴席上面对贵宾好友"盛情难却"。

18. 怎样合理食用"降糖保健品"

市场上面条、饼干、奶粉等降糖食品，常常注明"无糖"二字。其实这里说的"无糖"，指的是未加入蔗糖，而不是指没有碳水化合物。其中照样含有和普通食品同量的碳水化合物，经消化后照样会分解为葡萄糖，如奶粉中的乳糖、食品中的淀粉、麦芽糖等最终会分解为葡萄糖。所以"降糖食品"含义是和食用等量加糖的普通同类食品相比，食用后血糖上升的

健康食谱

幅度小些。所以食用"降糖食品"要在糖尿病饮食基础上换算着吃，千万不要在所规定的1d饮食量外再添加"降糖食品"。

19. 糖尿病患者食欲不佳时，怎样吃饭和用药

糖尿病患者食欲不佳往往发生在合并其他疾病时，此时机体对胰岛素的需求会增高，即使吃饭很少，血糖仍高。所以应坚持治疗，根据进食的多少及血糖高低，适当调整降糖药或胰岛素的用量。饮食上应改用流食或半流食，如稀饭、牛奶、豆浆、嫩鸡蛋羹、蛋花菜末龙须面、小薄皮馄饨、调和面糊等，1d 4~6餐，每次少量。待病情好转后，逐渐过渡到糖尿病普食。

20. 有的患者血糖降低后体重增加，该怎么办

有的糖尿病患者血糖下降后，体重会增加，这是因为尿中已不再有大量的葡萄糖排出，而被机体利用。对于消瘦患者，可不用采取任何措施，继续使用以前食谱，直至体重达到标准为止。而对于肥胖患者，应减少主食量，并增加活动量。

21. 糖尿病患者外出用餐应注意什么

①若正在服用降糖药，应带上药品。

②主食应选择米饭、馒头、汤面条，避免炒饭、炒面条、油煎馒头、煎饼等，餐后甜点可选择新鲜水果，避免含糖高的点心。

③菜肴方面，少吃用糖渍的菜和用粉条、粉皮拌的菜，不吃油炸食品，宜选择蒸、煮、拌、炖的食物。

④饮料应选择不含糖的矿泉水、茶水，忌甜饮料和高度酒。

⑤避免用含盐分和脂肪多的调味品，如色拉酱等。

⑥应尽量选择新鲜天然食物，如鲜奶、天然果汁、新鲜蔬菜等。

⑦应选择清汤，避免浓汤和含脂肪多的汤。

⑧若餐厅提供的食物量过多，应遵照饮食计划中规定的量用餐，不要怕浪费而过量进食。

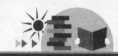
22. 糖尿病患者不能因为血糖高而减少食量

糖尿病的一日能量取决于患者的肥胖程度、年龄、性别等因素，而不是血糖水平。"饮食决定血糖，但血糖并不决定饮食"，即肥胖程度高，饮食量应小。血糖高，药量应大。所以糖尿病患者不要因为血糖高而不敢吃饭。血糖增高并不是由于营养过剩，而是缺乏胰岛素，不能将血糖转移到细胞进行燃烧利用，所以人体对能量的需求并不因为血糖高就减少。科学的方法是，血糖高时认真分析，是否食量过大、运动量过小或药量过小，找出原因，对症处理。一定要饮食、运动、药物相平衡，将血糖平稳地控制在正常范围。

23. 糖尿病患者摄入能量过低的危害

在减肥过程中，往往有的人一日能量摄入很低，1d几乎不吃主食和肉，只吃一些蔬菜和水果。这样长期能量过低，不但易引起酮症，还容易引起脱发、抑郁和心律失常等。

24. 糖尿病患者"不要将胃当作垃圾桶"

有个糖尿病人，每天注射胰岛素。1d吃完饭收拾碗筷时，看见剩的米饭，就毫不犹豫地往嘴里送，唯恐浪费掉。孙女看见了，就说"奶奶的胃是垃圾桶"，她却不以为然。结果次日早上空腹血糖陡然升高，她不得不加大了胰岛素的用量。这样药物的价值超过剩饭的价值，更不用说健康受损，真是得不偿失。

25. 正常人饥饿时血糖不会低

人的身体短期储存能量的形式是肝糖，这种碳水化合物主要储存在人的肝脏中。进食后，人的身体消耗现有的葡萄糖作为能源即刻使用，而将剩余的葡萄糖以肝糖的形式储存起来。正常人如果血液中葡萄糖含量下降，人的胰腺会停止分泌胰岛素，随后会分泌胰高血糖素，将储存在体内的肝糖元转化为葡萄糖，所以正常人饥饿时血糖不会低。

26. 糖尿病人最关心的"糖"如何分类

"糖"是糖尿病患者最关心的一个字，1927 年国际化学名词委员会曾建议用"糖"这个词来代替碳水化合物，但由于习惯和广泛的接受率，"碳水化合物"一词仍被沿用至今。现在对碳水化合物做一详细分析：

碳水化合物分类

碳水化合物	单糖		葡萄糖、果糖、半乳糖
	双糖		蔗糖、乳糖、麦芽糖、海藻糖
	寡糖		麦芽糊精、低聚多糖、木糖醇
	多糖	淀粉	直链淀粉、支链淀粉、变性淀粉
		非淀粉多糖	纤维素、半纤维素、果胶

（1）单糖。

是最简单的糖，能直接被吸收进入血液。

①葡萄糖：存在于血液、脑脊液、淋巴液、水果、蜂蜜及多种植物液中。葡萄糖在纠正低血糖和做胰岛素释放实验时服用，所以"糖尿病任何时候都不能喝葡萄糖水"的说法是不正确的。

②果糖：果糖主要存在于水果、蜂蜜里，是蔗糖的一半，是甜度最高的糖。果糖吸收后，可在肝中合成糖原，也可合成脂肪，还可直接代谢产生能量，这一系列过程不需要胰岛素参与，所以糖尿病人血液中果糖不高。但若多食果糖，易合成较多脂肪，也易发生高甘油三酯血症，这对糖尿病人不利。

生活中常常发生下列现象：由于夏天多吃水果，造成腰围增大，体重增加，甘油三酯升高。

③半乳糖：半乳糖是形成牛奶里乳糖的一半，在自然界不以游离的形式出现，只存在于奶里的乳糖中。

（2）双糖。

由 2 个单糖组成。小肠里的酶先将双糖水解为单糖，然后进入血液。双糖是通过精炼甜菜或甘蔗的汁液得到的。

①蔗糖：由 1 分子的葡萄糖和 1 分子的果糖组成，是食用糖，如白糖、

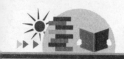
冰糖等，这类糖在肠道易于吸收，升血糖作用较迅速，糖尿病人应忌食。

②乳糖：是由葡萄糖和半乳糖组成，存在于奶中。我国许多人对乳糖不耐受，喝奶后会出现腹胀、腹泻等消化道症状。此时喝酸奶就可避免这一现象。另外不要空腹喝奶，喝奶时慢慢喝，由少量到多量，慢慢培养肠道里的乳糖酶，时间长了就会耐受。

③麦芽糖：由2个葡萄糖分子组成。吃馒头时，咀嚼时间长了就会尝到甜味，就是因为唾液里的淀粉酶将馒头里的淀粉分解为麦芽糖的缘故。

（3）寡糖。

由3～10个单糖组成。

①麦芽糊精，馒头片烤黄即成糊精，易于消化，适宜于胃肠疾病者。

②木糖醇，是甜味剂，常加入糖尿病人食品中，被称为"无糖食品"。其实无糖食品指无蔗糖、葡萄糖、果糖、麦芽糖等，但其所含的淀粉还是一样多，食用过多会导致肥胖及血脂增高，所以无糖食品也不宜多吃。

（4）多糖。

由10个以上单糖组成。

①淀粉：米、面等谷类淀粉含量约80%，在肠道的吸收速度低于双糖类，糖尿病人可按规定量食用。淀粉分直链淀粉和支链淀粉。直链淀粉分子结构呈一条直链。支链淀粉分子较大，具有许多分支。含支链淀粉越多，食物的糯性越大，血糖生成指数越高。糯米中支链淀粉含量100%，所以糖尿病人要限食糯米制作的年糕、粽子、汤圆、元宵等。

②非淀粉多糖：即膳食纤维，它可以增强胃肠蠕动，吸收水分，治疗便秘。膳食纤维可分为可溶性和非溶性2种，可溶性膳食纤维有豆胶、果胶、树胶和藻胶等，在豆类、水果、海带等食品中含量较多。在胃肠道遇水后与葡萄糖形成黏胶而减慢糖的吸收，使餐后血糖和胰岛素水平降低，并具有降低胆固醇的作用。

非溶性膳食纤维有纤维素、半纤维素和木质素等，存在于谷类和豆类的外皮及植物的茎叶部，可在肠道吸附水分，形成网络状，使食物与消化液不能充分接触，故淀粉类消化吸收减慢，可降低餐后血糖、血脂，增加饱腹感并软化粪便。糖尿病每日的膳食纤维摄入量以30g左右为宜，摄入过多会引起胃肠道不良反应。

27. 糖尿病患者应选择哪种甜食

甜食分 3 类：

（1）天然甜食。

包括各种水果、未加糖的纯果汁、蜂蜜。由于在水果、蔬菜中也存在糖，有人就认为甜味水果和甜点心或可乐里的糖分是一样的，这是不对的。水果里糖的浓度和糕点、可乐不同，它进入体内时被大量水分稀释，还被包在纤维素里，并和维生素、矿物质混在一起。而各种精制糖以高浓度形式进入体内，且不含有其他营养素。所以，糖尿病人要禁食甜食、可乐，而在血糖控制理想的情况下，可以适量吃水果。

蜂蜜中含的果糖比其他单糖类丰富，所以蜂蜜是天然糖类中味道最甜的。虽然其中含有对身体有益的维生素和无机盐，但因为蜂蜜在酿制中加了一定的蔗糖，并且不含纤维素，食用后血糖上升较快，所以也应限制摄入。

（2）添加蔗糖的甜食。

包括各种糖果、糕点、饮料、蜜饯、水果罐头等。蔗糖包括白糖、红糖、冰糖，它们在肠道不需要消化酶，可直接吸收进入血液，迅速升高血糖，所以糖尿病患者应禁食。

（3）使用代用糖（代糖）制作的甜食。

代糖是为了替代蔗糖而开发出来的一种新的可以食用的甜味剂。科学家们利用分子的改变提高了代糖的甜度，其甜度要比蔗糖高几十到几百倍，完全能够满足糖尿病患者对甜味的需求。

目前常用的代糖有木糖醇、糖精及甜菊糖。木糖醇是一种五碳糖，有与蔗糖类似的甜味，在体内不需胰岛素而直接透过细胞膜扩散到细胞内被代谢利用。糖尿病患者可以食用，但不能过量，否则会引起血中甘油三酯升高。糖精是一种化学合成物，其甜度为蔗糖的几十倍，目前对糖精的正负作用尚有争议，但普遍认为糖尿病患者应尽量少用。甜菊糖是从南美植物甜叶菊中提取出的一种新型甜味剂，主要成分为甜菊苷类，其糖甜度为蔗糖的 200 ~ 300 倍，而其产生的能量仅为蔗糖的 1%，所以糖尿病患者可以食用。

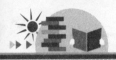

28. 糖尿病患者要限食单糖类食物，宜吃多糖类食物

（1）糖尿病患者由于胰岛功能下降，胰岛素对高血糖刺激的快速释放反应延迟，当食用单糖类食物后，由于肠道吸收迅速，引起高血糖。正常人胰岛素被迅速释放出来以降低血糖至正常范围，但糖尿病患者胰岛 B 细胞缺乏这种快速释放胰岛素能力，而只能使胰岛素缓慢上升。这样，当血糖在高峰时，血中胰岛素浓度尚低，待胰岛素浓度上升时，血糖已下降，这时血中过多的胰岛素浓度可导致低血糖。所以糖尿病患者要限食单糖类食物。

（2）糖尿病患者宜吃多糖类食物，如各种五谷杂粮。因为粮食中所含的淀粉，要经过一定的消化过程转化为单糖才能被吸收到血液中，其消化吸收过程较单糖慢，血糖升高过程所需时间也长，正好适应 2 型糖尿病胰岛素释放缓慢的状态，可以避免突发的高血糖及后发的低血糖反应。

29. 血糖生成指数

血糖生成指数（GI）反映不同食物对血糖值的影响，是衡量食物引起餐后血糖反应的一项有效指标。血糖生成指数高的食物或膳食，表示进入胃肠后消化快，吸收完全，葡萄糖迅速进入血液后峰值高。反之则表示在胃肠内停留时间长，吸收缓慢，葡萄糖进入血液后峰值低，下降速度慢。食物血糖生成指数简称血糖指数，指餐后（一般为 2h）不同食物血糖耐量曲线在基线内面积与标准糖（葡萄糖）耐量面积之比。可用公式表示如下：

$$GI = \frac{某食物在食后 2h 血糖曲线下面积}{相当含量葡萄糖在食后 2h 血糖曲线下面积} \times 100$$

食物的血糖生成指数是评价食物碳水化合物的一个生理学参数。在人体内，所有碳水化合物都被降解成为单糖，经由血液进入细胞。这种转运过程受胰岛素量的控制，当食品中的碳水化合物被消化后，导致血糖升高并诱导人体产生饱腹感。胰岛素使血糖转运至细胞中，以恢复正常的血糖浓度，血糖降低越快，产生饥饿感则越快。因此对糖尿病人来说，保持一个稳定的血糖浓度、没有大的波动才是理想状态。要达到这个状态，就要合理利用低 GI 的食物。大于 70 为高 GI，小于 55 为低 GI，55～70 为中 GI。

食物越精细，消化越容易，升糖指数越高。全谷物、薯类和杂豆的血糖生成指数远低于精制米面。

30. 血糖负荷（GL）

GI 越高，说明这种食物升糖幅度就越高。那么低 GI 的食物，如果吃的数量多，也能控制血糖和减肥吗？是不是高 GI 的食物减肥时都不能吃？答案是否定的！因为 GI 的概念只说明该食物升糖的"质"，并没有提到"量"。

血糖负荷（GL）是指特定食物所含碳水化合物的重量（g）与其 GI 值的乘积再除以 100。其公式表示如下：

血糖负荷 = 食物的血糖生成指数 × 食物中的碳水化合物含量/100

以上公式启示糖尿病患者，在选择食物时最好考虑血糖负荷。大于 20 为高 GL，小于 10 为低 GL，在 10 ~ 20 之间为中 GL。如 100g 苹果的碳水化合物含量为 13.5g，苹果 GI 为 36，则 100g 苹果的 GL 为 4.86，100g 苹果属于低 GL 食物。100g 米饭碳水化合物含量为 25.9g，米饭 GI 值为 83.2，则 100g 米饭的 GL 为 21.55，所以 100g 米饭属于高 GL 食物。所以有的食物虽然血糖生成指数高，但其中的碳水化合物含量不算高，这种食物在血糖控制理想的情况下就可以适量食用，如胡萝卜、西瓜等。而有的食物虽然血糖生成指数低，但其中的碳水化合物含量高，这种食物也不能大量食用。

31. 食物的血糖生成指数受哪些因素影响

食物的血糖生成指数受下列因素影响：

（1）食物的加工程度。

把小麦磨成精粉，能明显提高消化率。精粉不仅比全麦粉有更大的面积，还被除去难以消化的纤维，而这种纤维可以阻止消化酶对淀粉的消化。因此，食物加工越精细，血糖生成指数就越高。

（2）纤维含量。

纤维通过肠道，要带走部分消化了的食物，使这些食物不被立即吸收，从而使血液吸收葡萄糖的速度变慢。因此，纤维含量越高的食物，血糖生成指数就越低。

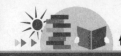
32. 喝稀饭比吃米饭血糖高

（1）稀饭中的米与消化液接触更广泛。大米淀粉颗粒平均直径为5mm，呈六角多面体，不溶于水，只有加热后才能促进它在水中溶解。加热和水的存在使淀粉颗粒膨胀，从而使包裹它们的"包膜"分裂，淀粉胶化，颗粒变小。加热时间越长，这种作用越彻底，进食后与消化液接触越广泛，越易被吸收。等量的大米，加热成"稀饭"比加工成"米饭"的时间长，"稀饭"淀粉颗粒小，更易于吸收，血糖生成指数也高，所以喝"稀饭"后血糖升高明显。

（2）由于"米饭"和"稀饭"含水量不同，分别为固体和半流体，它们在胃中停留时间和在小肠消化吸收的速度也不同。进食"稀饭"后，胃的排空时间短，在小肠吸收得更快更彻底，所以喝"稀饭"后能更快地升高血糖。

33. 进食等量的糯米比进食等量的大米血糖高

淀粉的不同类型是影响血糖反应的一个因素。支链淀粉含量高的食物比支链淀粉含量低的食物餐后血糖反应高。大米中直链淀粉与支链淀粉含量之比为2:8，而糯米中所含的全部是支链淀粉，所以食用糯米后易使血糖升高。

34. 糖尿病患者主食不能限制过严

糖尿病患者需限制主食，但要按照医生所计算的主食量进食，不能过多，也不能过少。有的患者吃的主食比治疗饮食计算的少，但血糖反而上升，这是因为当摄入主食过少时，机体为了维持日常生活及生命活动所需，调动体内的升血糖激素如肾上腺素、胰高血糖素等，使糖原分解增加，糖的异生增强，从而使血糖上升。另外，脑组织所需的能量全部由葡萄糖氧化供给，只有供给充足才能正常工作，但脑细胞无法贮存糖，必须依靠源源不断的血糖供应。若主食限制过严，机体为脑部提供糖的能力就减弱，继而导致大脑功能障碍，严重时会出现昏迷，甚至死亡。另外若主食限制过严，体内脂肪就会分解以保证能量的供给，若胰岛素不足而脂肪分解产生的酮体过多，超过了机体利用酮体的能力，就会发生酮症酸中毒。所以，糖尿病患者 1d 主食量最低不能少于 175g。

35. 糖尿病人每天不能只吃主食

有一个糖尿病患者，1d 主食 200g，不吃肉、蛋、奶及豆类食物，吃菜很少。结果晚上饿，起来又吃，血糖又再次升高。

原因分析：因不同食物吸收后使血糖达高峰时间不一，如葡萄糖为 30min，蔗糖为 1h，淀粉为 1.5h，蛋白质食物为 3h。

首先，患者只吃淀粉类食物，造成餐后血糖迅速上升，而随后又迅速下降，造成低血糖。由于低血糖，引起体内升血糖激素反应性上升，造成反应性高血糖。

其次，由于淀粉在胃内停留时间短，而蛋白质食物停留时间长，患者因缺乏蛋白质食物而使胃内容物过早排空，产生饥饿感，此时又进食，导致血糖增高。

最后，由于高血糖，造成渗透性利尿，夜尿增多，导致睡眠不好，而睡眠不好则会使血糖上升，这样就造成恶性循环。

中国营养学会提倡谷类为主，食物多样。所以不能因某种营养素重要就过多摄入，而忽视其他营养素的摄入。因为各营养素需要协调工作，每一种营养素都会影响许多其他营养素的功能。人是杂食动物，食物一定要"杂"，每一种食物都不能包含人体所需的所有营养素，只有多种食物平衡摄入，才能达到营养平衡。另外，不同食物升血糖时间也不一样，只有杂食，才能使血糖平稳。

36. 糖尿病患者减肥时不能不吃主食

减肥也要吃主食，因为脂肪在体内完全氧化供能需要主食中的碳水化合物参与。如果碳水化合物摄入很少，脂肪就不能完全被氧化，就会产生大量酮体。当酮体积累时，就会发生酮症酸中毒。所以减肥者要吃主食，不吃主食等于慢性自杀。

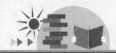
健康食谱

37. 患糖尿病主张吃杂粮，而禁食甜食

糖尿病人胰岛素分泌的第一时相消失，第二时相向后推移，往往胰岛素高峰在 2~3h。若吃单糖，则血糖很快上升，但这时血液胰岛素浓度很低，这样就造成餐后高血糖。但餐后 3h 左右，也就是下一餐前的时间，胃肠排空，血糖下降，这时血液胰岛素浓度达到高峰，此时就会将原本并不高的血糖压得很低，造成低血糖。也就是说，糖尿病若吃甜食，就会造成餐后高血糖和下一餐前的低血糖。而吃杂粮或混合膳食就不一样了，杂粮在人体内消化、吸收时间长，恰恰符合糖尿病人胰岛素分泌延迟的特点，避免了餐后高血糖，也不会出现下一餐前的低血糖。

38. 糖尿病人不宜多食木糖醇

现在添加木糖醇的食品琳琅满目，有饼干、糖果、奶粉、沙琪玛，还有用于烹调的木糖醇粉，而口香糖的包装上更是随处可见"木糖醇"3 个字。有人认为木糖醇可以完全代替糖，吃了不会发胖，糖尿病患者可以放心食用，这种看法是不对的。

木糖醇是从白桦树和橡树等植物中提取的一种天然植物甜味剂，由于它不容易被微生物发酵产生酸性物质，能减少龋齿菌和齿垢的产生，对预防龋齿有一定的功效。于是很多人认为木糖醇能量低，便没有节制地食用。其实木糖醇吃多了也会发胖，而且从理化性质来讲，木糖醇是偏凉的，它不被胃酶分解，直接进入肠道，吃多了对胃肠会有一定刺激，可引起腹部不适、胀气、肠鸣。由于木糖醇在肠道内吸收率不到20%，容易在肠壁积累，出现渗透性腹泻。在欧美国家，含有木糖醇的食品，都会在标签上注明"过量摄取可能会导致腹泻"这样的提示。以中国人的体质，1d 摄入木糖醇的总量不能超过 50g。

糖尿病病人因不能食用精制的糖类，用木糖醇来作调味品是个不错的选择。但需要注意的是，木糖醇和葡萄糖一样，由碳、氢、氧 3 种元素组成，在体内氧化后可释放出热能。木糖醇在代谢初期，可能不需要胰岛素参与，但在代谢后期，则需要胰岛素的促进。

木糖醇进食后，对正常人血糖升高的幅度和速度的影响都低于葡萄糖和蔗糖，但糖尿病人一旦摄入多了，会产生副作用，造成血中甘油三酯升高，引起冠状动脉粥样硬化，故糖尿病病人也不宜多食木糖醇。

39. 糖尿病患者不能只控制主食，不控制副食

糖尿病饮食控制主要是控制总能量，不要以为主食才是"饭"。有的糖尿病患者为了减少主食，大量吃灌汤包子，认为灌汤包子皮薄，主食少，岂不知大量的脂肪和蛋白质进入人体，总能量大大增加，体重也增加了。因为肉中富含蛋白质和脂肪，在人体代谢过程中，蛋白质有58%、脂肪有10%转变为葡萄糖，所以，若副食不加以控制，过多摄入，也会使血糖上升。

由于糖尿病患者具有较高的肾脏并发症的危险性，即使没有肾脏病变的糖尿病患者，也不要摄入过多的蛋白质食品。

40. 糖尿病患者不宜食凉皮

因为凉皮是将面粉中的面筋去除后，所剩的纯粹碳水化合物，与藕粉、粉面一样，可使血糖迅速升高。

41. 降低餐后血糖的方法

①少食多餐。
②细嚼慢咽。
③适当多吃富含纤维素的蔬菜。
④餐后散步30min。
⑤用药。如 α - 糖苷酶抑制剂延缓葡萄糖吸收，能减少肝糖原输出，有效降低餐后血糖。

42. 糖尿病患者主食应怎样选择

在粮食中，大米、面粉、荞麦、莜麦、玉米、小米、高粱、燕麦等所含碳水化合物相差不多，可任意互换。由于荞麦、莜麦、燕麦等粗粮食物血糖生成指数低，所以糖尿病患者可适当多选用。但也不可长期过多食用，

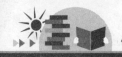
因为这些食物难以消化，在胃中停留时间长，而糖尿病患者往往合并胃轻瘫（懒胃），胃肠蠕动慢，吃了这些食物会加重腹胀、恶心、呕吐等消化道症状。所以糖尿病患者要粗细粮搭配着吃，一味强调糖尿病人多吃粗粮的主张是不科学的。

43. 糖尿病患者应如何选择蔬菜

①血糖控制不理想时，吃含糖量 1%～4% 的蔬菜，如冬瓜、油菜、大白菜、小白菜、黄瓜、青笋、四季豆、菠菜、西葫芦、西红柿、绿豆芽、蘑菇、韭菜、韭黄、蛇豆、笋瓜、苦瓜、茴香、青椒、菜花、茄子、空心菜、香椿、芹菜等。含糖量高的蔬菜要限食，如土豆、红薯、莲菜、山药、荸荠、菱角、芋头、百合等含糖量高，并且血糖指数高。

②血糖正常后，可以选择含糖量 5%～8% 的蔬菜，如蒜苔、丝瓜、萝卜、黄豆芽、豇豆角、韭苔等，但食用量要减少。

44. 注射胰岛素者要注意补钾

胰岛素能促进脂肪、蛋白质合成，使细胞外钾离子进入细胞内，容易出现低血钾，所以注射胰岛素者应补充富含钾的食物，如牛肉、鸡肉、菜花、菠菜、香菇、香蕉、枣等。

45. 糖尿病患者应限食肥肉，适当吃瘦肉

①瘦肉是优质蛋白，有人体自身不能合成的必需氨基酸，并且各氨基酸之间比例恰当。肉类中有较高的赖氨酸，能补充主食中的赖氨酸不足。瘦肉富含脂溶性维生素，能保护上皮细胞，增强呼吸道黏膜的抵抗力。瘦肉中铁的利用率高，对防治贫血有利。特别是鱼肉（除带鱼外），富含不饱和脂肪酸，能防止血栓形成，降低血脂。

②因为瘦肉在胃内消化时间长，其中的蛋白质、脂肪在肝脏中转化成葡萄糖也需一段时间，所以升高血糖的时间延长。这正好符合 2 型糖尿病胰岛素分泌延迟的特点，所以适当吃瘦肉不仅可避免餐后高血糖，也可避免高血糖后发的低血糖。鉴于以上 2 个原因，糖尿病患者应适当吃些瘦肉。

46. 糖尿病患者要低脂饮食

①高脂肪饮食妨碍糖的利用，而糖利用障碍本身就是 2 型糖尿病的一个特点。

②脂肪分解产生甘油和脂肪酸，甘油被机体利用，脂肪酸分解为丙酮、乙酰乙酸、β–羟丁酸。这 3 种物质数小时可从尿中排出，但当其数量大，超过小便排泄能力，就会在体内存积，导致酮症酸中毒。

③脂肪在体内只有 10% 转化为葡萄糖，而高脂肪饮食会影响碳水化合物的摄入，易造成低血糖。

④脂肪摄入量过高，易导致动脉硬化。

47. 怎样补充与糖尿病密切相关的微量元素

与糖尿病密切相关的微量元素有锌、铬、硒等。

（1）锌。

锌能协助葡萄糖在细胞膜上转运。每一分子胰岛素含有 2 个锌原子，估计锌与胰岛素活性有关。锌的主要来源是动物性食物，如贝壳类及肉类。治疗糖尿病常用的益气健脾的中药如淮山药、太子参、白术等含锌量较高。糖尿病患者每日可补充锌 15mg。

（2）三价铬。

三价铬是人体必需的微量元素，是葡萄糖耐量因子的组成成分，在人体中称"葡萄糖耐量因子"。含铬丰富的食物有酵母、牛肉、肝、蘑菇、啤酒、海带、莲子、绿豆等。糖尿病患者每日可补充铬 200μg。

（3）硒。

硒是谷胱苷肽过氧化酶的重要成分，后者有清除氧自由基的作用，糖尿病患者血硒低，补硒可使血中的脂质过氧化物降低，保护心肌细胞、肾小球及眼晶体免受氧自由基的损害，预防糖尿病并发症。硒的每日推荐摄入量为 50μg，糖尿病患者可每日补充 150～200μg。含硒丰富的食品为海产品、海带、紫菜、大蒜等。

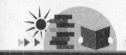
48. 糖尿病患者不能"不吃早餐，也不服药，而多吃午餐"

因为血糖不但受饮食影响，还受人体内许多激素影响。早上，人体内大量的对抗胰岛素的激素分泌量增加，不吃饭也可以产生空腹高血糖。若不吃早餐，也不服药，空腹血糖得不到控制，将会使全天的血糖滞留在高水平，难以下降。所以，糖尿病患者要在早晨按时服药，并按时按量地吃早餐，保证全天血糖平稳。不吃早餐，还易使午餐前发生低血糖。而午餐多吃，又会加重胰岛负担，并使血糖较高。所以 1d 饮食量应该按要求，至少分配在三餐吃，一顿也不能少。

49. 用调整饮食的方法解决由晚上低血糖引起的早上高血糖

有的患者晚上低血糖，而早上又出现高血糖，这其实是机体的一种代偿反应，叫 somygi 效应。低血糖刺激使体内升血糖激素（肾上腺素、胰升血糖素等）分泌增加，促进肝糖原分解，使次日清晨及早餐后高血糖显著。这时胰岛素消耗量大，使原本功能不佳的胰腺负担更重，血糖更不易控制。这种情况多数是因降糖药物使用不当而引起，可调整药物剂量，也可以在夜间睡前加餐（如 25g 馒头或 4 块饼干）。这样既可有效地预防夜间低血糖，又可预防次日早晨的高血糖。

50. 早餐后、午餐前的血糖为何难以控制

早餐后、午餐前的血糖往往难以控制，原因有 2 方面：一方面，早晨对抗胰岛素的各种激素较多，肝脏产生大量葡萄糖，所以血糖升高。另一方面，与早餐的烹调方法有关，血糖高者早餐往往是以稀饭为主者。

51. 糖尿病患者应怎样选择早餐

早餐要做到干稀搭配，干的可选择富含碳水化合物的苏打饼干、咸面包、烧饼、馒头、花卷、菜包子等，稀的可选择富含蛋白质的牛奶、豆浆、豆奶、酸奶、豆腐脑等。另外还可吃些小菜，如拌黄瓜、炝花白、炒青菜等，但不要吃咸菜、榨菜等，因为糖尿病患者要限制食盐的摄入。

52. 糖尿病患者临睡前是否需要加餐

睡前是否加餐，应根据睡前血糖来定。若睡前血糖 >5.6mmol/L，不必加餐。若睡前血糖 < 5.6mmol/L，可加 25g 主食（如 4 块饼干）或 250g 牛奶。

53. 糖尿病患者少食多餐的好处

糖尿病患者由于其胰岛素分泌水平在餐后 2h 内为低平现象，所以大量进餐容易使餐后血糖突然上升。而当所摄入的食物消化吸收过程几乎结束时，体内胰岛素水平逐渐达高峰，此时易引起下一餐前的低血糖。若少食多餐，就可以和糖尿病患者胰岛素分泌高峰后移的特点相吻合，这样既可避免餐后高血糖，又能避免下餐前低血糖。

另外，对于病史长的糖尿病患者，由于其肝糖原储备能力下降，合成减少，分解增加，所以造成血糖不稳定。延长吃饭的间隔时间会出现低血糖，稍稍多吃一点又会引起血糖猛增。因此，一定要少食多餐，才能保证血糖的稳定。

54. 糖尿病患者每餐都要注意控制食量

做过胰岛素释放试验的糖尿病患者往往有这样的体会，由于做试验时口服了 75g 葡萄糖或吃了 100g 的馒头，往后几天的血糖都会居高不下。这就说明若一餐不注意控制饮食，就会使几天的饮食控制前功尽弃，抵消降糖药的作用。所以糖尿病患者每餐都要注意控制食量。

55. 糖尿病患者每天食物的种类、数量及餐次、餐时应保持不变

（1）饮食的"种类"不能变。

膳食花样可以变更，如今天面条、明天馒头、后天米饭，但饮食的"种类"不能变，如患者应每天各种食物搭配着吃，不能今天的主食都是粗粮，副食都是各种肉类，明天的主食又都是细粮，副食都是各种豆类。因

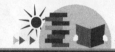
为每一种食物对血糖的影响都不一样，只有均衡着吃，才能使血糖保持平稳。

（2）饮食的"数量"不能变。

如1d吃250g主食，早上50g、中午100g、下午100g，不能今天中午吃50g，下午吃150g，也不能明天中午吃75g，下午吃125g。既不能随意把这一顿的饭挪到另一顿吃，更不能把这1d的饭移到另1d吃。因为今天多吃，血糖上升很高，明天少吃，血糖又会下降，这样很难通过药物让血糖达到相对稳定。

（3）进餐次数要固定。

每天至少保证3餐，如果今天2餐，明天4餐，就会使口服降糖药者引起低血糖或高血糖。

（4）进餐时间要固定。

进餐时间固定有利于胰岛细胞形成有规律的条件反射，改善胰岛功能。如早餐7~8点、午餐12点~下午1点、晚餐下午6~7点，需加餐者，可将时间安排在早上9点、下午3点及晚上9点。病情波动、口服降糖药或注射胰岛素者每天应5~6餐。对注射胰岛素者来说，早上9点及晚上临睡前加餐尤其重要，由于早餐前胰岛素用量大，往往于次日上午10~11点出现低血糖。晚餐前注射胰岛素，易引起夜间低血糖。用中混胰岛素者，宜在下午3点及睡前加餐。加餐内容最好是碳水化合物（主食）及蛋白质（肉、蛋、豆）各适量，这样有利于防止后半夜低血糖，因为蛋白质只有在体内经过一段时间才能转变为葡萄糖。

56. 糖尿病患者不能不定时吃饭，只定时吃药

有的糖尿病患者因各种原因，常常误餐、漏餐，以致发生低血糖。有的又常常提前进餐，使血糖升高。正常人吃饭后，随着血糖的上升，体内胰岛素分泌量增加，所以，血糖能维持在正常范围内。糖尿病患者，以口服降糖药或注射胰岛素来保证胰岛素水平。随着规则的用药，胰岛素量相对固定，但不能像正常人一样随进食而增加胰岛素分泌。所以口服降糖药或注射胰岛素者，为了与固定的胰岛素相适应，要定时进餐。若不能定时进餐，也要在该吃饭的时间吃一些面包、饼干等，以防低血糖。

57. 糖尿病人食用水果要注意哪几点

（1）条件。

当血糖控制比较理想，即空腹血糖控制在 6.1mmol/L 以下，餐后 2h 血糖控制在 7.8mmol/L 以下，糖化血红蛋白控制在 6.5% 以下，就具备进食水果的条件。如果血糖控制不理想，可先将西红柿、黄瓜等蔬菜当水果吃，等病情平稳后再选择水果。

（2）种类。

应选择含糖量相对较低、升高血糖速度较慢的水果。苹果、梨、橘子、猕猴桃等含糖量较低，对糖尿病患者较为合适，而香蕉、红枣、荔枝、红果、菠萝、葡萄等含糖量较高，血糖控制不理想的糖尿病患者慎用。由于个体差异，有的患者进食某一种或几种水果，血糖升高不明显，则可适当多吃。所以患者要善于摸索，在吃水果时勤测血糖，以便选择最适合自己的水果。

（3）数量。

根据水果对血糖的影响，1d 只能吃 25g 粮食所换算的水果量，不宜多吃。若因特殊情况，水果吃多了，可用以下方法来补救：

①减少主食量。

②注射胰岛素者，在吃水果后，多追加 2~4 单位的胰岛素。

③口服降糖药者，适当增加少许药量。

（4）时间。

吃水果时，要避开 1d 中血糖的高峰时间，选择 1d 中血糖最低时间。一般吃水果最佳时间应在两餐之间，不能和正餐一起吃，患者可根据自己的血糖情况灵活掌握。

58. 糖尿病患者要吃混合食物

混合食物不但营养平衡，而且消化速度相对缓慢，食物中碳水化合物吸收速度也减慢，血糖升高速度也随之减慢，这正好符合 2 型糖尿病胰岛素分泌高峰延迟的状况，既可避免餐后高血糖，也可避免餐前低血糖。

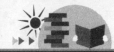

59. 血糖升高速度与食物的物理变化有关

血糖升高速度与食物的物理变化有关，因为血糖升高速度与食物的消化速度呈正相关。

①熟食比生食消化速度快。

②食物中含水分越多，越易消化。

③食物颗粒越小，越易消化。

60. 糖尿病患者吃富含纤维素的食物并非越多越好

粗粮、蔬菜等富含纤维素，为糖尿病患者的理想食物。因为纤维素不被人体吸收，能延缓食物消化吸收，降低餐后血糖、减轻体重、降低血脂、防止便秘。但对糖尿病患者来说，并非吃富含纤维素的食物越多越好，因为摄入纤维素过多会引起胃肠道反应、大便次数增多甚至腹泻。

临床上发现，有的老年糖尿病患者和胃轻瘫的糖尿病患者，由于晚餐过多摄入纤维素而造成腹胀，以致影响夜间休息，结果次日血糖反而上升。所以，糖尿病患者，特别是老年糖尿病患者以及有胃轻瘫的糖尿病患者，吃菜及粗粮一定不能过多。糖尿病患者膳食纤维的摄入量应为每人每天20～30g。

61. 糖尿病患者要坚持多喝水

有些糖尿病人认为，既然"三多一少"是糖尿病的特点，那么就不敢多喝水，怕多喝水引起多尿。这种看法是完全错误的。因为糖尿病的"多尿"是由于体内血糖浓度过高而采取的一种保护性措施，通过增加尿量来排出过多的糖分。饮水是机体维持内环境稳定的保护性反应，通过饮水可使血浆渗透压下降，以稀释血液，降低血糖。总之，是"多尿"引发"多饮"，如果"多尿"反而"少饮"，血糖就会更高。所以糖尿病人若没有严重的心、肾合并症，则要坚持多喝水。

62. 糖尿病患者不要一次大量饮水

糖尿病人不要一次大量饮水。一方面避免胃肠负担重、稀释胃液、使胃酸杀菌能力下降，另一方面，避免过度稀释血液而使血糖过低。可以多次少量喝水，一次 200～250 mL 即可。由于晚上血流缓慢，易发生心梗、脑梗，睡前 1 h 要喝水，这样既可稀释血液，又不至于增加夜尿，影响睡眠。

63. 食用豆制品的量因糖尿病的并发症不同而有所变化

蛋白质的质量取决于必需氨基酸，食物含必需氨基酸越多，质量越高。豆制品中所含必需氨基酸较肉类少且不完全，所以豆制品蛋白质的质量不如肉类，人体对豆制品中的蛋白质吸收率也较肉类低。而肉类富含胆固醇及饱和脂肪酸，食用过量会使血脂升高。所以，无合并症的糖尿病患者应将肉类和豆制品混合食用，不可偏废。若有心血管疾病者，应少吃猪、牛、羊肉，多吃豆类食物。若有糖尿病肾病者，应适当吃肉类食物，限食豆类及其制品。

64. 吃黄豆不能治疗糖尿病肾病

加拿大研究人员在美国化学学会上报告说，他们发现从黄豆中提取的一种水解蛋白有助于降低试验鼠的高血压并治疗其慢性肾病。但要强调的是，黄豆中含有的水解蛋白需要先借助特殊的酶处理才能活化并发挥作用，因而人不能通过直接吃黄豆来达到降低血压、治疗肾病的目的。

65. 糖尿病患者应限制老面甜的南瓜

在社会上流传这样一种说法，"日本专家说南瓜可降血糖"，所以糖尿病患者纷纷大量食用南瓜。我国的营养专家到日本求证此事，结果日本北海道的人都不知道南瓜能治糖尿病，看来这是"以讹传讹"。有一个糖尿病患者，来到大医院内分泌科来看病，临行前，听别人说南瓜能降血糖，于

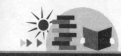

是，他从家背了一大袋南瓜来住院，一边注射胰岛素，他一边大量吃南瓜，目的是为了降血糖快些，岂不知血糖一直居高不下，经仔细追问，方知真相，于是让其停止吃南瓜，结果很快血糖得到了控制。这种事情在临床上屡见不鲜，所以糖尿病患者血糖控制不好时，最好还是限食南瓜，尤其是老、面、甜南瓜。

66. 糖尿病合并胃轻瘫，在饮食方面应注意什么

胃轻瘫是糖尿病患者常见的并发症，俗称"懒胃"，系指胃动力障碍，排空延迟，但不伴有机械性梗阻的一组综合征。主要表现为恶心、呕吐、上腹饱胀、嗳气、上腹痛、体重下降、胃潴留等。由于进食后食物排空延长，与注射的胰岛素剂量及时间不同步，给糖尿病的治疗带来困难，所以在饮食上应注意以下几点：

（1）减少食物纤维素的摄入量。

一些富含纤维素的蔬菜（如芹菜、韭菜等），虽有降低餐后血糖作用，但是易有胃肠道反应，因此糖尿病胃轻瘫患者不宜多吃。

（2）多吃细软食物。

胃轻瘫时，固体食物排空受阻明显，膳食搭配时最好多进食细软食物，必要时甚至完全依赖流质食物，这样有助于改善胃肠道症状与控制血糖。

（3）少食多餐。

将每日3大餐分为6~7小餐，以减少餐后高血糖，同时避免餐前饥饿感。

67. 糖尿病急性并发症好转后，饮食怎样安排

无论是酮症，还是低血糖，只要神志清醒即可进食。但此时饮食要选用粥、面糊等富含碳水化合物的流食，然后慢慢过渡到酸汤龙须面、小馄饨等，随着病情的好转，再过渡到普食。在临床上就看到有一个孝顺儿子，在他妈妈低血糖昏迷了3天后，一醒来就立即买了一瓶冰镇可乐，来孝顺妈妈。岂不知这样做不科学，既无营养，温度又过低，对胃肠刺激很大。所以做子女的要多学些营养知识，才能做个真正的"孝子"。

68. 糖尿病合并肾病各阶段应怎样进餐

（1）糖尿病肾病 1 期和 2 期。

检查方法复杂、昂贵，尚未广泛应用于临床，一般难以早期发现、早期治疗。

（2）糖尿病肾病 3 期（微量白蛋白尿期）。

是糖尿病肾病的关键时期，也是目前临床发现糖尿病肾病的最早期。若不进行干预，则有 90% 的患者会发展为临床肾病期。此时肾脏病变尚处于可逆阶段，因此除了积极控制血糖、血压外，及早进行饮食治疗至关重要。此期患者蛋白质的摄入除食谱主食外，每天还可加食 1 个鸡蛋、50g 瘦肉、250g 牛奶。同时豆类及其制品要限制，蔬菜用量同糖尿病饮食。

（3）糖尿病肾病 4 期（大量蛋白尿期）。

蛋白质的摄入除食谱主食外，每天还可加食 1 个鸡蛋、25g 瘦肉、250g 牛奶，豆类及其制品要禁食，蔬菜用量同糖尿病饮食。

（4）糖尿病肾病 5 期（终末肾病期）。

此期由于肾功能的损害，多数患者不适宜口服降糖药，适合注射胰岛素。但此期对胰岛素灭活功能差，易出现低血糖，应在医生指导下使用胰岛素。同时在饮食上要注意以下几点：

①限食蛋白质：蛋白质要严格限制，主食可用麦淀粉代替，市场上有玉米淀粉、红薯淀粉等。另外还可选择一些能量高而蛋白质低的食物，如土豆、红薯、山药、粉丝、芋头、藕粉、荸荠粉、菱角粉等。

②合理用盐：因此期患者往往合并高血压，若患者浮肿或尿量减少，则应限制盐的摄入。若伴有呕吐、腹泻，则不应限盐。

③合理饮水：若患者出现少尿或无尿，要限制水的摄入。一般每天水的摄入量为前 1d 的排尿量加上 500mL。若患者合并发烧、呕吐、腹泻等症状，则应适当补充水。

④钾的摄入：若每天尿量大于 1000mL 且血钾正常时，不需限制钾的摄入，可随意选择蔬菜和水果。若出现高血钾，则应限制含钾高的食物，如菜花、蘑菇、土豆、香蕉、菠菜等。

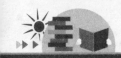
健
康
食
谱

　运动降糖

1. 糖尿病的运动疗法

运动疗法是糖尿病患者在医生或糖尿病专科护士的指导下，每天进行一定强度，持续一定时间且坚持 1 个月以上的运动治疗方法，是糖尿病患者不可缺少的基础治疗之一。一些轻型的 2 型糖尿病患者，不用药物，仅靠运动疗法配合饮食治疗即可使病情得到良好控制。

运动疗法还是预防糖尿病的有力措施。长期有规律的运动对糖尿病慢性并发症的防治以及寿命的延长都非常有益，故运动疗法是糖尿病综合防治的一个重要组成部分。

2. 糖尿病患者体力活动要注意哪些问题

体力活动在 2 型糖尿病的管理中占有重要地位。运动增加胰岛素敏感性，可以改善血糖控制，有利于减轻体重。糖尿病患者如果能坚持规律的运动 12 ~ 14 年，就可以显著降低死亡率。糖尿病患者体力活动要注意下列问题：

①运动频率和时间，为每周至少 150min。

②中等强度的体力活动包括快走、打太极拳、骑车、打高尔夫球和园艺活动。

③较强体力活动为舞蹈、有氧健身、慢跑、游泳、上坡骑车。

④每周最好进行 2 次肌肉运动，如举重训练，训练时阻力为轻或中度。

⑤运动项目要和病人的年龄、病情及体质相适应。

⑥养成健康的生活习惯，将有益的体力活动融入到日常生活中。

⑦活动量大或运动激烈时，建议糖尿病病人调整食物及药物，以免发生低血糖。

3. 运动疗法在糖尿病治疗中的重要作用

（1）有利于血糖的控制。运动时所需能量，需要消耗血液中葡萄糖来提供。运动可促进肌肉对葡萄糖的利用，使血液中的葡萄糖进入细胞内，转化成能量，从而起到降血糖的作用。

（2）有利于提高机体细胞对胰岛素的敏感性。运动时葡萄糖进入肌细胞内需要的胰岛素量较少，大约是休息状态时的20%，另外运动可促使胰岛素和受体结合力增强，使胰岛素作用加强，而使血糖下降。故对于肥胖或高胰岛素血症的患者而言，自我运动疗法尤为重要。

（3）有利于改善脂类代谢。运动能增加高密度脂蛋白，减少低密度脂蛋白、甘油三酯、胆固醇等易引起冠心病的有害成分，从而防止动脉硬化，减少心脑血管并发症。

（4）有利于防治其他与糖尿病相关的疾病或并发症。因运动可使心肺功能得到锻炼，并可调整神经及内分泌等系统的功能，强身健体，故对糖尿病并发症会起到一定的预防和控制作用。

（5）有利于减肥。运动可增加能量消耗，减少体重，并使肌肉组织的蛋白结构得以保持，使肌肉变得饱满结实。

（6）有利于调整患者的情绪，减轻精神压力，缓解疲劳，消除精神因素对糖尿病的不利影响。

（7）有利于提高人体免疫力，增强抗病能力。

（8）可增强血管弹性，防治糖尿病性高血压。

（9）增加关节灵活性，增加骨骼矿物质的含量，防止骨质疏松。

（10）有利于增加循环血量，增加红细胞变形能力，提高抗凝血因子的活性，改善血液的高凝状态，从而起到预防动脉硬化、防止淤血或血栓形成的作用。

（11）规律的运动尚可延长1型糖尿病患者的"蜜月期"，改善糖耐量，并可减少2型糖尿病高危人群的发病。

4. 运动疗法的副作用及避免方法

运动疗法有哪些副作用有以下9个方面：

①尿蛋白增加，使糖尿病肾病加重。

②运动中出现血压过高，运动后发生体位性低血压。

③使原有的缺血性心脏病加重，引起心功能不全或心律紊乱。

④视网膜出血，加速增殖性视网膜病变进展。

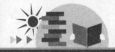
⑤使足部溃疡加重，退行性关节病变加重。

⑥出现尿酮体。

⑦与神经病变有关的其他损伤进展。

⑧用胰岛素或磺脲类降糖药者可出现低血糖。

⑨胰岛素严重缺乏的病人，过量活动时儿茶酚胺、皮质醇、胰升血糖素及生长激素的增高较正常人多，易诱发高血糖及酮症酸中毒。

为了避免运动的副作用，首先应重视运动适应症的选择，同时还应掌握合适的运动量，运动强度应限于有氧代谢的不太剧烈的运动。

5. 哪些糖尿病患者适合运动

① 2 型糖尿病患者，尤其是肥胖者。

② 空腹血糖为 16.7mmol/L（300mg/dL）以下的非肥胖者。

③ 病情稳定的 1 型糖尿病患者。

④ 有某些并发症如冠状动脉硬化、高血压等，应根据具体病情，采用散步等小运动量方式。

⑤ 妊娠糖尿病可适量活动。

⑥ 特殊类型糖尿病须在医生或糖尿病专科护士的指导下运动。

6. 糖尿病患者在哪些情况下不宜运动

（1）有各种急性并发症。

如急性感染、低血糖、糖尿病酮症酸中毒、高渗性综合征等。

（2）有严重的慢性并发症。

如眼底出血急性期、糖尿病肾病中晚期、严重肝损害、高血压控制不良、冠心病伴心功能不全、糖尿病性脑病、严重神经病变及足部溃疡等。

（3）重型糖尿病清晨未注射胰岛素者。

因清晨人体内胰岛素很少，活动时易出现酮症。

（4）注射胰岛素后未进食者。

此时运动易出现低血糖。

（5）注射胰岛素者，胰岛素作用最强时段。

短效胰岛素注射后 4h 左右，中效胰岛素注射后 7～9h，长效胰岛素注射后 12h 左右。如此时需运动，则应适当加餐，以防低血糖发生。

（6）无安全保障的情况。

如并发白内障、视网膜病变、心肺功能不全及有严重的周围神经病变等。

（7）极度疲劳。

（8）血糖很不稳定或空腹血糖在 16.7mmol/L（300mg/dL）以上者。

（9）胰岛细胞功能衰竭，血糖极度波动、难于控制的糖尿病患者。

（10）1 型糖尿病病情不稳定，有低血糖危险者。

（11）腹泻、呕吐或禁食期间。

7. 糖尿病患者运动前的准备

（1）全面体检。

包括血糖、糖化血红蛋白、尿常规、血压、心电图、眼底、肾功能、心功能、足背动脉搏动、关节功能和神经系统等有关检查，以排除运动禁忌，定出与病情相适应的运动方案。

（2）运动咨询。

去糖尿病门诊，与专科医生或护士共同讨论目前的病情是否适合运动，运动量多大，哪种运动更合适，运动中应注意什么问题等。

（3）选择舒适的鞋和袜。

鞋的密闭性、透气性都要好，大小要合脚，鞋底要柔软。袜子适当厚些，不要穿尼龙袜、化纤袜，要选用舒适的棉袜。

（4）选择运动场地。

应选择地面平整、空气新鲜、阳光充足的地方，避免在车流拥挤的道路上运动。

（5）最好结伴运动。

（6）准备好糖尿病患者急救卡。

（7）早餐前运动，最好先查一下末梢血糖。

空腹血糖在 6.1mmol/L（110mg/dl）以上，即可进行锻炼，如低于 6.1mmol/L，则应进食少量食物后再去运动。

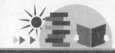
（8）具备识别和处理低血糖的常识，最好对糖尿病酮症也有一定的了解。

（9）如在餐前或餐后进行运动，可减少就餐时的普通胰岛素用量。

8. 糖尿病急救卡

糖尿病急救卡是糖尿病患者随身携带的卡片，分 A、B 两面：

A 面	B 面
糖尿病患者急救卡 姓名＿＿＿＿＿＿＿＿ 年龄＿＿＿＿＿＿＿＿ 家庭电话＿＿＿＿＿＿＿ 家庭住址＿＿＿＿＿＿＿ 就诊医院＿＿＿＿＿　科室＿＿＿＿＿ 就诊医院急救电话＿＿＿＿＿ 病历号码＿＿＿＿＿ 　药物名称　｜　剂量　｜　使用时间 家属姓名＿＿＿＿＿ 联系电话＿＿＿＿＿	**我有糖尿病** 　如果发现我有颤抖、面色苍白、出冷汗、神志不清或行为举止异常，我可能发生低血糖反应了。 　如果我可以吞咽或进食，请给我一小杯糖水或果汁，或其他含糖的饮料，或几块糖果或小饼干之类食品。如果我已不能吞咽或进食，切勿喂我食物，如果我在 10~15min 之内仍未恢复知觉，请即刻将我送往医院并通知我的家人。 **非常感谢您的热情帮助！**

9. 糖尿病患者在运动时要随身携带食物

运动时人体会消耗血液中的葡萄糖，而糖尿病患者对血糖的调节功能较差，若运动量过大或空腹运动，易出现低血糖反应。运动时患者会感到强烈的饥饿、心慌、出冷汗，甚至头昏眼花等，如不及时补充食物，就会导致低血糖昏迷或由于低血糖而引起反跳性高血糖。故运动时要随身携带食物，如出现低血糖反应，应及时补充营养。

10. 餐后多长时间运动最好

因空腹运动易发生低血糖，餐后立即运动会影响食物的消化与吸收。而餐后 60~90min，血糖相对较高，此时运动则不易出现低血糖。所以餐后 60~90min 运动最好。

11. 运动后要注意什么

①注意仔细检查双脚，若发现感染、红肿、青紫、水泡及血泡等，及时处理，停止运动，并坚持每天用温水泡脚（脚上有伤口或破溃者除外）。

②最好运动后能测一次血糖，与运动前做一比较，以作为调整运动量的依据。

12. 卧床糖尿病患者同样需要运动

卧床糖尿病患者也需要运动，除运动本身的益处外，更重要的是使患者生活充实，增强对未来美好生活的期盼和渴望，并增强其战胜疾病的信心和勇气。运动形式包括主动运动和被动运动，前者指患者主动活动肢体，促进全身血液循环及代谢，后者指由他人辅助完成，是对主动运动不足的必要补充。

13. 不同类型的散步方式适合于哪些患者

（1）缓步。

指每 min60～70 步。适合于 60 岁以上患者，对血糖不稳定者也很有益处。

（2）快步。

指每 min120 步左右。适合于 60 岁以下、病情较轻、体型肥胖、全身情况良好的患者。对工作单位离家只有 1～2km 的患者来说，每日上下班可轻松地快步行走。血糖不稳定者应在缓步的基础上逐渐过渡到快步，切忌一开始就采用此法。

（3）疾步。

指每 min150 步以上，消耗能量较大，适合于身体健康、血糖波动不明显者。一般应在快步锻炼后再行疾步。

（4）自由步（又称逍遥行）。

散步时完全随意，走走停停，时快时慢，有同行者则边走边谈。这种方式对各种糖尿病患者均适合。可使人感到轻松自如、精神愉快。

14. 糖尿病患者旅游时应注意的事项

①随身带药，按时服药或注射胰岛素。

②按时进餐，坚持饮食控制。

③随身带食物和糖尿病急救卡。

④保证睡眠时间，避免过度疲劳。

⑤多喝水。

⑥注意保暖，防止感冒或感染。

⑦旅游回来后及时到医院作必要的复查。

15. 糖尿病患者长途旅游要注意的细节

①旅游前应全面查体，确信没有急性并发症，且血糖控制在理想范围内。

②请医生详细记录病情，让随行亲友了解自己所用药物的名称和用法以及可能遇到的问题和处理方法。

③根据旅途用餐情况，选择适合糖尿病的食物。

④若两地时差较大，应事先请教医生，根据时差计算好用药时间。

⑤注射胰岛素者，带足注射器及酒精棉球，同时预备 2 份药物，放到 2 个不同的包内，以防遗失。

⑥备好合适的鞋袜。

16. 糖尿病患者应正确处理运动和休息的关系

糖尿病患者在进行运动疗法的同时，也必须注意充分的休息。每天中午休息 30min，就会精神焕发，工作效率也会提高。有位糖尿病专家说过：糖尿病人应该休息，不该使自己过于疲劳，每天应该有 9h 的睡眠时间或更多。时时作些短暂的休息和松弛，对于糖尿病患者是有益的。每个糖尿病患者都应安排好自己的作息时间，劳逸适度，使生活协调有序、丰富多彩。

第五节　降血尿酸

1. 什么是嘌呤

嘌呤是一种含氮的杂环有机化合物，以它为骨架构成的化合物如鸟嘌呤和腺嘌呤，是组成核酸的碱基。嘌呤的来源有内源性和外源性2种，老旧细胞新陈代谢后产生内源性嘌呤，动物内脏、海鲜类等食物被机体消化吸收后产生外源性嘌呤。嘌呤会在肝脏中合成尿酸。

2. 什么是尿酸

尿酸是人体嘌呤代谢的最终产物，它在体内没有什么生理功能。正常情况下，体内产生的尿酸，大部分经肾脏随尿液排出体外，少部分通过粪便和汗液排出。

3. 何谓高尿酸血症

随着人们生活水平的提高和饮食结构的改变，尿酸增高是体检中常见的异常指标。在临床上，当血尿酸超过 $390\mu mol/L$，就可诊断为高尿酸血症。血尿酸的溶解度在 $420\mu mol/L$，若大于这个浓度，就达到饱和状态，此时血尿酸极易在组织内沉积而造成痛风。大多数痛风病人的血尿酸值均超过 $420\mu mol/L$。

4. 高尿酸血症在什么情况下形成

（1）尿酸产生多。

①原发性尿酸增多症。

②食物中嘌呤含量过高，如动物内脏、肉类、海鲜等。

③饮酒，尤其是啤酒、米酒类。

④核酸代谢增强、溶血等。

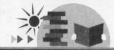

（2）尿酸排出少。

①各类肾病。

②高血压。

③甲状腺素过低。

（3）服用某些药物。

如利尿药、抗帕金森病药物等。

5. 怎样预防高尿酸血症

①定期健康检查。有条件者，最好每年检查 1 次血尿酸。

②均衡饮食。减少高嘌呤的食物，已患有高尿酸血症或痛风者限制嘌呤食物。

③戒烟酒。

④保持理想体重。

⑤每天喝 6～8 杯水，促进尿酸排泄。

6. 什么是痛风

痛风是指遗传性或获得性病因致嘌呤代谢障碍、血尿酸增高伴组织损伤的疾病，发病的先决条件是血尿酸增高。尿酸为嘌呤代谢的最终产物。80%的高尿酸血症者可终身无症状，称为无症状性高尿酸血症，少部分可发展为临床痛风。此病可发生于任何年龄，但以中年以上居多，不少患者有家族史。

7. 痛风临床特点

主要临床特点是体内尿酸产生过多或肾脏排泄尿酸减少，引起血中尿酸升高，形成高尿酸血症以及反复发作的痛风性急性关节炎、痛风石沉积、痛风性慢性关节炎和关节畸形等。上述表现可单独或以联合形式出现。痛风常累及肾而引起慢性间质性肾炎和尿酸性肾结石。

8. 为什么说痛风是富贵病

痛风被认为是富贵病、现代文明病，尤其是在蛋白质膳食为主的西方国家很常见。近30年来，由于经济的发展和膳食结构的改变，亚洲各国痛风患病率也不断上升。我国在20世纪80年代后期，由于人民生活水平的大幅提高、高蛋白及高嘌呤膳食、饮酒及高血压或心脏病患者长期服用利尿剂等因素，痛风患者日益增多。除痛风本身外，痛风伴随病，如肥胖、血脂异常、糖尿病和高血压等与膳食的关系也十分明显。

9. 痛风会遗传

痛风具有明显的遗传倾向，是一种遗传缺陷性疾病，有痛风家族史者易患痛风。因此，可将有无痛风病族史作为判断某人是否易患痛风的主要因素。

10. 痛风发生的后天因素

痛风的发生还有很多后天因素，如年龄、性别、职业、膳食及肾功能损害等。

11. 哪些人易患痛风

除有痛风家族史外，下列人员易患痛风：
①40岁以上较为肥胖的男性。
②进食高嘌呤膳食过多的人。
③不爱运动且进食肉类和蛋白质较多的人。

总之，胖人较瘦人易患痛风。营养过剩的人较营养一般的人易患痛风。年龄大的人比年轻人易患痛风。男人比女人易患痛风。贪食肉类的人比素食人易患痛风。酗酒的人比不饮酒的人易患痛风。

可见，痛风的发生与多种致病因素相关，预防痛风，应当采取综合措施。

12. 痛风常和哪些疾病相伴

（1）肥胖。
肥胖是痛风常见伴发病之一。人群调查证明，血尿酸值与体重指数

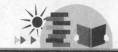
（BMI）呈正相关关系。有的痛风患者经限制能量摄入后，痛风急性发作次数常可减少，血尿酸也会下降。

（2）高血压。

未治疗的高血压合并高尿酸血症为 22% ~38%，显著高于普通人群，肾性高血压或应用利尿剂治疗的高血压者 47% ~67% 合并高尿酸血症，高血压患者痛风患病率为 2% ~12%。血尿酸与肾血流量和肾尿酸清除率呈负相关，与肾血管阻力和总阻力呈正相关。超重和肥胖是高血压和高甘油三酯血症的可纠正病因，减轻体重、缩小腰围可有效控制高血压和高尿酸血症。

（3）糖尿病。

糖尿病合并高尿酸血症占 2% ~50%，而痛风患者出现糖耐量异常为 7% ~74%。

（4）血脂异常。

血脂异常在痛风中也十分常见，75% ~84% 的痛风患者伴有高甘油三酯血症，82% 的高甘油三酯血症者伴有高尿酸血症。其中有的与饮酒有关（已发现饮酒的痛风患者较不饮酒者血甘油三酯要高），其余则与饮酒无关，说明膳食和尿酸排出减少是痛风患者血脂异常的重要因素。

痛风常伴有肥胖、高血压、糖尿病、血脂异常，有一定的普遍性。虽发病机制上并没有确凿证据表明彼此间的联系，但膳食过于丰富却是它们共同的最重要的促发因素。

13. 食物嘌呤含量一览表

每100g含嘌呤量 小于50mg	每100g含嘌呤量 50~150mg	每100g含嘌呤量 150~1000mg
精制谷类（如富强粉、精磨稻米、玉米）、蔬菜类（如卷心菜、胡萝卜、芹菜、黄瓜、茄子、冬瓜、土豆、山芋、青笋、西红柿、葱头、白菜、南瓜）、水果类、奶类、蛋类、猪血、淡茶、海参	粗粮、豆浆、豆腐、猪肉、牛肉、羊肉、兔、鸡、鸭、鸽、鳝鱼、鳗鱼、鲤鱼、草鱼、虾、螃蟹、蘑菇、菠菜、花菜、鲜豌豆、芦笋	肝、肾、猪小肠、脑、胰、带鱼、鲢鱼、牡蛎、蛤蜊、贝壳、鱼卵、浓肉汤、浓肉汁、火锅汤、酵母粉

14. 高尿酸血症或痛风病人怎样安排饮食

（1）减少食物中嘌呤含量。

痛风患者每日摄入嘌呤应减少到150mg左右，忌用富含嘌呤高的食物，如动物内脏、脑，干豆类，沙丁鱼，凤尾鱼，肉汤等。烹饪时最好先煮肉类，除去原汤再烹调，因为50%嘌呤含于汤内。

（2）限制总能量，保持理想体重。

体重指数与高尿酸血症呈正相关，因此，肥胖者应使体重降至理想范围。但应采取循序渐进的方法逐渐减少，不可操之过急，避免体重降低过快。因能量减少过快，易造成体内酮体升高，酮体与尿酸竞相排出，抑制尿酸从肾小管排泄，使尿酸的排出减少，促进痛风的急性发作。严禁暴食，宜少吃蔗糖及各种甜食，以降低机体对嘌呤的敏感性。

（3）限制蛋白质。

因为蛋白质在体内具有特殊动力作用，摄入过多时，内源性尿酸就会增加。在选择蛋白质时，应尽量选用谷类和蔬菜中的植物蛋白。同时，因牛奶、鸡蛋没有细胞结构，不含核蛋白，不是嘌呤的来源，故可随意选用。痛风急性发作期，应停止进食肉类食品，改用奶、蛋等。痛风患者每日1kg体重应供给蛋白0.8~1g。

（4）限制脂肪摄入量。

由于脂肪氧化产生能量约为碳水化合物和蛋白质的2倍，为降低体重，应限制脂肪的摄入。加之痛风病人常常合并有高血压、动脉硬化、脂肪肝、胆结石等，也需要低脂肪膳食。一般脂肪应控制在每日40~50g，因脂肪有阻碍肾脏排泄尿酸的作用，在痛风急性发作期更应加以限制。故应选用含脂肪少的动物性食物，不用动物油，并采用油少的烹调方法。

（5）食用适量的碳水化合物。

碳水化合物应占总能量的65%~70%，这样可减少因脂肪分解而产生的酮体，有利于尿酸盐排出。但应尽量减少蔗糖或甜菜糖，因为它们分解代谢后一半成为果糖，而果糖能增加尿酸生成。蜂蜜含果糖较高，故不宜食用。

（6）选用碱性食物。

碱性食物是指食物在体内代谢后，产生偏碱性物质，主要是指蔬菜、

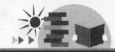
水果和奶类食物。碱性食物可降低血液和尿液的酸度，并可使尿液碱性化，从而增加尿酸在尿液中的可溶性。蔬菜和水果中还含有丰富的维生素，特别是维生素C，能促进组织内尿酸盐的溶解。冬瓜不但属于碱性食物，还具有明显的利尿作用，故对痛风病人应多食用。

（7）多饮水。

如果病人心肺功能正常，应保持每天的尿量在2000mL左右，以促进尿酸的排出。伴有肾结石者最好每天尿量能达到3000mL。痛风性肾病致肾功能不全时，应根据病情适当限制水的摄入量。应选用白开水、茶水、矿泉水、果汁为饮料，而浓茶水、咖啡、可可等饮料有兴奋自主神经系统的作用，会引起痛风发作，应尽量避免饮用。为了防止夜间尿浓缩，可在睡前或半夜适当饮水。

（8）禁忌酒类。

酒的主要成分是乙醇，可导致体内乳酸和酮体积聚，抑制尿酸的排出。如空腹酗酒，常常是痛风急性发作的诱因。既饮酒又摄入高嘌呤、高蛋白、高脂肪膳食，更容易引起急性痛风的发作。啤酒含大量嘌呤，可使血尿酸浓度增高。所以痛风患者应禁酒类。

（9）高尿酸血症者应禁甜食。

以降低机体对嘌呤的敏感性，缓解症状。且痛风发作期，应停食肉类食品。

（10）注意食品烹调方法。

合理的烹调方法可以减少食物中嘌呤的含量，尽量避免油炸、油煎。辣椒、胡椒、花椒、芥末、生姜等调料均能兴奋自主神经，诱使痛风急性发作，故应尽量避免食用。

（11）注意药物对营养素的影响。

用秋水仙碱药物治疗者，避免摄入大剂量维生素C。而当用吲哚美辛、保泰松时，因它们能降低维生素C水平，则应保证从食物中摄入充足的维生素C。若长期使用抑制尿酸合成的别嘌呤醇，要补充铁的摄入。

15. 高尿酸血症患者需限制肉汤

①肉里的一些肌酸、肌酐、嘌呤等含氮化合物及少量的氨基酸溶于汤中，使汤味道鲜美。这种美味可增加消化液的分泌，使饭量增加，容易打

乱饮食计划。

②肉汤里含有大量嘌呤，为了预防痛风，应限制肉汤，限制嘌呤的摄入。

③肉汤中含脂肪高，若不限量，就会摄入大量的能量，对高尿酸血症患者，特别是合并心血管病者极为不利。

16. 痛风患者可以吃芦笋、花菜等高嘌呤蔬菜

我们通常根据食物的嘌呤含量来判断该食物是否适合痛风患者，但食物所含的成分不止嘌呤一种物质，在分析食物影响时，如果只考虑嘌呤含量很可能进入误区。受传统观念影响，很多痛风患者把芦笋、蘑菇、花菜、菠菜等嘌呤含量较高的蔬菜列入禁忌食品，然而这些蔬菜是完全可以吃的。蔬菜富含维生素、矿物质以及膳食纤维，近年来的研究表明，摄入这些高嘌呤蔬菜并不会增加血尿酸水平及痛风的发生率，短期内进食大量的蔬菜还具有一定碱化尿液的作用，利于尿酸的排泄。另外，草酸会减少尿酸的排出，因此在食用含草酸多的蔬菜（如菠菜等）时，应焯水减少草酸。

17. 痛风患者该如何挑选水果

水果中常见的糖包括果糖、葡萄糖和蔗糖，而蔗糖分解代谢后一半又成为果糖，由于果糖进入人体会加速嘌呤的合成，因此无论健康人群还是痛风患者，在食用含大量果糖的食物后，都会引起血尿酸的升高。

水果的甜味主要是由蔗糖和果糖产生的，果糖的甜度为蔗糖的 1.7 倍。某种水果如在低温下甜度高，果糖含量就高，例如西瓜、苹果、梨、香蕉等。

痛风患者宜选择果糖和蔗糖含量均较少的水果，比如西柚、柚子、草莓、柠檬等，每天摄入水果以 200～350g 为宜。若要吃含糖量高的水果，应适度减量。

18. 痛风患者吃水果的好处

（1）有利于尿酸的排出。

水果中富含维生素 C、矿物质钾，有利于尿酸的溶解，促进尿酸排出。

（2）有利于减肥。

痛风患者多数肥胖。膳食纤维可以增加饱腹感，间接减少过多能量的摄入，并有润肠通便的作用，可以预防肥胖。

（3）有利于保护心脑血管。

水果中的黄酮等酚类物质具有抗氧化、抗自由基的作用，可以保护心脑血管。

19. 急性痛风发作期的食物怎样选择

暴饮暴食、多食高嘌呤饮食、酗酒、过劳、创伤及精神紧张等是痛风急性发作的诱因。在急性发作期，可食用牛奶、鸡蛋、精制面粉及含嘌呤少的蔬菜，禁食一切肉类及含嘌呤丰富的食物，多吃水果并大量饮水。

20. 慢性期痛风病人应怎样选择食物

慢性期痛风病人选择食物，在全天蛋白质摄入量范围内，牛奶、鸡蛋清不限量，全鸡蛋每日限用 1 个。瘦肉类中，白色肉类（鱼、鸡）每日可选用 50g，也可采用水煮肉类，弃其汤食其肉，减少嘌呤摄入。严禁一次吃过多的肉类及含嘌呤丰富的食物，如动物内脏类、浓肉汤类等。少用含嘌呤多的蔬菜，如龙须菜、菠菜、蘑菇、鲜豌豆等。可选用精制米面，选用含嘌呤少的蔬菜，如黄绿色蔬菜水果等。

21. 痛风患者*1*d食谱怎样安排

如患者闫××，男，39 岁，身高 176cm，体重 80kg，血尿酸 484μmol/L，伴有高血压，第 1 跖趾关节疼痛（急性发作期），现给予饮食治疗。

早餐：馒头（富强粉 50g）、牛奶 250mL、拌绿豆芽 100g。

午餐：米饭（大米 100g）、黄瓜炒鸡蛋（菜 200g、蛋 35g）。

加餐：水果（苹果 150g）、牛奶 250mL。

晚餐：面条（富强粉 100g）、西红柿炒鸡蛋（菜 200g、蛋 50g）。

全日附加食物：植物油 18g、盐 6g。

合计：蛋白质 68g、脂肪 33g、碳水化合物 216g、嘌呤 34mg、总能量 1600kcal。

第六节　预防 3 型糖尿病

1. 为什么老年痴呆又叫 3 型糖尿病

阿尔茨海默病（Alzheimer diseaseAD），又叫老年性痴呆，近年内又被命名为 3 型糖尿病，是一种进行性发展的致死性神经退行性疾病，起病隐袭，病程呈慢性，是老年期痴呆最常见的一种类型。其临床表现为逐渐发生的记忆障碍或者遗忘，比如近记忆障碍明显、近事遗忘状态。进行性的认知障碍是 AD 的又一特征性表现，随着病情进展逐渐表现明显，比如出现语言功能障碍、视觉空间功能受损、面容失认、计算能力下降，亦或出现精神障碍，比如抑郁、焦虑或情感淡漠、幻觉、错觉等。在病情严重时可出现异常行为，比如不安、易激惹或少动、不注意个人形象。阿尔茨海默症之所以被命名为 3 型糖尿病，是因其病理机制受胰岛素分泌影响。胰岛素除了参与糖的吸收过程，也在大脑等其他器官中起着传导信号的作用。老年糖尿病患者因自身体内胰岛素受体敏感度降低，无法正常激活体内信号通路转导，便大大增加了出现认知功能障碍的概率。

近年来实验和临床数据显示，80% 的阿尔茨海默症患者同时患有 2 型糖尿病，2 型糖尿病患者患散发性老年痴呆的概率是非糖尿病患者的 2 倍。2 型糖尿病、代谢综合征均会与 3 型糖尿病相互作用，加重 3 型糖尿病患者的神经病理恶化进程。

2. 饮食对 3 型糖尿病的影响

研究表明，脂肪对 3 型糖尿病的患病有一定影响。摄入饱和脂肪酸、反式脂肪酸会增加患 3 型糖尿病的概率，增加单不饱和脂肪酸以及多不饱和脂肪酸会降低患 3 型糖尿病的概率。

一些饮食对改善或延缓 3 型糖尿病症状有所帮助，如鱼油、维生素 D、

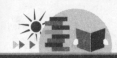

叶酸、B 族维生素以及抗氧化物等。

3. 影响 *3* 型糖尿病患者营养不良的可能因素

生理方面：

①患者存在认知功能减退、精神行为异常和日常生活能力下降影响了进食或食欲。

②老年人味蕾萎缩、味觉改变、牙齿松动或脱落、咀嚼无力、消化液和消化酶分泌减少。

③疾病因素。如肝病肾病等限制蛋白摄入、长期用药。

心理方面：

①老人常因退休、丧偶、孤独等感到情绪低落，从而导致食欲不振及消化功能紊乱。

②老年人如果失去自行购物或自行饮食的能力，食欲就会大大降低。

4. 地中海饮食可改善 *3* 型糖尿病症状

地中海饮食（Mediterranean diet），是指希腊、西班牙、法国和意大利南部等处于地中海沿岸的南欧各国以蔬菜水果、鱼类、五谷杂粮、豆类和橄榄油为主的饮食风格。营养学家发现生活在地中海沿岸的居民心脏病发病率很低，普遍寿命长，且很少患糖尿病、血脂异常等现代病，经过大量调查分析，谜底逐渐被揭开，发现这与该地区的饮食结构有关。此前的诸多研究显示地中海式饮食可帮助降低罹患心脏病、中风、认知障碍（如阿尔茨海默病）的风险。其饮食结构特点为：

（1）以种类丰富的植物食品为主，包括大量水果、蔬菜、五谷杂粮、豆类、坚果、种子。

（2）对食物的加工简单，并选用当地、应季的新鲜蔬果作为食材，避免微量元素和抗氧化成分的损失。

（3）烹饪时用植物油（含不饱和脂肪酸）代替动物油（含饱和脂肪酸）和人造黄油，尤其提倡用橄榄油。

（4）脂肪占膳食总能量的最多 35%，饱和脂肪酸只占不到 7% ~ 8%。

（5）适量吃一些奶酪、酸奶类的乳制品。

（6）每周吃 2 次鱼或者禽类食品。

（7）1 周吃不多于 7 个鸡蛋，包括各种烹饪方式。

（8）用新鲜水果代替甜品、甜食、蜂蜜、糕点类食品。

（9）每月最多吃几次红肉，总量不超过 350～450g，而且尽量选用瘦肉。

除平衡的膳食结构之外，地中海式饮食还强调适量平衡的原则、健康的生活方式、乐观的生活态度、每天坚持运动。

3 型糖尿病患者可根据自身爱好选择相关食谱进行饮食改善与营养补充，减轻营养不良的症状。

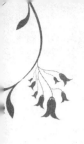

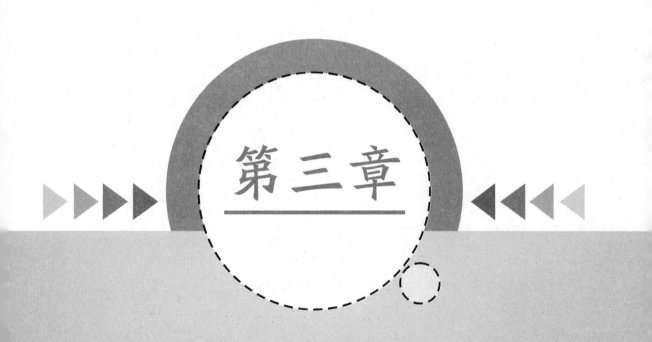

第三章

量身定制健康食谱

第一节　饮食型号

 男性各年龄、性别、体力活动、腰围与饮食型号的关系

表1　男性21～30岁不同腰围饮食型号　　　　　　　　　　单位：cm

年龄	轻体力	中体力	饮食型号
21～25岁	105～121.3	108.1～121.3	2
	98.4～104.9	101.7～108	3
	91.7～98.3	95～101.6	4
	85～91.6	91.7～94.9	5
	78.1～84.9	85～91.6	6
	75～78	78.1～84.9	7
	68.4～74.9	71.3～78	8
	61.6～68.3	68.4～71.2	9
26～30岁	101.7～121.3	105～121.3	2
	95～101.6	101.7～104.9	3
	91.7～94.9	95～101.6	4
	85～91.6	88.1～94.9	5
	78.1～84.9	81.6～88	6
	71.3～78	78.1～81.5	7
	65～71.2	71.3～78	8
	58.3～64.9	65～71.2	9
	—	58.3～65	10

注：身高≥178cm者，在查到的饮食型号基础上加2为实际型号，最高为10号。

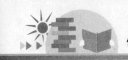
表2 男性31～40岁不同腰围饮食型号 单位：cm

年龄	轻体力	中体力	饮食型号
31～35岁	101.7～121.3	105～121.3	2
	95～101.6	98.4～104.9	3
	88.1～94.9	91.7～98.3	4
	81.6～88	85～91.6	5
	75～81.5	81.6～84.9	6
	68.4～74.9	75～81.5	7
	61.6～68.3	68.4～74.9	8
	58.3～61.5	61.6～68.3	9
	—	58.3～61.5	10
36～40岁	98.4～121.3	101.7～121.3	2
	91.7～98.3	98.4～101.6	3
	85～91.6	91.7～98.3	4
	78.1～84.9	85～91.6	5
	71.3～78	78.1～84.9	6
	68.4～71.2	71.3～78	7
	61.6～68.3	65～71.2	8
	58.3～61.5	58.3～64.9	9

注：身高≥178cm者，在查到的饮食型号基础上加2为实际型号，最高为10号。

表3　男性41~50岁不同腰围饮食型号　　　　　　　　单位：cm

年龄	轻体力	中体力	饮食型号
41~45 岁	98.4~121.3	101.7~121.3	2
	91.7~98.3	95~101.6	3
	85~91.6	88.1~94.9	4
	78.1~84.9	81.6~88	5
	71.3~78	75~81.5	6
	65~71.2	68.4~74.9	7
	58.3~64.9	61.6~68.3	8
	—	58.3~61.5	9
46~50 岁	95~121.3	98.4~121.3	2
	88.1~94.9	91.7~98.3	3
	81.6~88	85~91.6	4
	75~81.5	78.1~84.9	5
	68.4~74.9	71.3~78	6
46~50 岁	61.6~68.3	68.4~71.2	7
	58.3~61.5	61.6~68.3	8
	—	58.3~61.5	9

注：身高≥178cm者，在查到的饮食型号基础上加2为实际型号，最高为10号。

表 4　男性 51～60 岁不同腰围饮食型号　　　　　　　　单位：cm

年龄	轻体力	中体力	饮食型号
51～55 岁	91.7～121.3	98.4～121.3	2
	85～91.6	91.7～98.3	3
	78.1～84.9	85～91.6	4
	71.3～78	78.1～84.9	5
	65～71.2	71.3～78	6
	58.3～64.9	65～71.2	7
	—	58.3～64.9	8
56～60 岁	91.7～121.3	95～121.3	2
	85～91.6	88.1～94.9	3
	78.1～84.9	81.6～88	4
	68.4～78	75～81.5	5
	61.6～68.3	68.4～74.9	6
	58.3～61.5	61.6～68.3	7
	—	58.3～61.5	8

注：身高≥178cm 者，在查到的饮食型号基础上加 2 为实际型号，最高为 10 号。

表 5　男性 61 ~ 70 岁不同腰围饮食型号　　　　　单位：cm

年龄	轻体力	中体力	饮食型号
61 ~ 65 岁	88.1 ~ 121.3	91.7 ~ 121.3	2
	81.6 ~ 88	85 ~ 91.6	3
	75 ~ 81.5	78.1 ~ 84.9	4
	68.4 ~ 74.9	71.3 ~ 78	5
	58.3 ~ 68.3	65 ~ 71.2	6
	—	58.3 ~ 64.9	7
66 ~ 70 岁	85 ~ 121.3	91.7 ~ 121.3	2
	78.1 ~ 84.9	85 ~ 91.6	3
	71.3 ~ 78	75 ~ 84.9	4
66 ~ 70 岁	61.6 ~ 71.2	68.4 ~ 74.9	5
	58.3 ~ 61.5	61.6 ~ 68.3	6
	—	58.3 ~ 61.5	7

注：身高 ≥178cm 者，在查到的饮食型号基础上加 2 为实际型号，最高为 10 号。

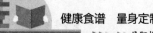

表6　男性71～85岁不同腰围饮食型号　　　　　　　　　　　　　单位：cm

年龄	轻体力	中体力	饮食型号
	85～121.3	88.1～121.3	2
	75～84.9	81.6～88	3
71～75岁	68.4～74.9	75～81.5	4
	61.6～68.3	65～74.9	5
	58.3～61.5	58.3～64.9	6
	81.6～121.3	85～121.3	2
	71.3～81.5	78.1～84.9	3
76～80岁	68.4～71.2	71.3～78	4
	58.3～68.3	61.6～71.2	5
	—	58.3～61.5	6
	78.1～121.3	81.6～121.3	2
	71.3～78	75～81.5	3
81～85岁	61.6～71.2	68.4～74.9	4
	58.3～61.5	58.3～68.3	5

注：身高≥178cm者，在查到的饮食型号基础上加2为实际型号，最高为10号。

女性各种年龄、性别、体力活动、腰围与饮食型号的关系

表1　女性21～30岁不同腰围饮食型号　　　　单位：cm

年龄	轻体力	中体力	饮食型号
21～25岁	101.7～121.3	101.7～121.3	1
	95～101.6	98.4～101.6	2
	88.1～94.9	91.7～98.3	3
	81.6～88	88.1～91.6	4
	78.1～81.5	81.6～88	5
	71.3～78	75～81.5	6
21～25岁	65.1～71.2	71.3～74.9	7
	61.6～65	65.1～71.2	8
	58.3～61.5	58.3～65	9
26～30岁	98.4～121.3	101.7～121.3	1
	91.7～98.3	95～101.6	2
	88.1～91.6	91.7～94.9	3
	81.6～88	85～91.6	4
	75～81.5	78.1～84.9	5
	71.3～74.9	75～78	6
	65.1～71.2	68.4～74.9	7
	58.3～65	61.6～68.3	8
	—	58.3～61.5	9

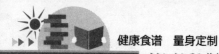

表2　女性31~40岁不同腰围饮食型号　　　　　　　单位：cm

年龄	轻体力	中体力	饮食型号
31~35岁	98.4~121.3	101.7~121.3	1
	91.7~98.3	95~101.6	2
	85~91.6	88.1~94.9	3
	78.1~84.9	85~88	4
	75~78	78.1~84.9	5
	68.4~74.9	71.3~78	6
	61.6~68.3	68.4~71.2	7
	58.3~61.5	61.6~68.3	8
	—	58.3~61.5	9
36~40岁	95~121.3	98.4~121.3	1
	91.7~94.9	95~98.3	2
	85~91.6	88.1~94.9	3
	78.1~84.9	81.6~88	4
	71.3~78	75~81.5	5
	65.1~71.2	71.3~74.9	6
	58.3~65	65.1~71.2	7
	—	58.3~65	8

健康食谱

表3　女性41～50岁不同腰围饮食型号　　　　　　　单位：cm

年龄	轻体力	中体力	饮食型号
	95～121.3	98.4～121.3	1
	88.1～94.9	91.7～98.3	2
	81.6～88	85～91.6	3
	75～81.5	81.6～84.9	4
41～45岁	71.3～74.9	75～81.5	5
	65.1～71.2	68.4～74.9	6
	58.3～65	61.6～68.3	7
	—	58.3～61.5	8
	91.7～121.3	98.4～121.3	1
	88.1～91.6	91.7～98.3	2
	81.6～88	85～91.6	3
	75～81.5	78.1～84.9	4
46～50岁	68.4～74.9	71.3～78	5
	61.6～68.3	65.1～71.2	6
	58.3～61.5	61.6～65	7
	—	58.3～61.5	8

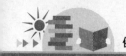

表4　女性51～60岁不同腰围饮食型号　　　　　　　　　单位：cm

年龄	轻体力	中体力	饮食型号
	91.7～121.3	98.4～121.3	1
	85～91.6	88.1～98.3	2
	78.1～84.9	81.6～88	3
51～55岁	71.3～78	75～81.5	4
	65.1～71.2	71.3～74.9	5
	58.3～65	65.1～71.2	6
	—	58.3～65	7
	91.7～121.3	91.7～121.3	1
	81.6～91.6	88.1～91.6	2
	78.1～81.5	81.6～88	3
56～60岁	71.3～78	75～81.5	4
	61.6～71.2	68.4～74.9	5
	58.3～61.5	61.6～68.3	6
	—	58.3～61.5	7

健康食谱

表5　女性61～70岁不同腰围饮食型号　　　　单位：cm

年龄	轻体力	中体力	饮食型号
61～65 岁	88.1～121.3	91.7～121.3	1
	81.6～88	85～91.6	2
	75～81.5	78.1～84.9	3
	68.4～74.9	71.3～78	4
	61.6～68.3	65.1～71.2	5
	58.3～61.5	58.3～65	6
66～70 岁	85～121.3	88.1～121.3	1
	78.1～84.9	81.6～88	2
	71.3～78	78.1～81.5	3
	65.1～71.2	68.4～78	4
	58.3～65	61.6～68.3	5
	—	58.3～61.5	6

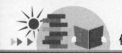

表6　女性71~85岁不同腰围饮食型号　　　　单位：cm

年龄	轻体力	中体力	饮食型号
71~75岁	85~121.3	88.1~121.3	1
	78.1~84.9	81.6~88	2
	71.3~78	75~81.5	3
	61.6~71.2	68.4~74.9	4
	58.3~61.5	61.6~68.3	5
	—	58.3~61.5	6
76~80岁	81.6~121.3	85~121.3	1
	75~81.5	78.1~84.9	2
	68.4~74.9	71.3~78	3
	61.6~68.3	65.1~71.2	4
	58.3~61.5	58.3~65	5
81~85岁	81.6~121.3	85~121.3	1
	71.3~81.5	78.1~84.9	2
	68.4~71.2	68.4~78	3
	58.3~68.3	61.6~68.3	4
	—	58.3~61.5	5

健康食谱

第二节 腹型肥胖、高血压、血脂异常、高血糖者各型号周食谱

1号周一至周四食谱

(1d 主食 175g, 3 餐主食分配为 50g、75g、50g)

时间	周一	周二	周三	周四
6:30	温开水 200mL	温开水 200mL	温开水 200mL	温开水 200mL
7:00~7:20	牛奶泡麦片(牛奶 300mL、麦片 50g) 小黄瓜 100g 煮鸡蛋 1 个	肉包子(肉 25g、面粉 25g) 红豆粥(豆、小米 25g) 卤蛋 50g 番茄 100g	南瓜小米粥(小米 25g) 馒头(面粉 25g) 韭菜炒蛋(菜 100g、鸡蛋 1 个)	西葫芦鸡蛋饼(西葫芦 100g、鸡蛋 1 个、面粉 50g) 豆浆 200mL 碧根果 3 个
7:30	锻炼 30min(至微出汗)	锻炼 30min(至微出汗)	锻炼 30min(至微出汗)	锻炼 30min(至微出汗)
9:30	花生仁 10 个 温开水 200mL	牛奶 300mL 核桃 2 个	葡萄 100g 温开水 200mL	圣女果 100g 温开水 200mL
12:30~13:00	西红柿蛋花汤 三鲜鱿鱼(鱿鱼 75g,猪心 50g,莴笋、红萝卜、平菇共 100g) 蒜蓉空心菜 100g 紫薯米饭(紫薯 50g、大米 50g) 花生油 3g	紫菜虾皮汤 茭白爆炒鸭肉丝(茭白 100g、鸭肉 50g) 蚝油白玉菇炒油麦菜(白玉菇 100g、油麦菜共 100g) 米饭(大米 75g) 菜籽油 3g	菠菜木耳鸡蛋汤 胡萝卜腰果炒鸡丁(胡萝卜 100g、腰果 25g、肉 75g) 西芹拌豆干(西芹 100g、豆干 25g) 荞麦米饭(荞麦、大米共 75g) 菜籽油 3g	白灼基围虾(虾 75g、西兰花 100g) 高汤娃娃菜(娃娃菜 100g、皮蛋少许) 杂粮米饭(玉米、大米共 75g) 菜籽油 3g
15:00	桃 100g 温开水 200mL	百香果 100g 温开水 200mL	酸奶 300mL 温开水 200mL	酸奶 300mL 温开水 200mL
19:00~19:30	生菜丸子汤 香菇滑豆腐(香菇 200g、豆腐 50g) 馒头(面粉 50g) 橄榄油 2g	肉末蒸金针菇(肉少许、金针菇 100g) 芹菜拌豆皮(芹菜 100g、豆皮 25g) 红薯大米粥(红薯 50g、大米 25g) 橄榄油 2g	菠菜猪肝汤 茄汁冬瓜 200g 花卷(面粉 50g) 橄榄油 2g	凉拌素菜(豆皮 50g,青椒、红萝卜、豆芽共 100g) 山药炒荷兰豆(山药、荷兰豆共 100g) 小米海参粥(小米 25g、海参 50g) 橄榄油 2g
20:00	锻炼 30min(至微出汗)	锻炼 30min(至微出汗)	锻炼 30min(至微出汗)	锻炼 30min(至微出汗)
20:30	温开水 200mL	温开水 200mL	温开水 200mL	温开水 200mL

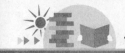
1号周五至周日食谱

(1d主食175g，3餐主食分配为50g、75g、50g)

时间	周五	周六	周日
6:30	温开水 200mL	温开水 200mL	温开水 200mL
7:00 ~ 7:20	豆沙包(红豆沙50g、面粉50g) 蔬菜瘦肉粥(青菜50g、胡萝卜50g、瘦肉25g) 卤鸡蛋1个	拌黄瓜豆腐干(黄瓜100g、豆腐干25g) 山药红豆糕(山药100g、红豆25g) 花生粥(花生仁10个、大米25g)	牛油果鸡蛋三明治(牛油果100g、鸡蛋1个、番茄50g) 豆浆200mL 馒头(面粉50g) 炝绿豆芽100g
7:30	锻炼30min(至微出汗)	锻炼30min(至微出汗)	锻炼30min(至微出汗)
9:30	苹果100g 温开水200mL	橙子100g 温开水200mL	开心果10个 温开水200mL
12:30 ~ 1:00	西红柿蛋花汤 蒜苔炒鳝鱼(菜100g、鱼50g) 凉拌苋菜100g 杂米饭(大米、小米共75g) 菜籽油3g	紫菜虾皮汤 土豆烧鸡翅(土豆50g、肉50g) 凉拌紫甘蓝200g 杂粮米饭(黑米、大米75g) 菜籽油3g	海带玉米排骨汤 豌豆尖炒香肠(菜200g、肉75g) 米饭(大米75g) 菜籽油3g
3:00	牛奶300mL 温开水200mL	酸奶300mL、花生仁10个 温开水200mL	牛奶300mL 温开水200mL
7:00 ~ 7:30	松仁炒玉米(松仁1小把、玉米少许) 番茄豆腐汤(番茄150g、豆腐50g) 韭菜煎饼(韭菜50g、面粉50g) 橄榄油2g	油菜蛋皮汤(菜100g、蛋1个) 洋葱炒莴笋100g 芽菜肉拌面(肉末25g、芽菜少许、面粉50g) 橄榄油2g	豆皮汤面条(面粉50g、青菜50g、豆皮25g) 凉拌木耳黄瓜150g 橄榄油2g
8:00	锻炼30min(至微出汗)	锻炼30min(至微出汗)	锻炼30min(至微出汗)
8:30	温开水200mL	温开水200mL	温开水200mL

注：1. 以前食量大者，应逐渐减至所查食谱的食物量。

2. 血糖高者，水果应减量。

3. 有微量蛋白尿或高尿酸血症者，可将豆类换为蛋奶类，如50g豆腐可互换0.5个鸡蛋或100mL牛奶。

1号周食谱日平均食物及营养素量

谷薯类(g)	蔬菜类(g)	水果类(g)	肉类(g)	蛋类(g)	硬果类(g)	大豆类(g)	乳类(g)	油脂类(g)	蛋白质(g)	脂肪(g)	碳水化合物(g)	能量(kcal)
175	500	100	75	50	15	10	300	5	61	43	174	1300

2 号周一至周四食谱

（1d 主食 175g，3 餐主食分配为 50g、75g、50g）

时间	周一	周二	周三	周四
6：30	温开水 200mL	温开水 200mL	温开水 200mL	温开水 200mL
7：00～ 7：20	全麦面包（面粉 50g） 牛奶 300mL 酸奶生菜沙拉 100g	烤馍片（杂粮面粉 50g） 五谷豆浆 200mL 熘西葫芦 100g	烧饼（面粉 50g） 牛奶 300mL 拌三丝 100g	素包子（面粉 50g、菜少许） 豆浆 200mL 炝花白 100g
7：30	锻炼 30min（至微出汗）	锻炼 30min（至微出汗）	锻炼 30min（至微出汗）	锻炼 30min（至微出汗）
9：30	苹果 150g 温开水 200mL	花生仁 10 个 酸奶 300mL	梨 150g 温开水 200mL	腰果 10 个 酸奶 300mL
12：30～ 13：00	西红柿蛋花汤 韭菜炒肉丝（菜 100g、肉 100g） 炒香菇青菜 100g 米饭（大米、小米共 75g） 茶籽油 5g	紫菜虾皮汤 清蒸排骨（肉 100g） 素炒菜花 200g 米饭（大米、小米共 75g） 茶籽油 5g	菠菜木耳鸡蛋汤（蛋 1 个、菜少许） 烩麻食（肉 100g、韭菜、香菇、番茄、黄花菜、白菜共 100g、面粉 75g） 拌青笋丝 100g 茶籽油 5g	青菜肉丝汤 彩椒炒鸡丁（彩椒 100g、肉 100g） 炒豆角 100g 米饭（大米、小米共 75g） 茶籽油 5g
15：00	核桃 2 个 温开水 200mL	柚子 150g 温开水 200mL	西瓜子 1 把 温开水 200mL	草莓 150g 温开水 200mL
19：00～ 19：30	香菇鸡蛋汤面片（面粉 50g，香菇、蘑菇、菠菜、香菜等共 100g、蛋 1 个） 芹菜拌豆腐干（菜 100g、豆腐干 25g） 橄榄油 5g	西红柿豆腐汤 鸡蛋炒米饭（大米 50g、蛋 1 个、青豆、青笋丁 100g） 拌黄瓜木耳 100g 橄榄油 5g	小白菜豆腐汤面条（荞麦面粉 50g、菜 100g、豆腐 50g） 炒香菇菜心 100g 橄榄油 5g	馒头（面粉 50g） 紫菜虾皮汤 蒜苔炒鸡蛋（菜 200g、蛋 1 个） 橄榄油 5g
20：00	锻炼 30min（至微出汗）	锻炼 30min（至微出汗）	锻炼 30min（至微出汗）	锻炼 30min（至微出汗）
20：30	温开水 200mL	温开水 200mL	温开水 200mL	温开水 200mL

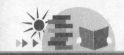

2号周五至周日食谱

(1d 主食175g, 3餐主食分配为50g、75g、50g)

时间	周五	周六	周日
6:30	温开水200mL	温开水200mL	温开水200mL
7:00~ 7:20	全麦面包(面粉50g) 牛奶300mL 番茄100g	杂粮馒头(面粉50g) 豆腐脑175g 拌海带青菜100g	葱油花卷(面粉50g) 牛奶300mL 炝芹菜100g
7:30	锻炼30min(至微出汗)	锻炼30min(至微出汗)	锻炼30min(至微出汗)
9:30	柚子150g、温开水200mL	圣女果150g、酸奶300mL	花生仁10个、温开水200mL
12:30~ 1:00	海带冬瓜汤 炖鱼头豆腐(肉100g,豆腐50g) 炒木耳菜200g 米饭(大米、小米共75g) 茶籽油5g	白菜鸡蛋汤 软卤面(面粉75g、黄豆芽100g、肉100g) 拌黄瓜木耳100g 茶籽油5g	青菜丸子汤 清蒸鸡块(肉100g) 海米烧冬瓜(菜200g) 米饭(大米、小米共75g) 茶籽油5g
3:00	葵花瓜子1把 温开水200mL	核桃2个 温开水200mL	葡萄150g 温开水200mL
7:00~ 7:30	馄饨(面粉50g、肉少许) 小白菜炒鸡蛋(菜200g、鸡蛋1个) 橄榄油5g	燕麦粥(燕麦25g) 豆角拌鸡蛋丝(菜100g、鸡蛋1个) 蚝油油麦菜100g 馒头(面粉25g) 橄榄油5g	酸汤水饺(面粉50g、韭菜100g、鸡蛋1个) 青椒拌腐竹(菜100g、干腐竹10g) 橄榄油5g
8:00	锻炼30min(至微出汗)	锻炼30min(至微出汗)	锻炼30min(至微出汗)
8:30	温开水200mL	温开水200mL	温开水200mL

注：1. 以前食量大者，应逐渐减至所查食谱的食物量。

2. 血糖高者，水果应减量。

3. 有微量蛋白尿或高尿酸血症者，可将豆类换为蛋奶类，如50g豆腐可互换0.5个鸡蛋或100mL牛奶。

2号周食谱日平均食物及营养素量

谷薯类 (g)	蔬菜类 (g)	水果类 (g)	肉类 (g)	蛋类 (g)	硬果类 (g)	大豆类 (g)	乳类 (g)	油脂类 (g)	蛋白质 (g)	脂肪 (g)	碳水化合物 (g)	能量 (kcal)
175	500	150	100	50	15	10	300	10	66	52	179	1400

3 号周一至周四食谱

(1d 主食 200g，3 餐主食分配为 75g、75g、50g)

时间	周一	周二	周三	周四
6:30	温开水 200mL	温开水 200mL	温开水 200mL	温开水 200mL
7:00~7:20	牛奶泡麦片（牛奶300mL、麦片75g） 小黄瓜 100g 煮鸡蛋 1 个 木瓜 50g	肉包子（肉25g、面粉50g） 红豆粥（红豆小米共25g） 卤蛋 1 个 拌番茄 100g 火龙果 50g	南瓜小米粥（小米25g） 馒头（面粉50g） 韭菜炒蛋（菜100g、鸡蛋 1 个） 哈密瓜 50g	西葫芦鸡蛋饼（西葫芦100g、鸡蛋 1个、面粉75g） 豆浆 200mL 碧根果 3 个 苹果 50g
7:30	锻炼 30min（至微出汗）	锻炼 30min（至微出汗）	锻炼 30min（至微出汗）	锻炼 30min（至微出汗）
9:30	花生仁 10 个 温开水 200mL	牛奶 300mL 核桃 2 个	葡萄 100g 温开水 200mL	圣女果 100g 温开水 200mL
12:30~13:00	西红柿蛋花汤 三鲜鱿鱼（鱿鱼100g、猪心 50g、莴笋、红萝卜、平菇共100g） 蒜蓉空心菜 100g 紫薯米饭（紫薯50g、大米50g） 花生油 5g	紫菜虾皮汤 茭白爆炒鸭肉丝（茭白100g、鸭肉50g） 蚝油白玉菇炒油麦菜（白玉菇100g、油麦菜共100g） 米饭（大米75g） 菜籽油 5g	菠菜木耳鸡蛋汤 胡萝卜腰果炒鸡丁（胡萝卜100g、腰果25g、肉100g） 西芹拌豆干（西芹100g、豆干25g） 荞麦米饭（荞麦、大米共75g） 菜籽油 5g	白灼基围虾（虾50g、西兰花100g） 高汤娃娃菜（娃娃菜100g、皮蛋少许） 杂粮米饭（玉米、大米共75g） 菜籽油 5g
15:00	桃 100g 温开水 200mL	百香果 100g 温开水 200mL	酸奶 300mL 温开水 200mL	酸奶 300mL 温开水 200mL
19:00~19:30	生菜丸子汤 香菇滑豆腐（香菇200g、豆腐50g） 馒头（面粉50g） 橄榄油 5g	肉末蒸金针菇（肉50g、金针菇100g） 芹菜拌豆皮（菜100g、豆皮25g） 红薯米饭（红薯50g、大米25g） 橄榄油 5g	菠菜猪肝汤 茄汁冬瓜 200g 花卷（面粉50g） 橄榄油 5g	凉拌素菜（豆皮50g、青椒、红萝卜、豆芽共100g） 山药炒荷兰豆（山药、荷兰豆共100g） 小米海参粥（小米50g、海参50g） 橄榄油 5g
20:00	锻炼 30min（至微出汗）	锻炼 30min（至微出汗）	锻炼 30min（至微出汗）	锻炼 30min（至微出汗）
20:30	温开水 200mL	温开水 200mL	温开水 200mL	温开水 200mL

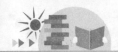

3号周五至周日食谱

（1d主食200g，三餐主食分配为75g、75g、50g）

时间	周五	周六	周日
6：30	温开水200mL	温开水200mL	温开水200mL
7：00~7：20	豆沙包（红豆沙50g、面粉50g） 蔬菜瘦肉粥（青菜50g、胡萝卜50g、瘦肉25g） 卤蛋1个 橙子50g	拌黄瓜豆腐干（黄瓜100g、豆腐干25g） 山药红豆糕（山药100g、红豆25g） 花生粥（花生仁10个、大米25g） 梨50g	牛油果鸡蛋三明治（牛油果150g、鸡蛋1个、番茄50g） 豆浆200mL 馒头（面粉75g） 焯绿豆芽100g
7：30	锻炼30min（至微出汗）	锻炼30min（至微出汗）	锻炼30min（至微出汗）
9：30	苹果100g 温开水200mL	橙子100g 温开水200mL	开心果10个 温开水200mL
12：30~1：00	西红柿蛋花汤 蒜苔炒鳝鱼（菜100g、肉75g） 凉拌苋菜100g 杂粮米饭（大米、小米共75g） 菜籽油5g	紫菜虾皮汤 土豆烧鸡翅（土豆100g、肉75g） 凉拌紫甘蓝200g 杂粮米饭（黑米、大米共50g） 菜籽油5g	海带玉米排骨汤 豌豆尖炒香肠（菜200g、肉100g） 米饭（大米75g） 菜籽油5g
3：00	牛奶300mL 温开水200mL	酸奶300mL 花生仁10个	牛奶300mL 温开水200mL
7：00~7：30	松仁炒玉米（松仁1小把、玉米少许） 番茄豆腐汤（番茄150g、豆腐50g） 韭菜煎饼（韭菜50g、面粉50g） 橄榄油5g	油菜蛋花汤（菜100g、蛋1个） 洋葱炒莴笋100g 芽菜肉拌面（碎肉25g、芽菜少许、面粉50g） 橄榄油5g	豆皮汤面条（面粉50g、青菜50g、豆皮50g） 拌木耳黄瓜150g 橄榄油5g
8：00	锻炼30min（至微出汗）	锻炼30min（至微出汗）	锻炼30min（至微出汗）
8：30	温开水200mL	温开水200mL	温开水200mL

注：1. 以前食量大者，应逐渐减至所查食谱的食物量。
　　2. 血糖高者，水果应减量。
　　3. 有微量蛋白尿或高尿酸血症者，可将豆类换为蛋奶类，如50g豆腐可互换0.5个鸡蛋或100mL牛奶。

3号周食谱日平均食物及营养素量

谷薯类（g）	蔬菜类（g）	水果类（g）	肉类（g）	蛋类（g）	硬果类（g）	大豆类（g）	乳类（g）	油脂类（g）	蛋白质（g）	脂肪（g）	碳水化合物（g）	能量（kcal）
200	500	150	100	50	15	10	300	10	68	52	199	1500

健康食谱

4 号周一至周四食谱

(1d 主食 200g，3 餐主食分配为 75g、75g、50g)

时间	周一	周二	周三	周四
6：30	温开水 200mL	温开水 200mL	温开水 200mL	温开水 200mL
7：00～7：20	杂粮馒头(面粉75g) 牛奶 200mL 煮鸡蛋 1 个 拌黄瓜 100g	三明治(全麦面包75g、培根25g、鸡蛋1个、生菜100g) 牛奶咖啡 300mL 樱桃 100g	豆浆 200mL 馒头(面粉75g) 拌海带丝 100g 白煮蛋 1 个 梨 100g	玉米馒头(玉米面粉 50g) 绿豆大米粥(绿豆大米共 25g) 拌青椒 100g 茶鸡蛋 1 个 龙眼 100g
7：30	锻炼 30min(至微出汗)	锻炼 30min(至微出汗)	锻炼 30min(至微出汗)	锻炼 30min(至微出汗)
9：30	松子 1 小把 石榴 100g	香蕉 100g 温开水 200mL	鲜枣 100g 温开水 200mL	山竹 100g 牛奶 300mL
12：30～13：00	清炖鸡(鸡肉125g) 炒香菇青菜(菜200g) 荞麦米饭(荞麦、大米共75g) 油 5g	菠菜蛋花汤 炒三丝(肉100g，胡萝卜、绿豆芽共200g) 二米饭(大米、小米共 75g) 油 5g	番茄鱼片汤(番茄100g、鱼75g) 清炒小白菜 100g 蒸红薯米饭(红薯100g、面粉25g) 油 5g	咖喱羊肉(羊肉75g) 味增汤(蔬菜200g) 米饭(大米75g) 油 5g
15：00	酸奶 150mL 草莓 100g 温开水 200mL	核桃 2 个 温开水 200mL	腰果 5 个 绿豆糕 25g 咖啡牛奶 300mL	玫瑰花茶 200mL 花生仁 10 个
19：00～19：30	汤面(面粉50g、萝卜、土豆、花菜、香菇、木耳、西红柿共100g，豆腐干25g) 拌黄瓜 100g 花生油 5g	红豆小米粥(豆米共25g) 孜然炒馍花 25g 苦瓜炒豆干(菜100g、豆干25g) 凉拌苋菜 100g 花生油 5g	白萝卜炖牛腩(菜100g、肉50g)、 清炒笋片 100g 蛋花汤 花卷(面粉25g) 花生油 5g	饺子(猪肉50g、香菇、韭黄共50g、面粉50g) 拌芹菜豆腐干(菜150g、豆腐干25g) 花生油 5g
20：00	锻炼 30min(至微出汗)	锻炼 30min(至微出汗)	锻炼 30min(至微出汗)	锻炼 30min(至微出汗)
20：30	温开水 200mL	温开水 200mL	温开水 200mL	温开水 200mL

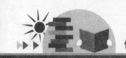
4号周五至周日食谱

（1d主食200g，3餐主食分配为75g、75g、50g）

时间	周五	周六	周日
6:30	温开水200mL	温开水200mL	温开水200mL
7:00～7:20	三鲜包子(面粉50g) 红薯50g 拌海藻100g 咸鸭蛋1个 柿子100g	红糖燕麦粥(燕麦25g) 小蛋糕(面粉50g) 白煮蛋1个 拌黄瓜100g 猕猴桃100g	杂粮饼干(面粉75g) 牛奶300mL 厚蛋烧(蛋1个) 拌洋葱木耳100g 水果100g
7:30	锻炼30min(至微出汗)	锻炼30min(至微出汗)	锻炼30min(至微出汗)
9:30	葡萄100g 酸奶300mL	芒果100g 牛奶300mL	桃100g 温开水200mL
12:30～1:00	冬瓜虾皮汤 蒜苗炒猪血(菜100g、猪血100g) 炒青菜豆腐干(菜100g、豆腐干25g) 红枣米饭(枣2个、大米75g) 油5g	清蒸鲈鱼100g 炝花白木耳200g 丝瓜汤 玉米米饭(大米、玉米共75g) 油5g	西红柿蛋花汤 蒜蓉油麦菜200g 豆腐烧丸子(豆腐50g、肉75g) 米饭(大米75g) 油5g
3:00	开心果10个 柠檬水200mL	腰果8个 银耳汤200mL	杏仁露200mL 核桃2个
7:00～7:30	胡萝卜大肉烧麦(面粉50g、肉100g、菜100g) 花生红枣黑米粥(米豆共25g) 凉拌蔬菜100g 茶籽油5g	蒸山药100g 蔬菜肉末粥(肉25g、大米25g) 西芹拌腐竹(菜200g、干腐竹10g) 茶籽油5g	百合莲子粥(糯米25g、百合莲子少许) 五香凤爪100g 清炒芥菜200g 小烧饼(面粉25g) 茶籽油5g
8:00	锻炼30min(至微出汗)	锻炼30min(至微出汗)	锻炼30min(至微出汗)
8:30	温开水200mL	温开水200mL	温开水200mL

注：1. 以前食量大者，应逐渐减至所查食谱的食物量。

2. 血糖高者，水果应减量。

3. 有微量蛋白尿或高尿酸血症者，可将豆类换为蛋奶类，如50g豆腐可互换0.5个鸡蛋或100mL牛奶。

4号周食谱日平均食物及营养素量

谷薯类(g)	蔬菜类(g)	水果类(g)	肉类(g)	蛋类(g)	硬果类(g)	大豆类(g)	乳类(g)	油脂类(g)	蛋白质(g)	脂肪(g)	碳水化合物(g)	能量(kcal)
200	500	200	125	50	15	10	300	10	73	55	205	1600

5 号周一至周四食谱

（1d 主食 225g，3 餐主食分配为 75g、75g、75g）

时间	周一	周二	周三	周四
6：30	温开水 200mL	温开水 200mL	温开水 200mL	温开水 200mL
7：00～7：20	全麦面包（面粉 75g）牛奶 300mL 酸奶蔬菜沙拉 100g 苹果 100g	杂粮馒头（面粉 75g）豆浆 200mL 凉拌海裙菜（海裙菜 100g）柚子 100g	小馒头（面粉 50g）牛奶燕麦粥（牛奶 300mL、燕麦 25g）凉拌青笋丝 100g 梨 100g	素包子（面粉 75g）豆浆 200mL 卤蛋 1 个 温拌西兰花 100g 石榴 100g
7：30	运动 30min（至微出汗）	运动 30min（至微出汗）	运动 30min（至微出汗）	运动 30min（至微出汗）
9：30	核桃 2 个 温开水 200mL	花生仁 10 个 温开水 200mL	温开水 200mL 枣 100g	桃子 100g 温开水 200mL
12：30～13：00	二米饭（大米、小米共 75g）西红柿鸡蛋汤 韭菜炒肉丝（韭菜 100g，肉丝 125g）洋葱炒木耳 100g 菜籽油 10g	二米饭（大米、高粱共 75g）小葱蛋花汤 清蒸胡萝卜排骨（排骨 125g、胡萝卜 100g）素炒油麦菜 100g 菜籽油 10g	烩麻食（面粉 75g、肉 125g、韭菜、香菇、番茄、黄花菜、木耳共 100g）烧白菜豆腐（菜 100g、豆腐 50g）菜籽油 10g	豆米饭（大米红豆共 75g）青菜粉丝汤 三色彩椒炒腰果鸡丁（菜 100g、腰果 5 个、肉 75g）凉拌菜心 100g 菜籽油 10g
15：00	香蕉 100g 温开水 200mL	牛奶 300mL 草莓 100g	温开水 200mL 松子 1 小把	牛奶 300mL 牛角面包 25g
19：00～19：30	香菇汤面片（面粉 75g、鸡蛋 1 个、香菇、胡萝卜、蘑菇、菠菜、香菜等共 100g）芹菜拌腐竹（芹菜 100g、干腐竹 10g）橄榄油 5g	鸡蛋炒米饭（大米 75g、蛋 1 个、香菇、玉米粒、青笋丁共 100g）冬瓜虾米汤 拌菠菜黄豆（菜 100g、黄豆 10g）橄榄油 5g	紫米饭（紫米、大米共 75g）猪肝菠菜汤 鸡蛋卷（鸡蛋 1 个，胡萝卜、西葫芦、洋葱共 100g）炒莴笋叶 100g 橄榄油 5g	杂粮馒头（面粉 50g）海米菌汤 香煎银鳕鱼 50g 拌秋葵 100g 蚝油生菜 100g 橄榄油 5g
20：00	运动 30min（至微出汗）	运动 30min（至微出汗）	运动 30min（至微出汗）	运动 30min（至微出汗）
20：30	温开水 200mL	温开水 200mL	温开水 200mL	温开水 200mL

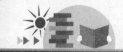
5 号周五至周日食谱

（1d 主食 225g，3 餐主食分配为 75g、75g、75g）

时间	周五	周六	周日
6:30	温开水 200mL	温开水 200mL	温开水 200mL
7:00 ~ 7:20	紫菜饭团（大米 75g、黄瓜 100g、鸡蛋 1 个） 牛奶 300mL 荔枝 100g	三明治（粗粮面粉 75g、西红柿 50g、鸡蛋 1 个、果酱少许） 蔬果汁（葡萄 100g，芹菜 50g）	牛油果三明治（小麦粉 75g，牛油果 100g、番茄 100g、鸡蛋 1 个） 柠檬水 1 杯
7:30	运动 30min（至微出汗）	运动 30min（至微出汗）	运动 30min（至微出汗）
9:30	柚子 100g 温开水 200mL	牛奶 300mL 猕猴桃 100g	杨桃 100g 酸奶 300mL
12:30 ~ 1:00	红豆米饭（大米、红豆共 75g） 豆芽肉丝汤（菜 100g、肉 25g） 清蒸鲈鱼 125g 番茄炒西葫芦 100g 菜籽油 10g	软卤面（面粉 75g、黄豆芽 100g、肉 100g） 海带牛肉汤（牛肉 25g、海带少许） 拌黄瓜木耳 100g 菜籽油 10g	二米饭（大米、小米共 75g） 青菜豆腐汤（青菜 100g、豆腐 50g） 清炖香菇鸡块（肉 75g、干香菇 10g） 茄汁冬瓜 100g 菜籽油 10g
3:00	葵花瓜子 1 小把 温开水 200mL	核桃 2 个 温开水 200mL	板栗 5 个 温开水 200mL
7:00 ~ 7:30	蛋花汤面条（面粉 75g） 魔芋奶白菜（魔芋 50g，奶白菜 100g） 凉拌三丝（胡萝卜丝、黄瓜共 100g，豆腐皮 25g） 橄榄油 5g	燕麦粥（燕麦 25g） 韭菜炒豆干（菜 100g、豆干 25g） 红萝卜玉米丁（胡萝卜 100g、玉米粒 50g） 橄榄油 5g	酸汤水饺（面粉 75g，蔬菜 100g、肉 50g） 凉拌紫甘蓝 100g 橄榄油 5g
8:00	运动 30min（至微出汗）	运动 30min（至微出汗）	运动 30min（至微出汗）
8:30	温开水 200mL	温开水 200mL	温开水 200mL

注：1. 以前食量大者，应逐渐减至所查食谱的食物量。

2. 血糖高者，水果应减量。

3. 有微量蛋白尿或高尿酸血症者，可将豆类换为蛋奶类，如 50g 豆腐可互换 0.5 个鸡蛋或 100mL 牛奶。

5 号周食谱日平均食物及营养素量

谷薯类（g）	蔬菜类（g）	水果类（g）	肉类（g）	蛋类（g）	硬果类（g）	大豆类（g）	乳类（g）	油脂类（g）	蛋白质（g）	脂肪（g）	碳水化合物（g）	能量（kcal）
225	500	300	125	50	15	15	300	15	69	54	237	1700

6 号周一至周四食谱

（1d 主食 225g，3 餐主食分配为 75g、100g、50g）

时间	周一	周二	周三	周四
6:30	温开水 200mL	温开水 200mL	温开水 200mL	温开水 200mL
7:00 ~ 7:20	牛奶冲黑芝麻糊(牛奶 300mL、黑芝麻糊 25g) 全麦面包(面包 50g) 香蕉 100g 煮鸡蛋 1 个 拌花白 100g	金枪鱼三明治(鱼 50g、鸡蛋 1 个、千岛酱少许、黄瓜 100g、面粉 75g) 豆浆 200mL 小番茄 100g	玉米糊(玉米 25g) 馒头(面粉 50g) 卤鸡蛋 1 个 苹果 100g 炝笋丝 100g	凉拌黄瓜 100g 煮鸡蛋 1 个 燕麦粥(燕麦 25g) 花卷(面粉 50g) 橘子 100g
7:30	锻炼 30min(至微出汗)	锻炼 30min(至微出汗)	锻炼 30min(至微出汗)	锻炼 30min(至微出汗)
9:30	核桃 2 个 温开水 200mL	花生仁 10 个 温开水 200mL	夏威夷果 6 个 牛奶 300mL	牛奶 300mL 松子 1 小把
12:30 ~ 13:00	番茄龙利鱼片汤(番茄 100g、鱼 150g) 香菇炒青菜 100g 杂粮米饭(玉米、大米共 100g) 花生油 10g	紫菜虾皮汤 彩椒口蘑炒牛肉片(菜 100g、牛肉 100g) 凉拌龙须菜 100g 红豆米饭(红豆、大米共 100g) 菜籽油 10g	菠菜木耳鸡蛋汤 丝瓜烧虾球(丝瓜 100g、虾球 150g) 清炒红薯叶 100g 杂粮米饭(小米、大米共 100g) 菜籽油 10g	青菜虾皮汤 鱼香肉丝(菜 100g、瘦肉 100g) 手撕包菜 100g 红豆米饭(红豆、大米共 100g) 大豆油 10g
15:00	荔枝 150g 温开水 200mL	牛奶 300mL 梨 150g	提子 150g 温开水 200mL	荔枝 150g 温开水 200mL
19:00 ~ 19:30	西芹烧腐竹(西芹 100g、干腐竹 10g) 蒜蓉粉丝蒸娃娃菜(粉丝 25g、菜 100g) 芋头粥(芋头 25g、小米 25g) 橄榄油 5g	白灼芥蓝 100g 番茄烧豆腐(番茄 100g、豆腐 50g) 米饭(大米 50g) 橄榄油 5g	韭菜拌豆腐干(韭菜 100g、豆腐干 25g) 木耳炒西葫芦(菜 100g) 馒头(面粉 25g) 山药粥(山药 50g、大米 25g) 亚麻籽油 5g	紫菜豆腐汤(豆腐 50g,紫菜少许) 蚝油生菜 100g 鸡丝凉面(鸡肉 50g、黄瓜 100g、面粉 50g) 橄榄油 5g
20:00	锻炼 30min(至微出汗)	锻炼 30min(至微出汗)	锻炼 30min(至微出汗)	锻炼 30min(至微出汗)
20:30	温开水 200mL	温开水 200mL	温开水 200mL	温开水 200mL

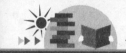
6号周五至周日食谱

（1d 主食 225g，3 餐主食分配为 75g、100g、50g）

时间	周五	周六	周日
6:30	温开水 200mL	温开水 200mL	温开水 200mL
7:00～7:20	香菇瘦肉包子（香菇少许、瘦肉25g、面粉50g） 五谷米糊（红豆、荞麦、玉米共25g） 香蕉 100g 黄瓜 100g	紫薯饼（紫薯100g、面粉50g） 牛奶核桃汁（牛奶300mL、核桃2个） 卤蛋 1 个 火龙果 100g 拌茄丝 100g	花卷（面粉50g） 菠菜猪肝粥（菠菜100g、猪肝50g、大米25g） 卤豆干（豆腐干25g） 杨桃 100g
7:30	锻炼 30min（至微出汗）	锻炼 30min（至微出汗）	锻炼 30min（至微出汗）
9:30	南瓜籽 10g 温开水 200mL	榴莲 150g 温开水 200mL	牛奶 300mL 橘子 150g
12:30～1:00	血皮菜炒猪肝（血皮菜100g、猪肝75g） 蛤蜊丝瓜汤、（蛤蜊25g、丝瓜100g） 杂粮米饭（黑米、大米共100g） 菜籽油 10g	竹荪百合炖鸡汤（干竹荪10g、干百合10g、鸡肉100g） 白玉菇炒油麦菜（白玉菇50g、油麦菜150g） 红豆米饭（红豆、大米共100g） 菜籽油 10g	清蒸鲈鱼（鲈鱼100g） 蚝油西兰花炒香菇（西兰花100g、干香菇10g） 凉拌紫甘蓝（紫甘蓝100g） 红薯米饭（红薯50g、大米75g） 菜籽油 10g
3:00	牛奶 300mL 石榴 150g	大杏仁 5 个 温开水 200mL	松子一小把 温开水 200mL
7:00～7:30	西芹拌黄豆（西芹100g、黄豆10g） 蛋黄南瓜（咸蛋黄1个、南瓜100g） 烙饼（面粉25g） 姜丝鸭肉粥（肉25g、大米25g） 橄榄油 5g	鸡汤煮干张（豆皮25g、青菜50g、火腿50g、豆芽50g、粉丝25g） 莴笋炒木耳（莴笋100g、干木耳10g） 米饭（大米25g） 橄榄油 5g	番茄豆腐汤（番茄50g、豆腐50g） 凉拌秋葵 100g 五色蛋炒饭（鸡蛋1个、豌豆、红萝卜、莴笋共50g、大米50g） 橄榄油 5g
8:00	锻炼 30min（至微出汗）	锻炼 30min（至微出汗）	锻炼 30min（至微出汗）
8:30	温开水 200mL	温开水 200mL	温开水 200mL

注：1. 血皮菜即紫背天葵。

　　2. 以前食量大者，应逐渐减至所查食谱的食物量。

　　3. 血糖高者，水果应减量。

　　4. 有微量蛋白尿或高尿酸血症者，可将豆类换为蛋奶类，如50g豆腐可互换0.5个鸡蛋或100mL牛奶。

6号周食谱日平均食物及营养素量

谷薯类（g）	蔬菜类（g）	水果类（g）	肉类（g）	蛋类（g）	硬果类（g）	大豆类（g）	乳类（g）	油脂类（g）	蛋白质（g）	脂肪（g）	碳水化合物（g）	能量（kcal）
225	500	250	150	50	15	10	300	15	79	64	230	1800

7 号周一至周四食谱

（1d 主食 250g，3 餐主食分配为 100g、100g、50g）

时间	周一	周二	周三	周四
6：30	温开水 200mL	温开水 200mL	温开水 200mL	温开水 200mL
7：00～7：20	馒头（面粉 75g） 小米粥（小米 25g） 凉拌紫甘蓝 100g 煮鸡蛋 1 个 香蕉 100g	全麦面包（面粉 100g） 牛奶核桃汁（牛奶 300mL、核桃 2 个） 拌小黄瓜 100g 橘子 100g	玉米面饼（玉米面 100g、鸡蛋 1 个、韭菜 50g） 豆浆 200mL 拌生菜 50g 莲雾 100g	豆沙包（豆沙、面粉共 75g） 蔬菜瘦肉玉米粥（香菇少许，青菜 100g，玉米粒、大米共 25g） 鸡蛋 1 个 释迦果 100g
7：30	锻炼 30min（至微出汗）	锻炼 30min（至微出汗）	锻炼 30min（至微出汗）	锻炼 30min（至微出汗）
9：30	牛奶 300mL 松子 1 小把	卤蛋 1 个 温开水 200mL	牛奶 300mL 全麦饼干 25g	花生仁 10 个 温开水 200mL
12：30～13：00	菠菜木耳炒猪肝（菠菜 100g、猪肝 100g） 茄汁花菜（番茄 50g、花菜 50g） 紫薯米饭（紫薯 50g、大米 75g） 花生油 10g	紫菜虾皮汤 胡萝卜烧牛肉（菜 100g、牛肉 100g） 白玉菇炒油麦菜 100g 红豆米饭（红豆、大米共 100g） 菜籽油 10g	菠菜木耳鸡蛋汤 宫保鸡丁（胡萝卜、莴笋共 100g，鸡肉 100g、花生 10 个）、凉拌杏仁龙须菜（杏仁 5 个、龙须菜 100g） 二米饭（大米、小米共 75g） 菜籽油 10g	豆腐鲫鱼汤（豆腐 50g、鱼 100g、苡仁 25g） 清炒娃娃菜 100g 冬瓜烧虾米（干虾米少许、冬瓜 100g） 米饭（大米 100g） 菜籽油 10g
15：00	桃 150g 温开水 200mL	西瓜 150g 温开水 200mL	苹果 150g 温开水 200mL	酸奶 300mL 橙子 150g
19：00～19：30	青椒蘑菇炒肉片（菜 100g、瘦肉 50g） 白菜豆腐汤（白菜 100g、豆腐 50g） 花卷（面粉 50g） 橄榄油 5g	番茄豆腐汤（豆腐 50g、菜少许） 茄子炒肉末（茄子 100g、肉末 50g） 蒜蓉青菜 100g 荞麦馒头（荞麦面、小麦面共 50g） 橄榄油 5g	白灼芥蓝 100g 芹菜炒碎牛肉（芹菜 100g、牛肉 50g） 煎饼（面粉 25g） 山药枸杞粥（山药 50g、大米 25g） 橄榄油 5g	木耳炒花菜 100g 白菜蛋花汤 鸡丝凉面（鸡肉 50g、黄瓜 50g、红萝卜 50g、面粉 50g） 橄榄油 5g
20：00	锻炼 30min（至微出汗）	锻炼 30min（至微出汗）	锻炼 30min（至微出汗）	锻炼 30min（至微出汗）
20：30	温开水 200mL	温开水 200mL	温开水 200mL	温开水 200mL

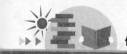
7号周五至周日食谱

（1d 主食 250g，三餐主食分配为 100g、100g、50g）

时间	周五	周六	周日
6:30	温开水 200mL	温开水 200mL	温开水 200mL
7:00～7:20	香蕉牛奶燕麦粥（香蕉100g、牛奶200mL、燕麦25g） 卤牛肉 25g 黄瓜 100g 花卷（面粉75g）	青菜鸡蛋面（青菜50g、鸡蛋1个、面粉100g） 凉拌海带 50g 酸奶 100mL 杏 100g	牛油果鸡蛋三明治（牛油果100g、鸡蛋1个、面包100g） 苦菊沙拉（苦菊100g、酸奶50mL） 豆浆 200mL
7:30	锻炼 30min（至微出汗）	锻炼 30min（至微出汗）	锻炼 30min（至微出汗）
9:30	榛子15g、酸奶100mL	桂圆150g、温开水200mL	开心果10个、牛奶250mL
12:30～1:00	茭白炒鸭肉（茭白100g、鸭肉100g） 凉拌菠菜 100g 豌豆尖肉丸汤 红枣米饭（红枣2个、大米100g） 菜籽油 10g	魔芋烧排骨（魔芋50g、排骨125g） 八宝菠菜（银杏、玉米少许，菠菜200g） 丝瓜虾皮汤 紫薯米饭（紫薯50g、大米1.5g） 菜籽油 10g	清蒸皮皮虾 100g 空心菜炒杏鲍菇 200g 番茄冬瓜汤 米饭（大米100g） 菜籽油 10g
3:00	芒果 150g 温开水 200mL	牛奶 200mL 花生 10个	猕猴桃 150g 温开水 200mL
7:00～7:30	紫菜豆腐汤（紫菜少许、豆腐50g） 蒜泥四季豆 100g 什锦蛋炒饭（鸡蛋1个，火腿丁50g，玉米粒、豌豆、莴笋共100g，大米50g） 橄榄油 5g	荷兰豆炒香肠（荷兰豆100g、香肠25g） 凉拌藕丁 100g 玉米馒头（玉米面、小麦面粉共50g） 青菜豆腐粥（菜少许、豆腐50g） 橄榄油 5g	蚝油西兰花 100g 碎肉蒸金针菇（碎肉50g、金针菇100g） 冬瓜肉米汤 煎饼（面粉50g） 橄榄油 5g
8:00	锻炼 30min（至微出汗）	锻炼 30min（至微出汗）	锻炼 30min（至微出汗）
8:30	温开水 200mL	温开水 200mL	温开水 200mL

注：1. 以前食量大者，应逐渐减至所查食谱的食物量。

　　2. 血糖高者，水果应减量。

　　3. 有微量蛋白尿或高尿酸血症者，可将豆类换为蛋奶类，如 50g 豆腐可互换 0.5 个鸡蛋或 100mL 牛奶。

7号周食谱日平均食物及营养素量

谷薯类（g）	蔬菜类（g）	水果类（g）	肉类（g）	蛋类（g）	硬果类（g）	大豆类（g）	乳类（g）	油脂类（g）	蛋白质（g）	脂肪（g）	碳水化合物（g）	能量（kcal）
250	500	250	150	50	15	10	300	15	81	64	250	1900

8 号周一至周四食谱

（1d 主食 275g，3 餐主食分配为 100g、100g、75g）

时间	周一	周二	周三	周四
6:30	温开水 200mL	温开水 200mL	温开水 200mL	温开水 200mL
7:00～7:20	全麦面包（面粉 100g） 牛奶 200mL 酸奶蔬菜沙拉（菜 100g、酸奶 100mL） 葡萄 100g	杂粮馒头（面粉 100g） 豆浆 200mL 凉拌海裙菜 100g 柚子 100g	冲燕麦 25g 馒头（面粉 75g） 凉拌青笋豆干（青笋 100g、豆干 25g） 火龙果 100g	素包子（面粉 100g） 茶鸡蛋 1 个 豆浆 200mL 温拌西兰花 100g 香瓜 100g
7:30	运动 30min（至微出汗）	运动 30min（至微出汗）	运动 30min（至微出汗）	运动 30min（至微出汗）
9:30	核桃 2 个 温开水 200mL	花生仁 10 个 温开水 200mL	牛奶 300mL 松子 1 小把	桃子 150g 温开水 200mL
12:30～13:00	二米饭（大米、小米共 100g） 西红柿鸡蛋汤 韭菜炒肉丝（菜 100g、肉 150g） 洋葱拌木耳 100g 菜籽油 10g	二米饭（大米、高粱共 100g） 小葱蛋花汤 魔芋烧鸭肉（魔芋 50g、鸭肉 150g） 素炒油麦菜 200g 菜籽油 10g	烩麻食（面粉 100g，肉 150g、韭菜、香菇、番茄、黄花菜、白菜、木耳共 100g） 拌茄丝 100g 菜籽油 10g	豆米饭（红豆、大米共 100g） 青菜虾皮汤（青菜 100g、虾皮少许） 三色彩椒炒腰果鸡丁（菜 100g、鸡肉 100g、腰果 5 个） 菜籽油 10g
15:00	苹果 150g 温开水 200mL	梨 150g 牛奶 300mL	西瓜 150g 温开水 200mL	牛奶 300mL 杏仁 5 个
19:00～19:30	香菇汤面片（面粉 75g，鸡蛋 1 个、香菇、胡萝卜、蘑菇、菠菜、香菜等共 100g） 芹菜拌腐竹（芹菜 100g、干腐竹 10g） 橄榄油 5g	鸡蛋炒米饭（大米、玉米粒共 75g，蛋 1 个、青豆、香菇、青笋丁共 100g） 番茄豆腐汤（番茄少许、豆腐 50g） 拌茼蒿 100g 橄榄油 5g	紫米饭（紫米、大米共 75g） 猪肝菠菜汤 鸡蛋卷（鸡蛋 1 个，胡萝卜、西葫芦、洋葱共 100g） 炒山药木耳 100g 橄榄油 5g	小杂粮馒头（面粉 75g） 海米菌汤 香煎银鳕鱼 50g 蒜蓉空心菜 200g 橄榄油 5g
20:00	运动 30min（至微出汗）	运动 30min（至微出汗）	运动 30min（至微出汗）	运动 30min（至微出汗）
20:30	温开水 200mL	温开水 200mL	温开水 200mL	温开水 200mL

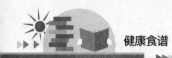
8 号周五至周日食谱

（1d 主食 275g，3 次主餐主食分配为 100g、100g、75g）

时间	周五	周六	周日
6:30	温开水 200mL	温开水 200mL	温开水 200mL
7:00 ~ 7:20	紫菜饭团（大米 100g、黄瓜 100g、鸡蛋 1 个） 牛奶 300mL 苹果 100g	三明治（粗粮面粉 100g、西红柿 50g、鸡蛋 1 个） 水果蔬菜汁（葡萄 100g、胡萝卜 50g）	牛油果面包片（面粉 100g、牛油果 100g、番茄 100g、鸡蛋 1 个） 柠檬水 1 杯
7:30	运动 30min（至微出汗）	运动 30min（至微出汗）	运动 30min（至微出汗）
9:30	柚子 150g 温开水 200mL	花生仁 10 个 牛奶 300mL	圣女果 150g 酸奶 300mL
12:30 ~ 1:00	红豆米饭（大米、红豆共 100g） 绿豆芽汤（菜 100g） 清蒸鲈鱼 100g 醋溜西葫芦 100g 菜籽油 10g	软卤面（面粉 100g、豆角 50g、牛肉 100g） 海带汤 拌红薯叶 150g 菜籽油 10g	二米饭（大米、玉米共 100g） 青菜豆腐汤（青菜 100g、豆腐 50g） 香菇炖鸡块（鸡肉 100g、香菇少许） 茄汁冬瓜 100g 菜籽油 10g
3:00	葵花瓜子 1 小把 温开水 200mL	桃 150g 温开水 200mL	核桃 2 个 温开水 200mL
7:00 ~ 7:30	馄饨（面粉 75g，瘦肉 50g） 魔芋奶白菜（魔芋 100g、奶白菜 100g） 凉拌三丝（胡萝卜丝、黄瓜共 100g，豆皮 25g） 橄榄油 5g	燕麦粥（燕麦 25g） 花卷（面粉 50g） 木耳拌鸡肉丝（木耳少许、鸡肉 50g） 韭苔炒豆干（菜 200g、豆干 25g） 橄榄油 5g	酸汤水饺（面粉 75g、肉 50g、菜少许） 凉拌紫甘蓝 200g 橄榄油 5g
8:00	运动 30min（至微出汗）	运动 30min（至微出汗）	运动 30min（至微出汗）
8:30	温开水 200mL	温开水 200mL	温开水 200mL

注：1. 以前食量大者，应逐渐减至所查食谱的食物量。

2. 血糖高者，水果应减量。

3. 有微量蛋白尿或高尿酸血症者，可将豆类换为蛋奶类，如 50g 豆腐可互换 0.5 个鸡蛋或 100mL 牛奶。

8 号周食谱日平均食物及营养素

谷薯类（g）	蔬菜类（g）	水果类（g）	肉类（g）	蛋类（g）	硬果类（g）	大豆类（g）	乳类（g）	油脂类（g）	蛋白质（g）	脂肪（g）	碳水化合物（g）	能量（kcal）
275	500	250	150	50	15	10	300	15	83	63	270	2000

9号周一至周四食谱

（1d主食300g，3餐主食分配为100g、100g、100g）

时间	周一	周二	周三	周四
6:30	温开水200mL	温开水200mL	温开水200mL	温开水200mL
7:00~7:20	全麦面包（面粉100g） 牛奶300mL 黄瓜100g 枣100g	烤馍片（杂粮面粉100g） 五谷豆浆200mL 熘西葫芦100g 杏100g	烧饼（面粉100g） 牛奶300mL 拌三丝100g 樱桃100g	素包子（面粉100g、菜少许） 豆浆200mL 炝花白100g 猕猴桃100g
7:30	锻炼30min（至微出汗）	锻炼30min（至微出汗）	锻炼30min（至微出汗）	锻炼30min（至微出汗）
9:30	苹果150g 温开水200mL	花生仁10个 酸奶300mL	梨150g 温开水200mL	腰果10个 酸奶300mL
12:30~13:00	西红柿蛋花汤 韭菜炒肉丝（菜100g、肉150g） 炒香菇青菜100g 米饭（大米、小米共100g） 茶籽油10g	紫菜虾皮汤 红椒牛肉丝（菜100g、牛肉150g） 素炒莴笋叶100g 米饭（大米、小米共100g） 茶籽油10g	菠菜木耳蛋花汤 烩麻食（肉150g，韭菜、香菇、番茄、黄花菜、白菜共100g，面粉100g） 拌青笋丝100g 茶籽油10g	酸菜豆瓣汤 莴笋炒鸡丁（菜100g、肉150g） 炒血皮菜100g 米饭（大米、小米共100g） 茶籽油10g
15:00	核桃2个 温开水200mL	柚子150g 温开水200mL	西瓜子1把 温开水200mL	草莓150g 温开水200mL
19:00~19:30	香菇鸡蛋汤面片（面粉100g，香菇、蘑菇、菠菜、香菜等共100g，蛋1个） 芹菜拌豆腐干（菜100g、豆腐干25g） 橄榄油5g	西红柿豆腐汤 鸡蛋炒米饭（大米100g，蛋1个，胡萝卜、青笋丁共100g） 拌茼蒿100g 橄榄油5g	小白菜鸡蛋汤面条（荞麦面粉100g、菜100g、鸡蛋1个、豆腐皮25g） 炒香菇菜心100g 橄榄油5g	馒头（面粉100g） 紫菜蛋花汤（紫菜少许、鸡蛋1个） 百合拌荷兰豆（百合少许、荷兰豆200g） 橄榄油5g
20:00	锻炼30min（至微出汗）	锻炼30min（至微出汗）	锻炼30min（至微出汗）	锻炼30min（至微出汗）
20:30	温开水200mL	温开水200mL	温开水200mL	温开水200mL

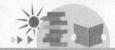

9号周五至周日食谱

(1d 主食300g，3 餐主食分配为100g、100g、100g)

时间	周五	周六	周日
6:30	温开水 200mL	温开水 200mL	温开水 200mL
7:00 ~ 7:20	全麦面包(面粉100g) 牛奶 300mL 拌黄瓜 100g 石榴 100g	杂粮馒头(面粉100g) 豆腐脑 150g 拌海带青菜 100g 橘子 100g	葱油花卷(面粉100g) 牛奶 300mL 炝花白 100g 芒果 100g
7:30	锻炼 30min(至微出汗)	锻炼 30min(至微出汗)	锻炼 30min(至微出汗)
9:30	柚子 150g 温开水 200mL	圣女果 150g 酸奶 300mL	花生仁 10 个 温开水 200mL
12:30 ~ 1:00	海带豆腐汤(海带少许、豆腐 50g) 清炖鱼 100g 醋熘白菜 200g 米饭(大米、小米共 100g) 茶籽油 10g	丝瓜鸡蛋汤 软卤面(面粉100g、黄豆芽100g、肉 150g) 拌黄瓜木耳 100g 茶籽油 10g	青菜丸子汤(青菜 100g、肉 50g) 清蒸鸡块(肉 100g) 海米烧冬瓜(冬瓜 100g) 米饭(大米、小米共 100g) 茶籽油 10g
3:00	葵花瓜子 1 把 温开水 200mL	核桃 2 个 温开水 200mL	葡萄 150g 温开水 200mL
7:00 ~ 7:30	馄饨(面粉100g、肉 50g) 小白菜炒鸡蛋(菜 200g、鸡蛋 1 个) 橄榄油 5g	花卷(面粉75g) 燕麦粥(燕麦 25g) 豆角拌鸡蛋丝(菜 100g、鸡蛋 1 个) 蚝油油麦菜 100g 橄榄油 5g	酸汤水饺(面粉100g、鸡蛋 1 个) 西芹拌腐竹(菜 200g、干腐竹 10g) 橄榄油 5g
8:00	锻炼 30min(至微出汗)	锻炼 30min(至微出汗)	锻炼 30min(至微出汗)
8:30	温开水 200mL	温开水 200mL	温开水 200mL

注：1. 以前食量大者，应逐渐减至所查食谱的食物量。

2. 血糖高者，水果应减量。

3. 有微量蛋白尿或高尿酸血症者，可将豆类换为蛋奶类，如50g豆腐可互换0.5 个鸡蛋或100mL牛奶。

9号周食谱日平均食物及营养素量

谷薯类(g)	蔬菜类(g)	水果类(g)	肉类(g)	蛋类(g)	硬果类(g)	大豆类(g)	乳类(g)	油脂类(g)	蛋白质(g)	脂肪(g)	碳水化合物(g)	能量(kcal)
300	500	250	150	50	15	15	300	15	87	64	291	2100

10 号周一至周四食谱

（1d 主食 325g，3 餐主食分配为 100g、125g、100g）

时间	周一	周二	周三	周四
6：30	温开水 200mL	温开水 200mL	温开水 200mL	温开水 200mL
7：00 ~ 7：20	全麦面包（面粉100g）牛奶 200mL 酸奶蔬菜沙拉（菜100g，酸奶100mL）葡萄 100g	杂粮馒头（面粉100g）豆浆 200mL 凉拌苦菊 100g 柚子 100g	小馒头（面粉75g）燕麦粥（燕麦25g）鸡蛋 1 个 凉拌青笋丝 100g 火龙果 100g	素包子（面粉100g、菜50g）豆浆 200mL 温拌西兰花 50g 葡萄 100g
7：30	运动 30min（至微出汗）	运动 30min（至微出汗）	运动 30min（至微出汗）	运动 30min（至微出汗）
9：30	核桃 2 个 温开水 200mL	花生仁 10 个 温开水 200mL	牛奶 300mL 松仁 1 小把	桃子 150g 温开水 200mL
12：30 ~ 13：00	二米饭（大米、小米共125g）西红柿鸡蛋汤 红烧鳝鱼 150g 蒜蓉空心菜 100g 洋葱拌木耳 100g 大豆油 10g	二米饭（大米、高粱共125g）小葱蛋花汤 酸萝卜老鸭汤（肉150g、萝卜100g）素炒油麦菜 100g 大豆油 10g	烩麻食（面粉125g，肉 100g，韭菜、香菇、番茄、黄花菜、白菜、木耳共100g，豆腐干25g）清炒豌豆尖 100g 大豆油 10g	豆米饭（红豆、大米共125g）青菜虾皮汤（青菜100g、虾皮少许）三色彩椒炒腰果鸡丁（菜100g、鸡肉100g、腰果 10 个）大豆油 10g
15：00	苹果 150g 温开水 200mL	梨 150g 牛奶 300mL	西瓜 150g 温开水 200mL	全麦饼干 25g 牛奶 300mL
19：00 ~ 19：30	香菇汤面片（面粉100g，鸡蛋 1 个，香菇、胡萝卜、蘑菇、菠菜、香菜等共100g，豆腐干25g）凉拌红油菜 100g 橄榄油 5g	鸡蛋炒米饭（大米、玉米粒共100g，蛋1个，青豆、香菇、青笋丁共100g）冬瓜虾米汤 拌茼蒿 100g 橄榄油 5g	紫米饭（紫米、大米共50g）猪肝菠菜汤（肝50g、菜100g）荷兰豆炒山药（山药150g、菜100g）橄榄油 5g	小杂粮馒头（面粉75g）香煎银鳕鱼 50g 木耳菜煎蛋汤（菜100g、鸡蛋 1 个）西红柿炒土豆丝（菜100g、土豆100g）橄榄油 5g
20：00	运动 30min（至微出汗）	运动 30min（至微出汗）	运动 30min（至微出汗）	运动 30min（至微出汗）
20：30	温开水 200mL	温开水 200mL	温开水 200mL	温开水 200mL

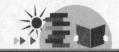
10 号周五至周日食谱

（1d 主食 325g，3 次主餐主食分配为 100g、125g、100g）

时间	周五	周六	周日
6：30	温开水 200mL	温开水 200mL	温开水 200mL
7：00 ～ 7：20	紫菜饭团（大米 100g、黄瓜 100g、鸡蛋 1 个） 牛奶 300mL 哈密瓜 100g	三明治（粗粮面粉 100g、西红柿 50g、鸡蛋 1 个） 水果蔬菜汁（葡萄 100g、芹菜 50g）	牛油果面包片（小麦粉 100g、牛油果 100g、番茄 100g、煎鸡蛋 1 个） 明列子柠檬水 1 杯
7：30	运动 30min（至微出汗）	运动 30min（至微出汗）	运动 30min（至微出汗）
9：30	柚子 150g、温开水 200mL	花生仁 10 个、牛奶 300mL	圣女果 150g、温开水 200mL
12：30 ～ 1：00	红豆米饭（大米、红豆共 125g） 豆腐鲫鱼汤（豆腐 50g、肉 100g） 醋溜西葫芦 100g 温拌苋菜 100g 菜籽油 10g	软卤面（面粉 125g、黄豆芽 50g、肉 100g） 海带豆腐汤（菜 50g、豆腐 50g） 八宝菠菜 100g 菜籽油 10g	紫薯米饭（紫薯 100g、大米 50g） 宫保鸡丁（肉 100g、莴笋 100g、花生 10 个） 西芹炒百合 100g 菜籽油 10g
3：00	葵花瓜子 1 小把 温开水 200mL	桃 150g 温开水 200mL	酸奶 300mL 苏打饼干 25g
7：00 ～ 7：30	馄饨（面粉 100g、瘦肉 50g） 魔芋奶白菜（魔芋 100g、奶白菜 100g） 秋葵炒鸡蛋（菜 100g、鸡蛋 1 个） 橄榄油 5g	燕麦粥（燕麦 25g） 馒头（面粉 75g） 白灼虾（虾 50g、西兰花 100g） 清炒豌豆苗 100g 橄榄油 5g	酸汤水饺（面粉 100g、蔬菜 100g、肉 50g） 青椒炒豆干（菜 100g、豆干 25g） 橄榄油 5g
8：00	运动 30min（至微出汗）	运动 30min（至微出汗）	运动 30min（至微出汗）
8：30	温开水 200mL	温开水 200mL	温开水 200mL

注：1. 以前食量大者，应逐渐减至所查食谱的食物量。

2. 血糖高者，水果应减量。

3. 有微量蛋白尿或高尿酸血症者，可将豆类换为蛋奶类，如 50g 豆腐可互换 0.5 个鸡蛋或 100mL 牛奶。

10 号周食谱日平均食物及营养素

谷薯类（g）	蔬菜类（g）	水果类（g）	肉类（g）	蛋类（g）	硬果类（g）	大豆类（g）	乳类（g）	油脂类（g）	蛋白质（g）	脂肪（g）	碳水化合物（g）	能量（kcal）
325	500	250	150	50	15	10	300	15	91	65	313	2200

第三节　腹型肥胖、高血糖、高血压、高血脂患者饮食宜忌表

限食	可食（按规定量进食）
①方便类食品（主要指方便面和膨化食品）	①各种粮食：如大米、小米、糯米、高粱、玉米、小麦粉、莜麦、荞麦、燕麦、绿豆、豇豆、黄豆、饼干、馒头、饼、面包、生面条
②烧烤类：各种烤肉	
③油炸类食品	
④刺激性强的食物：烈性酒、浓茶、浓咖啡	
⑤血糖高时限水果	
⑥合并脂肪肝者禁饮酒	②各种富含蛋白质食物：如猪肉、羊肉、牛肉、鱼肉、鸡块、排骨、牛奶、豆浆、鸡蛋、老豆腐、嫩豆腐、豆腐脑、大豆、豆腐干、腐竹
⑦腌制类食品（咸菜、榨菜、豆腐乳、咸蛋、松花蛋、腊肉）	
⑧加工类肉（肉干、肉松、香肠等）	
⑨汽水可乐类	③含糖量低的蔬菜：如青菜、西红柿、青椒、黄瓜、苦瓜、冬瓜等
⑩罐头类（包括鱼肉类和水果类）	
⑪话梅蜜饯类（果脯）	
⑫冷冻甜品类（冰淇淋、冰棒和各种雪糕）	
⑬含糖高的食物：白糖、红糖、冰糖、葡萄糖、麦芽糖、蜂蜜、巧克力、奶糖、水果糖、果汁、果酱、甜饮料、甜面包、甜饼干、馅中加糖的汤圆及豆沙包、凉粉、凉皮、粉条等	

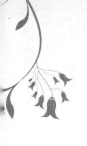

第四章

健康食谱操作步骤

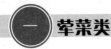

一 荤菜类

1. 清蒸鲈鱼

原料：鲈鱼或草鱼、葱、味精、糖、胡椒、料酒。

做法：

①鲈鱼从中间划开，打花刀纹，放入盘中，底下放葱段架起，花纹里放姜片、葱。

②将盘放入蒸锅，上汽后蒸10min即熟。

③鱼背上放葱丝，将热油泼在葱丝上，将调料（味精、糖、胡椒、料酒、混合后加热制成）倒入即可。

2. 红烧鳝段

原料：鳝鱼、辣子酱、葱、姜、盐、胡椒、味精、芡粉、香油。

做法：

①热锅放油（也可以加些香油），热后放辣子酱，煸葱、姜至香味出。

②放鳝段（开水焯过），加水烧熟。

③放盐、胡椒，最后放味精、勾芡、淋香油。

3. 烩鱿鱼海参

原料：鱿鱼、海参、玉兰片、葱、姜、老抽王、盐、胡椒、味精、芡、香油。

做法：

①热锅放油，煸葱、姜出香味。

②放鱿鱼（切花刀）、海参、玉兰片，加水烧开。

③放酱油（老抽王）、盐、胡椒、味精、勾芡、淋香油。

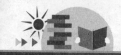

4. 葱烧鱿鱼

原料：鱿鱼、葱、糖、胡椒、味精、芡。

做法：

①水焯鱿鱼。

②热油，下葱段，放焯好的鱿鱼，放胡椒、味精，最后放盐，挂芡出锅。

5. 酸菜鱼

原料：鱼、酸菜、红辣子、葱、姜、醋、盐、味精、香油。

做法：

①将鱼切片。

②热油，炝红辣子、葱、姜，倒酸菜、醋、水、盐、味精，烧开倒出。

③另起锅，热油，滑鱼片，熟后捞出放在酸菜汤中，淋香油即可。

6. 油焖大虾

原料：虾、料酒、醋、葱、姜、蒜、老抽王、盐、味精、胡椒。

做法：

①虾用开水焯（焯时放料酒、醋）。

②将焯好的虾过油。

③热油，炝葱姜蒜，放老抽王、盐、味精、胡椒、料酒，倒水及虾，烧10min，最后放蒜末即可。

7. 红烧鸡

原料：鸡翅（鸡腿）、糖、老抽王、辣角、八角、花椒、草果、良姜、茴香、桂皮、盐、葱、味精。

做法：

①鸡翅用开水焯。

②温锅热油，放鸡翅加老抽王、水、辣角、八角、花椒、草果、良姜、

茴香、桂皮煮半熟时，加盐、葱段，熟后放少许味精。

8. 蒸蛋羹

原料：鸡蛋、冷开水、香葱末、胡椒粉、生抽、盐。

做法：

①鸡蛋打入碗中，加盐及冷开水用筷子反复打散（碗上最好盖上盖子，蒸出蛋羹更嫩）。

②大火烧开蒸锅中的水，将鸡蛋碗放在蒸屉内，大火猛蒸约6min至熟。不要取出碗，洒入葱花，盖上锅盖1min，待葱半熟，淋入香油及生抽即可。

9. 清炖排骨

原料：排骨、姜、料酒、盐。

做法：

①排骨洗净，放高压锅里，加水，开火。

②撇去浮沫，放姜和料酒，待冒汽后加高压阀，中火炖25min。

③自然放汽后，打开锅盖，放盐。

注：该方法也适用于炖鸡、鸭、牛肉、羊肉等。

10. 咖喱牛肉（羊肉、大肉）

原料：牛肉（羊肉、大肉）、洋葱、红萝卜、土豆、小红辣椒、中辣咖喱块、香叶、黑芝麻、煮熟的西兰花少许。

做法：

①牛肉洗净切成小块，洋葱去皮切片，土豆和胡萝卜去皮切成小的滚刀块，小红辣椒洗净斜切成小段。

②热锅倒油，将牛腩放入煎炸至稍稍上色，取出沥净油。

③锅内留少许油，油热后放入洋葱片和香叶炒香，倒入足量清水（600mL）和牛腩。

④中火烧沸后，放入一半的小红辣椒，调小火煮20min。

⑤将土豆块、胡萝卜块和速溶咖喱块放入锅内搅匀，用小火慢慢熬

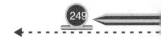

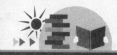

煮 20min。

⑥调入盐，撒上小红辣椒段、香菜。

⑦将准备好的米饭盛入圆碗中备用，取圆盘将圆碗中米饭反扣在圆盘的右上方，将一朵熟西兰花插在米饭的中心点，四周撒上黑芝麻点缀。

⑧将熬煮好的咖喱浇在米饭的四周即可。

提示：一定要用小火，将咖喱块切成小块放入汤内，用勺子搅拌至基本融化。再煮 15min 左右，让咖喱黏稠并入味。在这期间要用勺子顺一个方向不停搅拌，以免粘锅。

半荤菜类

1. 苦瓜炒肉丝

原料：苦瓜、肉、尖椒、葱、姜、蒜、胡椒、盐、味精。

做法：

①温油放肉丝，变色即出锅。

②凉锅凉油放葱、姜、蒜，加热，香味出来后，放尖椒、苦瓜丝（用盐腌过并沥水），熟后，放入炒好的肉丝，最后加胡椒、盐、味精即可。

2. 尖椒肉丝

原料：肉、尖椒、葱、姜、蒜、料酒、盐、味精、香油。

做法：

①温油滑肉丝，变色即出锅。

②凉锅凉油放葱、姜、蒜，加热，香味出来后，放尖椒、料酒、盐、味精、高汤倒肉丝，熟后，淋香油。

3. 宫爆肉丁

原料：肉丁、花生米、木耳、葱、姜、蒜、红辣角、料酒、青椒、酱油、盐、味精、胡椒粉、芡。

做法：

①肉丁炒熟，花生米油炸。

②凉锅凉油放葱、姜、蒜、红辣角，加热，香味出来后，放青椒（手撕成块），放料酒、酱油、盐、味精、胡椒粉炒至青椒熟，放肉丁（熟）、花生米（炸过）、木耳，勾芡。

4. 鱼香肉丝

原料：肉丝、笋丝、辣子酱、葱、蒜、醋、盐、味精、芡。

做法：

①肉丝用温油滑过，边滑边放料酒。

②凉锅凉油放葱、姜、蒜，加热，香味出来后，炝辣子酱、料酒、葱、蒜，放笋丝，炒一会放肉丝、醋、盐（少许，因辣酱咸）、味精，勾芡。

5. 水煮肉片

原料：猪肉、盐、青菜、花椒粉、熟辣子、葱、姜、蒜、味精。

做法：

①猪肉切片，开水焯后沥出。

②在焯后的水中加盐，烧开后焯青菜，捞出，和肉片一起放在盆里。

③在余汤里放花椒粉、熟辣子、葱、姜、蒜、盐、味精，烧开，浇在肉和青菜上即可。

6. 青笋木耳炒肉片

原料：瘦猪肉 200g、水发木耳 50g、青笋 100g。

调料：葱花、水淀粉、泡辣椒末、酱油、醋、料酒、姜末、蒜末、盐、味精、清汤、油各适量。

做法：

①猪肉切片，原料酒、盐、水淀粉拌匀，青笋切薄片，木耳洗净，切成大小相当的片。

②将酱油、醋、味精、清汤、水淀粉倒入碗中兑汁。

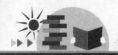
③锅内倒油烧至 6 成热，放入肉片炒散，下泡辣椒末炒出红色，下姜末、蒜末、葱花炒香，放青笋片、木耳炒匀，倒入兑好的汁，翻炒均匀即可。

7. 苋菜炒鸡蛋

原料：苋菜 100g、鸡蛋 2 个。

调料：油、盐、葱、姜、味精各适量。

做法：

①苋菜洗净，沥干水分。鸡蛋打散，加入一点温水和盐。

②葱姜切末。

③油烧热，倒入鸡蛋后调小火，慢慢等鸡蛋凝固，翻炒成块后盛出鸡蛋。

④锅内再放油烧热，放入葱、姜、苋菜，炒到苋菜稍软，放入鸡蛋，调入盐、味精即可。

注：鸡蛋加一点水搅匀，用慢火炒，这样会黄嫩好吃。

8. 豆豉鲮鱼油麦菜

原料：油麦菜 250g、豆豉鲮鱼罐头 50g。

调料：葱、姜、蒜、味精各适量。

做法：

①油麦菜洗净，切断备用。

②坐锅点火，油热后放入葱姜煸出香味，加入油麦菜、豆豉鲮鱼罐头翻炒，再倒入蒜末、鸡精，炒均匀即可。

9. 鸡蛋炒苦瓜

原料：苦瓜 1 条、鸡蛋 2 个、盐适量。

做法：

①先将苦瓜对剖，挖去内瓤洗净，切丝，放入碗中，打入鸡蛋，搅匀。

②炒锅加入适量的油，待油 8 成热，倒入苦瓜鸡蛋液，炒熟即可。

注：苦瓜和鸡蛋一起炒，能去掉苦瓜的苦味。

10. 韭菜鸡蛋饼

原料：韭菜 100 克、鸡蛋 2 个。

调料：植物油、葱末、盐各适量。

做法：

①韭菜洗净，切成 3cm 左右的长段。

②鸡蛋打入碗中，加入盐、葱末搅匀，将备用的韭菜倒入搅匀的鸡蛋液中。

③平锅倒入植物油，烧至五成熟，放入含有韭菜的鸡蛋液，煎至成形，表面金黄再出锅。

④将金黄的韭菜鸡蛋饼切成方形或菱形，即可盛盘。

11. 西兰花炒虾仁

原料：西兰花 200g、虾仁 200g、红辣椒 1 个。

调料：植物油、蒜末、料酒、盐各适量。

做法：

①西兰花去粗茎，掰成小朵，在沸水中添加少许盐，放进西兰花焯熟，在用冷水过一下，捞出沥干水。红辣椒去蒂去籽，切成粗末备用。虾仁洗净去沙线，沥干水分。

②炒锅倒入油烧热，爆香蒜末，放入红辣椒与虾仁，用中火拌炒，待虾仁变色，淋入料酒，放入西兰花，用大火迅速爆炒，加入盐即可。

12. 蛋黄烧南瓜

原料：南瓜、咸鸭蛋。

做法：

①将南瓜切成较厚的条，并在开水中焯至七成熟。

②准备咸鸭蛋黄蒸熟压碎备用。

③锅中加少许油，油热后，加入咸蛋黄碎小火煎制起泡。

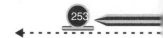

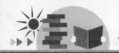
④倒入焯好的南瓜，使南瓜裹上咸蛋黄，南瓜熟即可。

13. 紫背天葵炒猪肝

原料：猪肝、泡椒、紫背天葵。

调料：料酒、淀粉、豆瓣酱。

做法：

①将猪肝切薄片，放少许料酒、淀粉、豆瓣酱、泡椒拌匀。

②锅内热油，大火，将腌好的猪肝倒入锅中快炒，颜色变时，加入摘好的紫背天葵，翻炒，菜变软时，加盐即可。

 豆制品类

1. 西红柿烧豆腐

原料：豆腐、西红柿、盐、葱。

做法：

①嫩豆腐用盐开水焯过。

②凉油凉锅，放葱，加热，出香味后，放西红柿，熟后放盐、豆腐，搅匀即可。

2. 家常豆腐

原料：豆腐、豆瓣酱、酱油、蒜、芡。

做法：

①豆腐用油炸黄备用。

②热油爆炒豆瓣酱，放汤、豆腐、酱油煮一会，入味后，加蒜茸，翻炒勾芡即可。

3. 青椒炒豆腐干

原料：青椒250g、五香豆腐干3块。

调料：植物油，盐3g，味精、香油各适量。

做法：

①将青椒择洗干净，切丝，香干切成丝。

②炒锅倒植物油烧至七成热，放入青椒翻炒。

③放入香干翻炒，待汁变浓后，加入香油、盐、味精拌匀即可。

4. 西芹炒香干

原料：西芹250g、香干150g。

调料：葱花、盐、料酒、香油、味精各适量。

做法：

①西芹择洗干净，先纵剖细条，再切成4cm左右的长段，香干切条。

②锅倒油烧热，炒香葱花，放入西芹段翻炒几下，再放入香干、料酒、盐炒均匀，出锅前淋入香油，撒上味精拌匀即可。

5. 豆腐干炒甜椒

原料：豆腐干500g、青红灯笼椒125g、韭菜花50g。

调料：酱油、盐、鸡精、植物油。

做法：

①豆干、灯笼椒均切丝，韭菜花切段。

②炒锅热油，依次放韭菜花、青红椒、豆干加水少许，翻炒放酱油炒熟放盐、鸡精拌匀出锅。

6. 双菇豆腐

原料：香菇、草菇、青椒。

调料：盐、味精、料酒、香油、水淀粉、葱、姜、蒜。

做法：

①将豆腐切丁，待锅中水烧开后加少许盐，放入豆腐丁，焯后捞出备用。

②炒锅加油烧热，下葱、姜、蒜煸香，加入草菇、香菇翻炒，倒入料

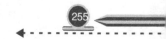

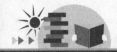
酒及泡香菇的水，放入豆腐丁。

③加入清鸡汤烧制片刻。

④加盐、青椒，勾芡，淋上香油即可。

7. 木耳豆腐丁

原料：豆腐400g、干木耳20g、黄瓜50g、胡麻油5g、大葱5g、辣椒粉2g、醋5g、味精2g。

做法：

①干木耳用水泡发洗净备用。

②将豆腐、黄瓜、木耳和葱分别切成同样大小的丁，投入烧沸的开水锅内烫一下，捞出晾凉后放入盘中。

③将辣椒粉、香油、花椒油、酱油、醋和味精同放一碗内调成味汁，浇在烫过的原料上，拌匀即可。

8. 海米绘豆腐

原料：豆腐30g、虾米25g、油菜50g、香菜25g、花生油50g、盐4g、料酒5g、大葱5g。

做法：

①将豆腐洗净，切成1cm见方的小丁，放入开水锅中烫一下。

②海米用温水泡发胀起，切小丁，放入碗内，加料酒上屉蒸酥。

③青菜洗净，切成小段，用开水烫一下，待变为碧绿色，捞出放入清水中晾凉，挤干水分，香菜洗净，切成碎末。

④炒锅放油，烧至七成熟，下葱花爆出香味，放入鲜汤，烧至滚开，放入海米（带蒸汁）、豆腐丁，烧3min，放入青菜段和盐、味精，再开起，用湿淀粉勾稀芡，出锅，撒上香菜即可。

9. 番茄油菜烩豆腐

原料：豆腐200g、竹笋25g、香菜25g、番茄50g、油菜50g、香油10g、淀粉8g、盐3g、味精2g、酱油15g、花生油20g。

做法：

①嫩豆芽、竹笋、水发冬菇、番茄、绿叶菜（油菜）均洗干净，切成丝条备用。

②炒锅加油，烧至七成热，倒入鲜汤750g，加入竹笋、冬菇、番茄、绿叶菜、盐、酱油、姜末、味精等调料，烧至汤汁起沸，再放入豆腐丝，略滚，用湿淀粉勾薄欠，淋上麻油，即可盛入大汤碗。

10. 豆皮卷时蔬

原料：豆腐皮150g，芹菜、青椒各150g。

调料：辣椒酱适量。

做法：

①将豆腐皮切成正方形，芹菜、青椒分别洗净，用开水烫一下，然后切丝。

②芹菜丝、青椒丝放在豆腐皮上，轻轻卷起，蘸辣椒酱即可。

11. 什锦腐竹

原料：腐竹100g，胡萝卜、西兰花、黄瓜各50g。

调料：盐、鸡精、橄榄油各适量。

做法：

①腐竹用温水泡软，切成小段，胡萝卜、黄瓜分别洗净，切片。

②西兰花洗净切成小朵。

③锅中倒入橄榄油烧热，煸炒腐竹段、胡萝卜片、西兰花，再在锅中放入盐和鸡精，快出锅时放入黄瓜片炒熟即可。

12. 肉末豆腐

原料：北豆腐400g、牛肉150g、红辣椒1个。

调料：植物油、蒜末、香葱末、盐、酱油、淀粉、胡椒粉各适量。

做法：

①豆腐洗净，切成长方片，牛肉洗净，切成末放入碗中，加盐、酱油、

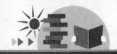
胡椒粉、淀粉抓拌均匀，再放少许油，腌制 20min，红辣椒洗净，去蒂及籽，切末。

②煎锅烧热，倒入植物油，并使之均匀铺满锅底，烧热后改小火，放入豆腐片煎至两面呈金黄色，铲出摆在盘中。

③炒锅倒入少许植物油，烧热后放入蒜末炒至金黄色，加入牛肉蓉煸炒，再加入少量清水，炒至牛肉变色、汤汁浓稠时，撒上葱花、辣椒末，立即关火，将做好的肉蓉汁浇在豆腐上即可。

13. 鸡汤煮千张

原料：青菜、火腿、姜、豆皮。

调料：姜、盐。

做法：

①青菜、火腿、姜、豆皮切丝。

②锅中倒入清水，加入少许盐，淋入 1 汤匙油，水开后放入青菜焯烫 10s 后捞出，过冷水后沥干水分备用。

③焯豆皮，2min 后沥干备用。

④炒锅中倒油，放姜丝煸出香味，然后倒鸡汤煮开。

⑤加入火腿、青菜、豆皮煮开加盐调味即可。

四　素菜类

1. 炝菠菜

原料：菠菜、葱、蒜、红辣椒、醋、盐、五香粉、油。

做法：

①菠菜洗净，放开水中焯，捞出，沥干。

②在干净的菜板上将菠菜切成小段，放至碗中。

③将五香粉、葱蒜末、红辣角放在菠菜上，用热油泼。

④用锅盖盖在菠菜碗上片刻，让香味留在菠菜内，然后揭开盖放盐、醋，搅拌即可。

注：此方法可用于炝生茄丝、生芹菜、韭菜、尖椒香菜、萝卜丝、焯好的黄豆芽、绿豆芽等。若血糖控制理想，还可以配上粉条，口感更好。

2. 蒜茸黄瓜

原料：黄瓜、大蒜、盐、醋、鸡精、香油。

做法：

①黄瓜洗净、用刀背拍碎，切成 3.3cm 见方。

②蒜捣碎，拌在黄瓜里，放入适量的盐搅拌均匀。

③再调入醋、香油、鸡精，拌匀即可。

3. 苦瓜炒尖椒

原料：苦瓜、尖椒、葱、姜、醋、盐、味精。

做法：热油炝葱姜，放苦瓜丝（用水泡过）后，立即倒醋，稍炒放尖椒，放盐、味精即可。

4. 青菜炒香菇

原料：青菜、香菇、葱、姜、蒜、胡椒、味精、糖、盐、芡。

做法：

①青菜用盐水焯后放盘中。

②凉油放葱、姜、蒜，加热，香味出来后，加少许水，放胡椒、味精、糖、盐，放香菇烧一会，勾芡出锅，倒在青菜上。

5. 蒜茸西兰花

原料：西兰花、葱、姜、蒜、胡椒、盐、味精、芡。

做法：

①盐水焯西兰花备用。

②凉油放葱、姜、蒜，加热，香味出来后，倒少许水，放胡椒、盐味精、西兰花，勾芡出锅。

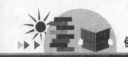

6. 素炒豆角

原料：四季豆、蒜粒、干红辣椒丝、盐、油。

做法：

①将鲜嫩四季豆掐去两头，用手掐成长段，洗净，沥干表面水分。

②凉油放蒜、干红辣椒丝，加热，香味出来后，放入四季豆，加适量水，加盖，将四季豆焖熟，调入盐和鸡精，炒匀即可。

注：一定要熟透。

7. 蚝油生菜

原料：生菜200g。

调料：油、姜末、蚝油、盐、味精各适量。

做法：

①生菜洗净，一片片撕开。

②锅置火上，倒油烧热，放入姜末、生菜入锅，翻炒一下马上关火，放入盐、味精、蚝油，翻匀即可。

提示：用圆球的玻璃生菜比较好。本菜还可以将生菜放入加了盐、味精、少许油的开水里焯烫，然后直接淋入蚝油。

8. 醋熘土豆丝

原料：土豆、葱、姜、蒜、红辣椒、醋、盐、味精。

做法：油八成热，煸葱、姜、蒜、红辣椒、放土豆丝，立即放醋稍炒，放盐、味精。

9. 蒸马齿菜

原料：马齿菜、盐、油、葱、五香面、黑面酱。

做法：

①将干净的马齿菜洗净，切成小段，放入盆中。

②在菜上放葱花、面酱、五香面，用热油泼。

③放少许盐（因面酱咸），将菜搅匀，撒上面粉，放入笼屉上（锅里水已沸），上汽后 10~15min 即可。

注：此方法可做任何麦饭，如蒸茵陈、蒸苜蓿、蒸槐花、蒸榆钱等。

10. 素炒豆苗

原料：豆苗 200g、橄榄油 10g、盐 4g、鸡精 3g。

做法：

①将豆苗洗净，沥干水分。

②将炒锅烧至温热。

③将绿豆苗放入锅中，待锅中上热汽。

④倒入橄榄油翻炒，调入盐、鸡精，即可盛盘。

11. 青菜炒虾皮

原料：绿色青菜叶 200g、干虾皮 50g、鸡精 3g、盐 4g、橄榄油 10g。

做法：

①将青菜洗净，留下青菜绿叶，洗净，沥干。

②青菜绿叶切成细丝。

③待炒锅烧至温热时，将青菜叶放入，待上水蒸汽时放入虾皮，翻炒后放入盐、鸡精。

④倒入橄榄油 10g，盛盘。

12. 椒油笋丝

原料：莴笋 400g、花椒 10 粒。

调料：盐、香油、植物油、味精各适量。

做法：

①莴笋去叶，去皮洗净，切丝，盛在碗中撒盐拌匀，放入盘中。

②炒锅倒入植物油，烧至五成热，倒入花椒，炒出香味后，捞出花椒。

③将花椒油、香油、味精加入笋丝中，拌匀即可。

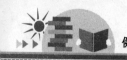

13. 蒜蓉空心菜

原料：空心菜 250g。

调料：植物油、葱末、蒜泥、盐、鸡精、香油各适量。

做法：

①将空心菜洗净，切成段。

②锅中倒入植物油，烧至五成热，放入葱末炝锅，加入空心菜翻炒，炒至将熟，加入盐、蒜蓉、鸡精、香油，炒匀即可。

14. 素炒西葫芦

原料：西葫芦 250g。

调料：植物油、葱末、蒜末、盐、醋、味精各适量。

做法：

①将葫芦瓜去皮、洗净，切成薄片。

②炒锅中倒入油，待油烧热后爆香葱、蒜末，投入葫芦片，煸炒均匀，然后加入适量盐、醋，速炒几下，加入味精即可。

15. 素炒黄瓜

原料：黄瓜 300g。

调料：植物油（橄榄油）10g、葱末、盐、鸡精各适量。

做法：

①黄瓜洗净切丝。

②炒锅倒油待温热，放入葱末炒香。

③将黄瓜丝倒入锅中快速翻炒，调入盐、鸡精，盛入盘中即可。

16. 西兰花炒蟹味菇

原料：蟹味菇、西兰花。

调料：腐乳汁少许。

做法：

①蟹味菇掰开，西兰花掰成小朵，分别用盐水浸泡一会后，彻底洗净。

②烧开水，分别焯蟹味菇和西兰花，捞出。

③烧油，倒入蟹味菇，稍炒，倒入腐乳汁炒匀。

④倒入焯好的西兰花，略炒即可。

17. 麦芽芹拌花生

原料：麦芽芹 150g、花生仁 100g、圣女果 150g。

调料：花椒面、醋、鸡精、植物油蒜末。

做法：

①麦芽芹切粒，圣女果对剖，花生在醋水（醋加沸水）中浸泡 1h，捞出。

②一起放盘，放蒜末、花椒面。

③热油泼在蒜末上，盘加盖片刻。

④加盐、醋、鸡精拌匀。

18. 姜蒜花白

原料：花白半个、青辣椒 2 个。

调料：生姜、蒜、盐、醋、五香粉、鸡精、香油、植物油。

做法：

①洗净花白，青辣椒切丝，先把花白丝用盐拌匀，腌 5min。

②蒜姜切末。

③把花白丝、青辣椒丝放盘中，接着放蒜姜末，再放五香粉。

④开火热油泼盘中，再加鸡精、香油、醋（加水）拌匀即可。

19. 麦芽芹拌黄瓜

原料：麦芽芹 150g、黄瓜 1 个。

调料：姜蒜末、干红辣子片各少许，花椒粉、盐、醋、鸡精、植物油。

做法：

①黄瓜切丝，麦芽芹切段，一起放盘中，上面放干红辣子片、姜蒜末、花椒粉。

②炒锅热油至八成，浇在姜蒜末上，加盖5min，最后放盐、鸡精、醋，拌匀即可。

20. 青辣蒜苔

原料：青辣椒2个、蒜苔3根。

调料：盐、醋、鸡精、植物油适量。

做法：

①将青辣椒、蒜苔洗净切段，放盘。

②炒锅热油至八成，浇在菜上，加盖5min，最后放盐、鸡精、醋，拌匀即可。

21. 凉拌白萝卜丝

原料：白萝卜1个、青红辣椒3~4个。

调料：盐、醋、五香粉、鸡精、香油、植物油、葱花蒜姜末。

做法：

①白萝卜擦丝，青红辣椒切丝，放盘中。

②放入葱花、蒜姜末、五香粉，热油浇在葱花上。

③放盐、鸡精、醋，拌匀即可。

22. 青红辣子拌大葱（霸王菜）

原料：青红辣椒3~4个、大葱1根。

调料：盐、醋、五香粉、鸡精、香油、清油。

做法：

①青红辣椒切碎，葱切花，放盘中。

②放入五香粉，热油浇在葱花上。

③放盐、鸡精、香油，拌匀。再加醋（加水）拌匀即可。

五 汤类

1. 虾皮紫菜汤

原料：紫菜、虾皮各25g，枸杞子适量。

调料：高汤、盐、酱油、胡椒粉、香油各适量。

做法：

①锅置火上，放入高汤，将撕碎的紫菜、洗净的虾皮同放入锅中。

②烧沸后加入盐、酱油，撒入胡椒粉，淋上香油，点缀枸杞即可。

2. 萝卜香菇芹菜汤

原料：胡萝卜丝、水发香菇丝、芹菜丝。

调料：清汤、黄酒、盐、味精、香油。

做法：

①汤锅置火上，放入清汤和所有原料。

②待汤烧沸后加入黄酒、盐、味精调味，倒入汤碗中，淋入香油即可。

3. 西红柿豆腐汤

原料：西红柿75g、豆腐200g。

调料：清汤、盐、味精、香油各适量。

做法：

①西红柿洗净、切片，豆腐对切两半，切片。

②清汤烧开，加入西红柿、豆腐，烧开后加盐、味精调味，装入碗中，淋上香油即可。

4. 海带冬瓜汤

原料：香菜25g、水发海带50g、冬瓜150g。

调料：黄酒、葱段、姜片、盐、味精、豆油各适量。

做法：

①海带切菱形块，冬瓜去皮及籽，洗净，切块。

②炒锅置火上，放入豆油烧至五成熟，加入冬瓜、海带煸炒2min，放入水，大火煮至冬瓜熟烂时，放入盐、味精、香菜调味即可。

5. 丝瓜鸡蛋汤

原料：丝瓜150g、鸡蛋2个。

调料：水淀粉、高汤、盐、香油各适量

做法：

①丝瓜切条，鸡蛋打入碗中搅匀，加入少许水淀粉（糖尿病人可以用面粉代替）调匀。

②高汤煮开，放入丝瓜条，加盐调味，沸后淋入蛋液，待蛋花浮起时改小火，加盐，滴入香油即可。

6. 豆苗汤

原料：鲜豆苗150g。

调料：鸡汤（或清汤）、盐、味精、香油各适量。

做法：鸡汤放入锅内烧开，沸后撇去浮沫，放入豆苗，加盐、味精调味，滴入香油即可。

7. 竹笋香菇汤

原料：水发香菇、竹笋各100g。

调料：清汤、盐、味精、色拉油各适量。

做法：

①香菇去蒂切粗丝，竹笋剥皮切粗丝，分别入沸水锅中焯，捞出沥干。

②竹笋丝、香菇丝放入清汤中煮5min，再放盐、味精调味，淋上明油即可。

8. 平菇腐竹汤

原料：平菇150g、水发腐竹200g。

调料：高汤、盐、味精、香油各适量。

做法：

①平菇洗净，入开水锅中焯，沥干，切成大块，腐竹切段。

②高汤煮开，放入平菇和腐竹，沸后撇去浮沫，加盐、味精调味，滴入香油即可。

9. 冬瓜鸡蛋汤

原料：冬瓜150g、鸡蛋2个。

调料：高汤、盐、味精、色拉油各适量。

做法：

①冬瓜去皮及籽，洗净，切条，鸡蛋打入碗中搅匀。

②高汤倒入锅中，加入冬瓜条，大火煮至冬瓜熟烂，倒入蛋液，放入盐、味精调味，淋入色拉油即可。

10. 木耳菠菜鸡蛋汤

原料：水发木耳少许、菠菜100g、鸡蛋1个。

调料：葱丝、姜丝、骨头汤（或清汤）、盐、鸡精、香油。

做法：

①将木耳切丝，菠菜洗净切段，鸡蛋打在碗里搅匀。

②锅内倒入骨头汤烧开，放入木耳、菠菜，沸后将鸡蛋甩入汤内，加入盐、鸡精、香油即可。

11. 清汤虾丸

原料：净豆苗50g、鲜虾仁350g。

调料：鸡蛋清2个、葱姜汁、料酒、盐、胡椒粉、香油各适量。

做法：

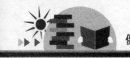

①虾仁洗净切成末，加入搅散的蛋清、葱姜汁、料酒、盐，搅匀上劲，挤成丸子，下入冷水锅内煮熟，捞入汤碗内。

②锅内加清汤，放入豆苗略烫，撇净浮沫，倒入放虾丸的碗内，加盐、胡椒粉调味，淋上香油即可。

12. 酸辣鱿鱼汤

原料：水发鱿鱼丝250g。

调料：葱花、姜末、蒜泥、清汤、料酒、酱油、醋、盐、水淀粉、胡椒粉、色拉油各适量。

做法：

①鱿鱼丝洗净，放入碗中。

②凉锅凉油放葱、姜、蒜，加热，香味出来后，加入清汤，放鱿鱼丝，熟后，调入料酒、酱油、醋，烧沸后撇去浮沫，加入盐，淋入水淀粉，勾成薄芡，撒入胡椒粉即可。

13. 冬瓜排骨汤

原料：猪排250g、冬瓜500g。

调料：黄酒、姜块、葱段、盐、味精各适量。

做法：

①排骨剁成小段，焯水。

②砂锅中放入排骨和水，加入黄酒、姜块、葱段，煮沸后撇去浮沫，加盖炖2h至排骨熟烂，再加入冬瓜，炖10min，加盐、味精即可。

注：同样方法，可以将冬瓜换成萝卜、西兰花、白果、鲜玉米，分别制作成萝卜排骨汤、西兰花排骨汤、白果排骨汤、玉米排骨汤等。

14. 罗宋汤

原料：猪肉片100g、番茄块100g、洋葱片50g、胡萝卜片50g、圆白菜50g。

调料：蒜头、番茄酱、盐、面粉、色拉油各少许。

做法：

①蒜头拍碎，肉片用热水烫去血水。

②凉锅凉油放蒜，加热，香味出来后，加肉片、洋葱、圆白菜略炒，加番茄酱搅匀，盛出。

③锅中加入水煮沸，将所有原料放入再煮沸（水必须盖过食材），转小火煮至胡萝卜变软，加盐调味，勾芡。

15. 金针肉丝汤

原料：金针菇200g、猪肉丝150g、鸡蛋液20g。

调料：淀粉、盐、味精、高汤、豆油各适量。

做法：

①金针菇洗净，焯水后切成段，肉丝用鸡蛋液、淀粉上浆。

②炒锅上火，放入豆油烧至五成熟，投入肉丝滑油后，倒入漏勺沥去油。

③汤锅上火，倒入高汤，加入金针菇，大火煮10min，再放入肉丝，加盐、味精调味即可。

16. 菠菜蛋汤

原料：菠菜、鸡蛋、姜丝、葱丝、盐、香油、鸡精、油。

做法：

①将鸡蛋磕入碗中，调盐打散。

②凉锅凉油，加热，倒入蛋液，并转动炒锅使鸡蛋液沾满内壁，凝固成蛋皮，即铲出切成小块。

③用原锅煮开适量的水，先下菠菜，稍煮片刻，放鸡精、盐及葱，再放鸡蛋皮煮一会，淋入盐、香油即可食用。

17. 鱼头豆腐汤

原料：嫩豆腐、鲜鱼头、姜、葱、米酒、醋、高汤（或水）、胡椒粉、香菜、油。

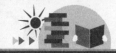
做法：

①鱼头洗净，从中间劈开，再剁成块，用厨房纸巾蘸去水分。

②嫩豆腐切成厚片、姜洗净切片。

③凉锅凉油，将鱼头块入锅，加热煎3min，表面略微焦黄后加入汤（或清水），大火烧开。

④水开后放醋、米酒，煮沸后放入葱段、姜片、豆腐，盖锅炖20min。

⑤当汤烧至奶白色后，调入盐，撒入白胡椒粉和香菜段即可。

18. 冬瓜丸子汤

原料：猪肉馅、冬瓜、蛋清、盐、鸡精、料酒、香菜、姜末、姜片、香油。

做法：

①冬瓜削去绿皮，切成厚0.5cm的薄片。

②肉馅放入大碗中，加入蛋清、姜末、料酒、盐，然后搅拌均匀。

③汤锅加水烧温，放入姜片，调为小火，把肉末挤成大小均匀的肉丸子，随挤随放入锅中，待肉丸变色时，用汤勺轻轻推动，使之不粘连。

④丸子全部挤好后，开大火将汤烧沸，放入冬瓜片煮5min，调入盐、鸡精调味，最后放入香菜，滴入香油即可起锅。

19. 黄豆小米豆浆

原料：黄豆、小米、红枣（去核）。

做法：将以上原料（小米适当多一些）用豆浆机制做成豆浆。

特点：健胃除湿，安神静心。

20. 五谷豆浆

原料：黄豆、绿豆、玉米、大米、花生。

做法：将以上原料（小米适当多一些）用豆浆机制成豆浆。

功效：强筋健脾，祛脂降压。以上豆与米的混合，可以做到氨基酸互补，是提高蛋白质价值的有效方法。

健康食谱

21. 黑豆杏仁豆浆

原料：黑豆、杏仁、枸杞、黄豆、糯米。

做法：将以上原料（黄豆适当多一些）用豆浆机制成豆浆。

功效：滋阴润肺，补肝益肾。

22. 薏米豆浆

原料：薏米、红豆、黑芝麻、糯米各适量。

做法：将以上原料用豆浆机制成豆浆。

功效：美白去斑，润肤乌发，延缓衰老。

23. 核桃黑米豆浆

原料：核桃、黑米、云豆、糯米。

做法：将以上原料用豆浆机制成豆浆。

功效：益智健脑，明目活血，提高免疫力。

六　主食类

1. 冬瓜什锦泡饭

原料：米饭、虾仁、肉片、鲜香菇、芦笋、葱花、高汤、盐、鸡精、勾芡、蛋清、胡椒粉。

做法：

①虾仁和肉片分别加入少许盐和鸡精，用蛋清和勾芡粉上浆。

②鲜香菇和芦笋洗净、切丁，冬瓜切粒。

③锅里倒入适量的水，煮沸后倒入上过浆的虾仁和肉片，然后再将鲜香菇丁、芦笋丁和冬瓜粒也焯熟，捞出，沥干水分。

④另起炖锅，倒入鸡汤煮沸，加入虾仁、肉片、香菇丁、芦笋丁和冬瓜粒，加入适量米饭，稍煮片刻即可，食用时可撒些胡椒粉和葱花。

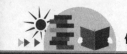

2. 坚果饭团

原料：米饭250g、黄瓜条25g，松子仁、核桃仁、蛋松、芥末、日本酱油各适量。

做法：

①将核桃仁用刀面排碎，黄瓜条切丁。

②把米饭、松子仁、蛋松放入碗内，与核桃仁、黄瓜丁一同拌匀。取模具（如冰棍模子等），铺上保鲜膜；取拌好的米饭填入模具中，可随意做成各种形状饭团。使用时可佐以芥末、日本酱油。

3. 黄瓜糙米饭

原料：糙米200g、黄瓜80g。

调料：盐、鸡汤各适量。

做法：

①将糙米放入锅中，加适量水煮成饭。

②将糙米饭用筷子搅松，放入油锅中翻炒，加入盐、鸡汤、黄瓜丁炒匀。

提示：吃糙米饭很容易有饱足感，为减肥者最佳主食。如果感觉糙米饭的口感太粗糙，可适当掺一点粳米。

4. 金银米饭

原料：小米60g、大米100g。

做法：

①小米、大米分别淘洗干净。

②锅置火上，倒入适量水烧开，将小米、大米放入煮开，转小火焖至成饭。

提示：二米饭不仅粗细粮搭配营养丰富，而且黄白相间、颜色好看。

5. 荞麦饭

原料：荞麦50g、大米30g。

做法：

①荞麦淘洗干净，浸泡2h，大米洗净。

②锅置火上，倒入适量的水烧开，放入荞麦、大米煮开，改小火煮成饭。

提示：荞麦利于降低血糖，适合糖尿病患者食用，而且它富含多种矿物质，对儿童的成长也很有好处。

6. 荞麦饼

原料：荞麦面300g、葱20g。

调料：盐5g。

做法：

①荞麦面倒入盆中，均匀加入水，将面和成面团，放置1h。

②葱洗净、去皮，切葱花，拌入油，加少许盐。

③将醒好的面擀成面片，把拌好的葱花均匀撒在上面，将其卷成面卷，分成3等份，将面卷两头露出葱花的部分捏紧，按成圆饼状，用擀面杖擀薄，放入平底锅，烙熟即可。

提示：烙饼的面要软，和面时可适当多放一些水，面要多醒一会儿。

7. 什锦糙米炒饭

原料：糙米炒饭100g，米饭200g，虾仁、猪肉、黄瓜各50g，芦笋、豌豆各30g，鸡蛋1个。

调料：葱花、盐、鸡精各适量。

做法：

①虾仁、猪肉、黄瓜、芦笋洗净，备用。

②将虾仁丁、芦笋丁、青豆分别放入沸水中焯一下，捞出，沥干水分。

③锅置火上，放油烧热，爆香葱花，倒入鸡蛋液，炒至半熟，加入糙米饭、米饭至松散，放入虾仁、芦笋、豌豆、猪肉、盐、鸡精炒匀，出锅前加入黄瓜即可。

提示：常食糙米健体益智，可改善青春痘、黑斑、皱纹、皮肤粗糙等。糙米口感较差，可与大米搭配食用。

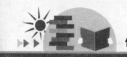
8. 羊肉抓饭

原料：大米 8 两、羊肉 1 斤、洋葱 1 个、姜块、胡萝卜 8 根。

调料：盐、花椒粒。

做法：

① 羊肉洗净，洋葱去皮切块，姜块、胡萝卜切粗丝。

② 油锅热炸花椒，将花椒炸黄捞出，放入羊肉，炸至金黄，放入洋葱、姜块，炒至入味，放入胡萝卜丝翻炒。将淘洗好的米放到胡萝卜上，加水至刚刚淹没食材平面，待高压锅上汽后改小火，25min 后关火。

③ 待高压锅内汽自然放完后，打开锅盖，放盐，顺一个方向搅动，即成一锅"红米饭"。

9. 玉米面饼

原料：玉米面、韭菜。

调料：盐。

做法：

①放入玉米面、盐和切碎的韭菜末，搅拌均匀，捏成玉米面球。

②锅中放油，把玉米面球放入锅中压扁盖上锅盖煎。

③一面定型变金黄色时翻面煎另一面，煎熟即可。

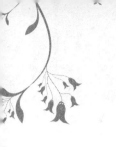

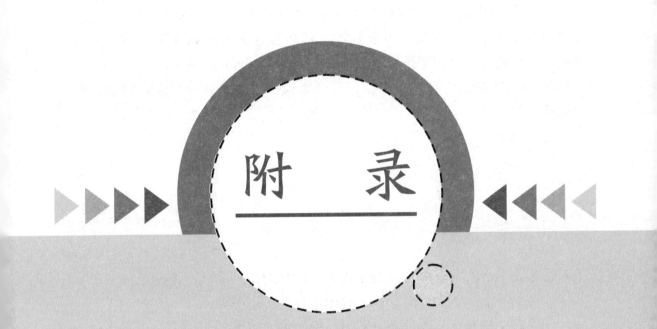

附　　录

附录1 《中国居民膳食指南》
2016核心推荐及摘要

推荐一：食物多样，谷类为主

平衡膳食模式是最大程度上保障人体营养需要和健康的基础，食物多样是平衡膳食模式的基本原则。每天的膳食应包括谷薯类、蔬菜水果类、畜禽鱼蛋奶类、大豆坚果类等食物。建议平均每天摄入12种以上食物，每周25种以上。谷类为主是平衡膳食模式的重要特征，每天摄入谷薯类食物250~400g，其中全谷物和杂豆类50~150g，薯类50~100g。

推荐二：吃动平衡，健康体重

体重是评价人体营养和健康状况的重要指标，吃和动是保持健康体重的关键。各个年龄段人群都应该坚持天天运动、维持能量平衡、保持健康体重。体重过低和过高均易增加疾病的发生风险。推荐每周应至少进行5d中等强度身体活动，累计150min以上；坚持日常身体活动，平均每天主动身体活动6000步；尽量减少久坐时间，每小时起来动一动，动则有益。

推荐三：多吃蔬果、奶类、大豆

蔬菜、水果、奶类和大豆及制品是平衡膳食的重要组成部分，坚果是膳食的有益补充。蔬菜和水果是维生素、矿物质、膳食纤维和植物化学物的重要来源，奶类和大豆类富含钙、优质蛋白质和B族维生素，对降低慢性病的发病风险具有重要作用。提倡餐餐有蔬菜，推荐每天摄入300~500g，深色蔬菜应占1/2。天天吃水果，推荐每天摄入200~350g的新鲜水果，果汁不能代替鲜果。吃各种奶制品，摄入量相当于每天液态奶300g。经常吃豆制品，每天相当于大豆25g以上，适量吃坚果。

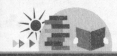
推荐四：适量吃鱼、禽、蛋、瘦肉

鱼、禽、蛋和瘦肉可提供人体所需要的优质蛋白质、维生素 A、B 族等，有些也含有较高的脂肪和胆固醇。动物性食物优选鱼和禽类，鱼和禽类脂肪含量相对较低，鱼类含有较多的不饱和脂肪酸；蛋类各种营养成分齐全，吃鸡蛋不弃蛋黄；吃畜肉应选择瘦肉，瘦肉脂肪含量较低。过多食用烟熏和腌制肉类可增加肿瘤的发生风险，应当少吃。推荐每周吃鱼 280～525g，畜禽肉 280～525g，蛋类 280～350g，平均每天摄入鱼、禽、蛋和瘦肉总量 120～200g。

推荐五：少盐少油，控糖限酒

我国多数居民目前食盐、烹调油和脂肪摄入过多，这是高血压、肥胖和心脑血管疾病等慢性病发病率居高不下的重要因素，因此应当培养清淡饮食习惯，成人每天食盐不超过 6g，每天烹调油 25～30g。过多摄入添加糖可增加龋齿和超重发生的风险，推荐每天摄入糖不超过 50g，最好控制在 25g 以下。水在生命活动中发挥重要作用，应当足量饮水。建议成年人每天 7～8 杯（1500～1700mL），提倡饮用白开水和茶水，不喝或少喝含糖饮料。儿童少年、孕妇、乳母不应饮酒，成人如饮酒，1d 饮酒的酒精量男性不超过 25g，女性不超过 15g。

推荐六：杜绝浪费，兴新食尚

勤俭节约，珍惜食物，杜绝浪费是中华民族的美德。按需选购食物、按需备餐，提倡分餐不浪费。选择新鲜卫生的食物和适宜的烹调方式。食物制备生熟分开，熟食二次加热要热透。学会阅读食品标签，合理选择食品。创造和支持文明饮食新风的社会环境和条件，应该从每个人做起，回家吃饭，享受食物和亲情，传承优良饮食文化，树健康饮食新风。

注：相关实践应用和制定依据请参见《中国居民膳食指南（2016）》

附录 2　科学规律的生活程序

表 1　中青年规律生活程序

时间	内容	注意事项
6：30～7：00	①床上全身按摩（四肢、胸、腹、背、眼、鼻、耳、头） ②起床 ③开窗通风 ④洗嗽 ⑤喝温开水 1 杯 ⑥排大小便	①温水刷牙，冷水洗脸 ②定时排便，即使没有便意，也要定时蹲坐。
7：00～7：30	早餐（4 种食物：主食类、肉蛋奶豆类、蔬菜类、水果类）	不要吃油炸食品，少吃咸菜、榨菜等。吃饭时间不得少于10min
7：30～8：00	上班	最好步行或骑车
8：00～9：50	工作	电脑工作者，最好每小时让眼睛休息 3min
9：50～10：10	①喝水 ②加餐（水果、坚果、粗粮主食、酸奶等） ③伸腰、转脖颈、活动四肢、眼保健操	
10：00～12：00	工作	
12：00～12：30	午餐	细嚼慢咽
下午 1：00～2：00	午休（午睡不超过 1h）	餐后 30min 后再睡，睡时枕头要高，避免返流性食道炎。
2：00～4：10	工作	电脑工作者，最好每小时让眼睛休息 3min
4：10～4：30	①喝水 ②必要时加餐水果或硬果 ③伸腰、转脖颈、活动四肢、眼保健操	
4：30～6：00	工作	
6：00	下班	最好步行或骑车
7：00～7：30	晚饭	早（8 点以前吃饭） 素（少吃动物性食物） 少（食量要少）
7：30～9：00	①快走、慢跑、游泳等 ②看书、看电视、听音乐	运动以微微出汗为止
9：00～10：00	①喝水 ②洗脚或洗澡	
10：00～10：30	床上全身按摩，就寝	

注：可结合本人实际，灵活掌握，不必拘泥。

表2　老年人规律生活程序

时间	内容	注意事项
6：30～7：00	①床上全身按摩（四肢、胸、腹、背、眼、鼻、耳、头） ②起床 ③开窗通风 ④洗嗽 ⑤喝温开水1杯 ⑥排大小便	①温水刷牙，冷水洗脸 ②定时排便（即使没有便意，也要定时蹲坐）
7：00～7：30	早餐（4种食物：主食类、肉蛋奶豆类、蔬菜类、水果类）	不要吃油炸食品，少吃咸菜、榨菜等。吃饭时间不得少于10min
7：30～8：00	①打扫卫生 ②浇花、看电视（早间新闻）	
8：00～9：00	①运动（快走、慢跑、舞剑、跳舞、打拳、做操、扇子舞、骑车等） ②买菜	运动以微微出汗为止
9：00～10：00	①看书、下棋、练书法等 ②洗菜、浸泡蔬菜、准备午餐用料，控干蔬菜	
10：00～10：30	喝水、加餐（水果、坚果、粗粮主食、酸奶等）	
12：00～12：30	午餐（一荤一素，一菇一豆，一谷一汤）	不要暴饮暴食
下午1：00～2：30	午休（午睡不超过1h）	餐后30min后再睡，睡时枕头要高，避免返流性食道炎。
下午2：30～4：00	聊天、棋牌类活动、唱歌、听音乐、练书法、干家务等	
4：00～4：30	喝水、加餐（水果、坚果、粗粮主食、酸奶等）	
4：30～6：00	休息、聊天、准备晚餐	
6：00～6：30	晚饭	早（8点以前吃饭） 素（少吃动物性食物） 少（食量要少）
6：30～8：30	①看电视 ②散步、慢跑、快走	
8：30～9：30	①喝水 ②热水洗脚或洗澡	
9：30～10：00	床上全身按摩	
10：00	就寝	

注：可结合本人实际，灵活掌握，不必拘泥。